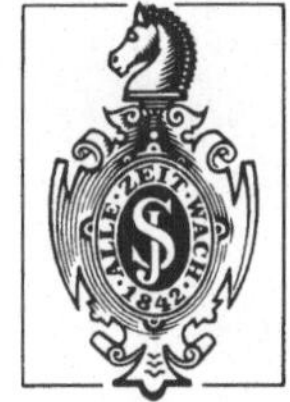

F.H. Kemper
H. Schmid-Schönbein (Hrsg.)

Rökan

Ginkgo biloba EGb 761

Band 1
Pharmakologie

Chemie und Pharmakokinetik
Rheologie und Gefäße
Membranprotektion
Blut-Hirn-Schranke
Antiödematöse Effekte
Neurotransmitter und Hirnstoffwechsel
Neuronale Plastizität

Mit 73 Abbildungen
und 14 Tabellen

Springer-Verlag
Berlin Heidelberg New York
London Paris Tokyo
Hong Kong Barcelona
Budapest

Prof. Dr. Fritz H. Kemper
Institut für Pharmakologie
und Toxikologie
Domagkstraße 12
4000 Münster

Prof. Dr. med. Holger Schmid-Schönbein
Institut für Physiologie der RWTH
5100 Aachen

Übersetzungen und Redaktion:
Christian Ebenezer, Arzt
Dreisamstraße 16
7500 Karlsruhe

ISBN-13:978-3-540-53648-2

CIP-Titelaufnahme der Deutschen Bibliothek
Rökan: Ginkgo biloba/F. H. Kemper; H. Schmid-Schönbein (Hrsg.) – Berlin; Heidelberg; New York; London;
Paris; Tokyo; Hong Kong; Barcelona; Budapest: Springer.
NE: Kemper, Fritz H. [Hrsg.]
Bd. 1. Pharmakologie. – 1991
Enth. u. a.: Chemie u. Pharmakokinetik. Rheologie u. Gefässe
ISBN-13:978-3-540-53648-2   e-ISBN-13:978-3-642-76407-3
DOI: 10.1007/978-3-642-76407-3

Vorwort

Unsere Vorstellungen über die Pathogenese der chronischen arteriellen Verschluß-krankheit haben sich in den vergangenen fünfzehn Jahren gewandelt. Dies mußte auch unsere Konzepte über die Wirkungen von Substanzen für die Therapie dieses komplexen Krankheitsprozesses berühren. Gegenüber den bisher bekannten Rezeptor-Wechselwirkungen und muskulotropen Effekten treten in der jüngsten Zeit Wirkungen auf Membranen in den Vordergrund. Angriffspunkte dieser Art können mit neuen Testsystemen aufgezeigt werden.

In der hier vorliegenden Dokumentation zur Pharmakologie von Ginkgo biloba sind erste Untersuchungen in dieser Richtung beschrieben. Sie werfen Licht auf das differenzierte pharmakologische Wirkprofil einer Substanz, die in den verschiedenen Fachrichtungen bei der Therapie der chronischen arteriellen Verschlußkrankheit breite Anwendung gefunden hat. Das überraschende Ergebnis dieser Experimente war, daß das Verhalten der Zellen in Streßsituationen, die für die aktive Atherosklerose charakteristisch sind wie Störungen des Ionen- und pH-Gleichgewichts, Einwirkung reaktiver Sauerstoff-Radikale sowie Austausch von Mediatoren zwischen Blutzellen untereinander und mit Endothelzellen, unter Ginkgo biloba in beeindruckender Weise verbessert wurde. Diese Beobachtungen führten zu dem Schluß, daß ginkgospezifische Terpenoide und Flavonoide in die Lipidphase von Membranen inkorporiert werden und dadurch die mechanischen und biochemischen Eigenschaften der Membran positiv beeinflussen. Neuere rheologische Befunde deuten darauf hin, daß die Inkorporation von Ginkgo biloba in Membranen ein Prozeß ist, der sich über einen längeren Zeitraum vollzieht. Möglicherweise werden die Komponenten bereits im Rahmen der Membranbio-synthese eingebaut. Die Beobachtungen zeigen auch, daß künftig neue Langzeit-strategien bei der Erforschung der Wirkung von Phytopharmaka eingesetzt werden müssen. In diesem Zusammenhang kann die Entdeckung der antagonistischen Wirkung der Ginkgolide gegenüber dem plättchenaktivierenden Faktor, von dem eine Vielzahl biologischer Wirkungen in der gestörten Mikrozirkulation ausgehen, nicht hoch genug eingeschätzt werden.

Bei der Führung von Patienten, für deren Grundleiden keine kausale Therapie zur Verfügung steht, gilt es „rekompensierend" zu behandeln. Ganz im Vordergrund solcher Strategien müssen Substanzen stehen, die ein Dauertraining des Patienten unterstützen, d. h. diejenige Maßnahme, die allein zu einer langfristigen funktionellen Verbesserung durch Wachstum von Kollateralen als wichtigster Kompensations-Mechanismus führt. Daß hierzu pflanzliche Wirkstoffe aus Ginkgo biloba beitragen, ist durch zahlreiche klinische Befunde gesichert, für die jetzt – wie so oft in der Vergangenheit – die Grundlagenforschung nachträglich eine rationale Erklärung liefert.

Münster und Aachen, Sommer 1991

F. H. Kemper
H. Schmid-Schönbein

Inhaltsverzeichnis

IV. Blut-Hirn-Schranke und antiödematöse Effekte

V. Neurotransmitter und Hirnstoffwechsel

VI. Neuronale Plastizität

Autorenverzeichnis

Artmann G., Abteilung für Biomedizinische Physik der Fachhochschule Jülich

Baranès J., Centre de Recherche I.H.B.-I.P.S.E.N., Les Ulis, France

Blavet N., Centre de Recherche I.H.B.-I.P.S.E.N., Les Ulis, France

Bonhomme B., Laboratoire de Biophysique, Facultés de Médecine et de
Pharmacie, Clermont-Ferrand, France

Braquet P., Centre de Recherche I.H.B.-I.P.S.E.N., Le Plessis-Robinson, France

Brunello N., Instituto di Farmacologia et Farmacognosia, Centro di
Neurofarmacologia Universita di Milano, Italia

Bustany P., Service de Pharmacologie, CHRU Côte de Nacre, Caen, France

Caffrey E., Institute of Clinical Pharmacology, Sir Patrick Dun's Hospital,
Dublin, Ireland

Clostre F., Centre de Recherche I.H.B.-I.P.S.E.N., Les Ulis, France

Darragh A., Institute of Clinical Pharmacology, Sir Patrick Dun's Hospital,
Dublin, Ireland

Deby C., Laboratoire de Biochimie Appliquée, Unité de Biologie de l'Oxygène,
Université de Liège, Belgique

Degenhardt R., Institut für Physiologie der RWTH Aachen

Denise P., Service d'Explorations Fonctionnelles Neurologiques, CHRU Côte
de Nacre, Caen, France

Doly M., Laboratoire de Biophysique, Facultés de Médecine et de Pharmacie,
Clermont-Ferrand, France

Drieu K., Centre de Recherche I.H.B.-I.P.S.E.N., Le Plessis-Robinson, France

Droy-Lefaix M. T., I.P.S.E.N., Paris, France

Eck C. R., Biomeasure, Hopkinton, Mass., USA

Etienne A., Centre de Recherche I.H.B.-I.P.S.E.N., Les Ulis, France

Ez-Zaher L., Département de Psychophysiologie, Université de Provence,
Marseille, France

Grebe R., Institut für Physiologie der RWTH Aachen

Grosdemouge C., Groupe de Neurophysiologie Cérébrovasculaire,
C.H.U. St. Antoine, Paris, France

Guillon J. M., Centre de Recherche I.H.B.-I.P.S.E.N., Les Ulis, France

Guinot P., Ipsen International, London, UK

Hecquet F., Centre de Recherche I.H.B.-I.P.S.E.N., Les Ulis, France

Lacour M., Département de Psychophysiologie, Université de Provence,
Marseille, France

Lambe R., Institute of Clinical Pharmacology, Sir Patrick Dun's Hospital,
    Dublin, Ireland
Le Poncin-Lafitte M., Hôpital Bicêtre, Le Kremlin Bicêtre, France
McCabe J., Biomeasure, Hopkinton, Mass., USA
Meyniel G., Laboratoire de Biophysique, Facultés de Médecine et de Pharmacie,
    Clermont-Ferrand, France
Moreau J. P., Biomeasure, Hopkinton, Mass., USA
Paoletti R., Instituto di Farmacologia et Farmacognosia, Centro di
    Neurofarmacologia Universita di Milano, Italia
Pincemail J., Laboratoire de Biochimie Appliquée, Unité de Biologie
    de l'Oxygène, Université de Liège, Belgique
Racagni G., Instituto di Farmacologia et Farmacognosia, Centro di
    Neurofarmacologia Universita di Milano, Italia
Rapin J. R., Hôpital Bicêtre, Le Kremlin Bicêtre, France
Raymond J., Laboratoire de Neurophysiologie Sensorielle U.S.T.M.,
    Montpellier, France
Reuse-Blom S., Laboratoire de Physiologie, Faculté des Sciences psychologiques
    et pédagogiques. Université libre de Bruxelles, Belgique
Rochette L., Laboratoire de Pharmacodynamie et Physiologie pharmaceutique,
    Faculté de Médecine et Pharmacie, Dijon, France
Schmid-Schönbein H., Institut für Physiologie der RWTH Aachen
Skinner S., Biomeasure, Hopkinton, Mass., USA
Spinnewyn B., Centre de Recherche I.H.B.-I.P.S.E.N., Les Ulis, France
Taylor J. E., Biomeasure, Hopkinton, Mass., USA
Wolff H., Institut für Physiologie der RWTH Aachen

I. Chemie und Pharmakokinetik

Herstellung und Definition von Rökan

DRIEU K.

Zusammenfassung

Rökan, der Ginkgo-biloba-Extrakt mit der Extraktspezifikation EGb 761, wird nach einem standardisierten Verfahren aus den grünen Blättern des Ginkgo-biloba-Baumes hergestellt. Die Blätter werden von Bäumen geerntet, die auf Plantagen in Südkorea, Japan, Frankreich und den USA wachsen. Kulturbedingungen, Ernte und Herstellung sind genauestens standardisiert und kontrolliert. In einem Analyseverfahren werden die Eliminierung unerwünschter Komponenten verifiziert und die aktiven Substanzen quantitativ bestimmt. Die Hauptwirkstoffe sind Flavonoide, insbesondere Ginkgoflavonglycoside, und Ginkgo- spezifische Terpenoide, Ginkgolide und Bilobalid, die eine einzigartige Struktur aufweisen.

Schlüsselwörter: Rökan, EGb 761, Extraktionsverfahren, Flavonoide, Ginkgolide, Bilobalid, Qualitätskontrolle.

Kultur und Ernte

Die noch grünen Blätter des Ginkgo biloba werden in Japan und Südkorea in speziellen Plantagen geerntet. Seit einigen Jahren werden die Blätter auch in Plantagen in der Nähe von Bordeaux sowie in South Carolina/USA gewonnen. Die Bepflanzung, die Ernte, das Trockenverfahren und die Herstellung der Transportballen werden von einem Agraringenieur ständig kontrolliert. Er überwacht den Düngereinsatz und sorgt dafür, daß die Pflanzen nicht chemisch behandelt werden. Die Blätter werden noch grün geerntet. Dies ist der günstigste Zeitpunkt, der auf den Gehalt der Blätter an den wichtigsten Wirksubstanzen abgestimmt ist. Nach der Ernte werden sie in einem speziellen Verfahren bei geregelter Temperatur getrocknet und verlieren so dreiviertel ihres Wassergehaltes. Dann werden die Blätter zu Ballen gepreßt, um sie vor Feuchtigkeit zu schützen und Gärungsprozesse zu vermeiden.

Extraktionsverfahren und Qualitätskontrolle

Qualität und standardisierte Zusammensetzung eines Pflanzenextrakts hängen wesentlich von der Einhaltung strikter Vorschriften in den verschiedenen Produktionsphasen ab, von der Baumkultur bis zum Endprodukt.

Das Werk, das den Extrakt mit der Spezifikation „EGb 761" (standardisierter Ginkgo-biloba-Extrakt 761, Rökan) herstellt, arbeitet nach den Normen der Food and Drug Administration. Die getrockneten Blätter werden einem hochspezifischen Wasser-Aceton-Extraktionsverfahren unter partiellem Vakuum unterzogen. Nach Entfernen des organischen Lösungsmittels werden in mehreren Aufbereitungsschritten die inaktiven und unerwünschten Substanzen eliminiert und die spezifischen Wirksubstanzen angereichert. Während der letzten Verfahrensstufe wird der konzentrierte Extrakt in einem Mikrowellen-Tunnelofen kontinuierlich verdunstet.

Die Analyse des Fertigextrakts umfaßt eine Reihe von Messungen, welche die Stabilität der Zusammensetzung und die Qualität des Präparates garantieren. Das Präparat wird auf Lösungsmittelrückstände bzw. eventuelle Lösungsmittelspaltprodukte, Produktionszusätze sowie unerwünschte und inaktive Substanzen, die beim Extraktionsverfahren eliminiert werden sollen, untersucht. Dann wird der Extrakt mittels bidimensionaler Dünnschichtchromatographie und Hochdruckflüssigkeitschromatographie (HPLC) gegen einen Standardextrakt quantitativ und qualitativ identifiziert (Abb. 1). Der standardisierte Gehalt der Wirksubstanzen wird so gewährleistet.

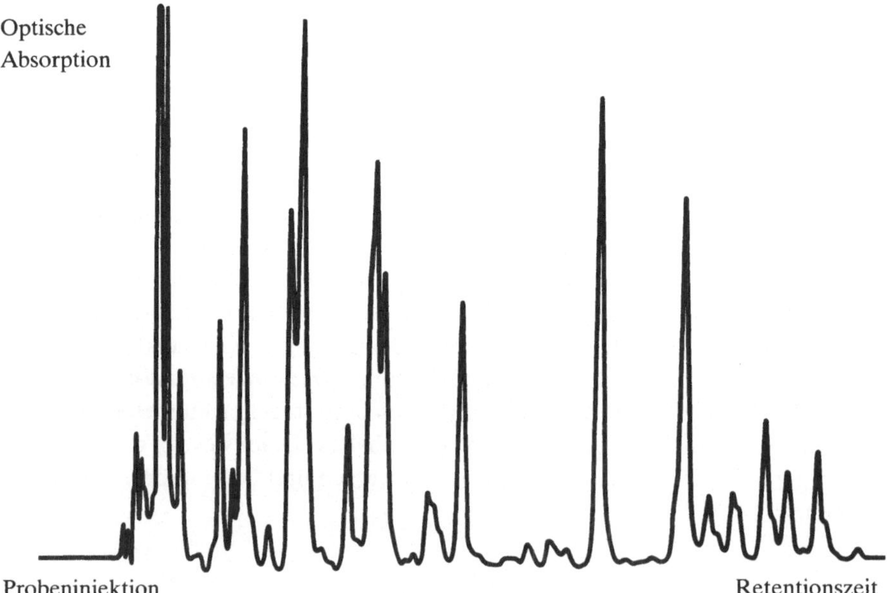

Abb. 1. Hochdruckflüssigkeitschromatogramm (HPLC) von Rökan auf Umkehrphase

Chemische Zusammensetzung

Rökan enthält zwei Hauptsubstanzgruppen: Flavonoide und Terpenoide.

Flavonoide

Aus der Substanzgruppe der Flavonoide finden sich in Ginkgo-biloba-Blättern Flavone, Biflavone, Flavonole, Flavonglycoside und Flavonacylglycoside. Im einzelnen wurden u. a. nachgewiesen:

Flavone: Luteolin, Tricetin.

Biflavone: Amentoflavon, Ginkgetin, Isoginkgetin, Sciadoptysin, 5'-Methoxybilobetin.

Flavonole: Kaempferol, Quercetin, Isorhamnetin (Abb. 2).

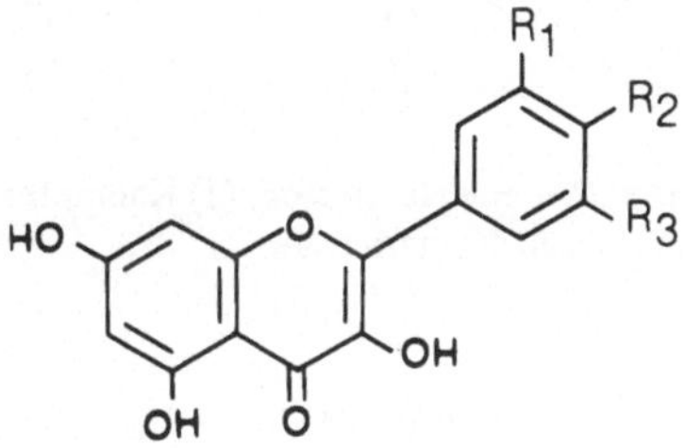

	R_1	R_2	R_3
Kaempferol	H	OH	H
Quercetin	OH	OH	H
Isorhamnetin	OCH_3	OH	H

Abb. 2. Flavonole aus Ginkgo-biloba-Blättern

Flavonglycoside: Kaempferol-3-0-glucosid, Quercetin-3-0-glucosid, Kaempferol-7-0-glucosid, Quercetin-3-0-rhamnosid, Quercetin-3-0-rutinosid, Kaempferol-3-0-rutinosid, Isorhamnetin-3-0-rutinosid, Quercetin-, Isorhamnetin-, Kaempferol-3-0-a-rhamnosyl-(1,2)-a-rhamnosyl-(1,6)-ß-glucosid.

Flavonacylglycoside: Quercetin-, Isorhamnetin-, Kaempferol-3-0-a-rhamnopyranosyl-4-0-ß-D-(6'''-trans-p-cumaroyl)-glucopyranosid.

Rökan wird auf 24 % Ginkgoflavonglycoside standardisiert. Dies sind Mono-, Di- und Triglycosidverbindungen, bei denen das Aglycon ein Flavonol, Quercetin und Kaempferol, weniger Isorhamnetin, ist und die Saccharidkomponente aus Glucose sowie Rhamnose besteht. Ginkgo-spezifische Heteroside sind Quercetin- und Kaempferol-Glucorhamnosid-Cumarinester (Abb. 3). Diese Substanzen stellen die quantitativ bedeutendste Heterosidfraktion dar.

(1)

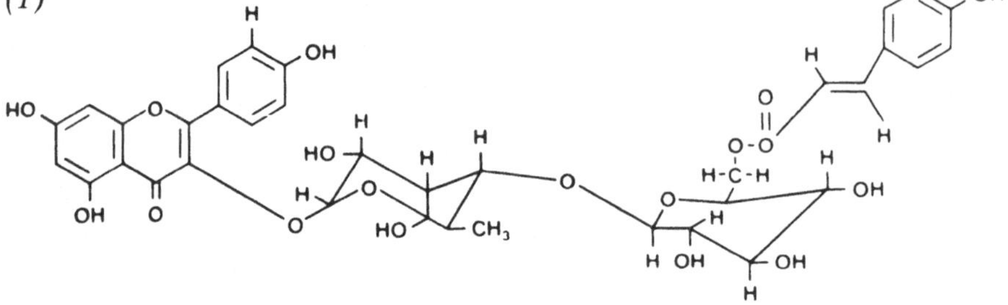

(2)

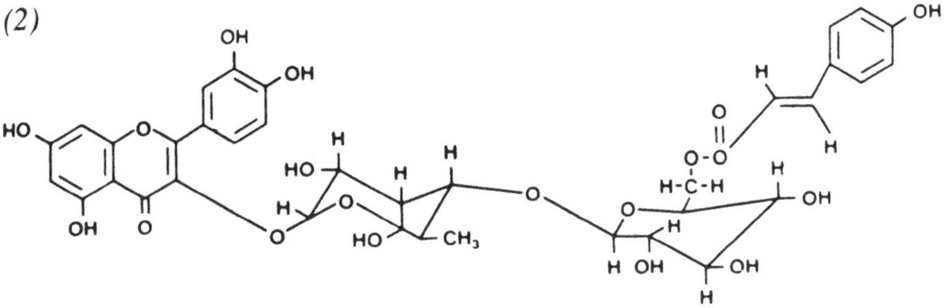

Abb. 3. In Rökan standardisiert enthaltene Heteroside, (1) Kaempferol-Glucorhamnosid-Cumarinester, (2) Quercetin-Glucorhamnosid-Cumarinester

Neben den Ginkgoflavonglycosiden enthält Rökan kondensierte Proanthocyanidine (Dimere oder Polymere). Die Grundelemente dieser Proanthocyanidine sind Flavonol-Ionen, insbesondere Delphinidin und Cyanidin.

Die Biosynthese der Flavonoide durch die Pflanze geht von Acetat und einem Phenylpropanol-Zwischenprodukt aus [1]. Die Kondensierung dieser verschiedenen Komponenten wird enzymatisch gesteuert. Dieser Ausgangspunkt ergab sich beim Einsatz von markierten Vorstufen, die auch in Studien über die Distribution von markiertem Ginkgo-biloba-Extrakt 761 beim Tier verwendet wurden. Rökan mit ^{14}C-markierten Flavonolen wurde durch Inkorporation von ^{14}C-Acetat und Kultivieren im Phytotron gewonnen [3].

Terpenoide

Seinen bitteren Geschmack erhält Rökan durch die Ginkgolide und das Bilobalid. Diese Substanzen wurden zuerst in den Wurzeln entdeckt, sind aber auch in den Blättern vorhanden. Ihre Struktur, die bisher nur im Ginkgo biloba gefunden wurde, wurde von japanischen Forschern aufgeklärt [2, 4]. In der dreidimensionalen Darstellung haben die Ginkgolide die Form eines Käfigs; sie besitzen 3 Laktonfunktionen und eine tertiäre Butylgruppe, die im Pflanzenreich einmalig ist (Abb. 4). Die drei in Rökan enthaltenen Ginkgolide (GKA, GKB, GKC) unterscheiden sich durch die Präsenz von 1, 2 oder 3 Hydroxylfunktionen. Das Bilobalid ist ebenfalls ein Trilakton mit einer tertiären Butylgruppe.

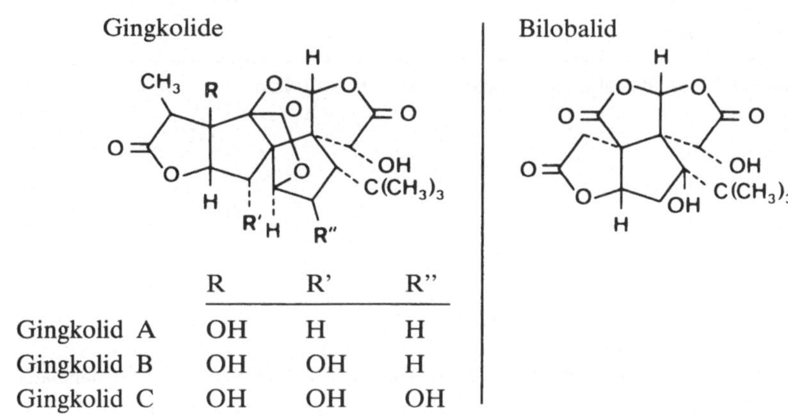

	R	R'	R''
Gingkolid A	OH	H	H
Gingkolid B	OH	OH	H
Gingkolid C	OH	OH	OH

Abb. 4. In Rökan standardisiert enthaltene Ginkgolide und Bilobalid

Die pflanzliche Biosynthese der Ginkgolide wurde durch Messung der Aufnahme von markierten Vorstufen untersucht. Mit ^{14}C-Mevalonat wurde die Terpenstruktur der Ginkgolide, mit ^{14}C-Methionin die tertiäre Butylgruppe nachgewiesen [5]. Diese für Ginkgo biloba spezifischen Substanzen werden bei der Herstellung von Rökan aus den Blättern gewonnen und auf eine Konzentration von 6% eingestellt.

Weitere Inhaltsstoffe

Rökan enthält weitere Substanzen, z. B. bestimmte organische Säuren wie Hydroxykinurensäure, Kinurensäure, Protocatechinsäure, Parahydroxybenzoesäure, Vanillinsäure etc. Diese Verbindungen sind für den aciden Charakter von Ginkgo-Extrakten verantwortlich und spielen für die hydrophilen Eigenschaften eine entscheidende Rolle. Interessant ist in diesem Zusammenhang, daß die verschiedenen Wirksubstanzen, Flavonoide und Terpenoide, selbst kaum hydrophil sind, das chemische Milieu im standardisierten Ginkgo-biloba-Extrakt 761 die Wasserlöslichkeit aber entscheidend verbessert. Tabelle 1 faßt die wichtigsten Wirkstoffgruppen zusammen.

Flavonglykoside	24 %
Terpenlactone	6 %
davon Bilobalid	2,9 %
Ginkgolide A, B und C	3,1 %
Oligomere Proanthocyanide	5–10 %
Carbonsäuren	ca. 9 %
Ginkgolsäuren und Ginkgole	unter 0,0005 %
Biflavonoide	unter 0,1 %

Tabelle 1. Inhaltsstoffe von Ginkgo-biloba-Extrakt Rökan

Literatur

1. Halbrock, K., Grisebach, H. (1975)
   Biosynthesis of Flavonoids.
   In: The Flavonoids. Harborne, J. B., Mabry, T. J., Mabry, H. (Eds.). Chapmann & Hall, pp. 866–915
2. Maruyama, M., Terahara, A., Itagaki, Y., Nakanishi, K. (1967)
   The Ginkgolides.
   Tetrahedron Letters 4: 299–319
3. Moreau, J. P., Eck, C. R., McCabe, J., Skinner, S. (1986)
   Absorption, distribution et élimination de l'extrait marqué de feuilles de Ginkgo biloba chez le rat.
   Presse Méd. 15: 1458–1481
4. Nakanishi, K., Habagushi, K., Nakadaira, Y., Wood, M. C., Mariyama, M. (1971)
   Structure of bilobalide, a rare tertbutyl containing sesquiterpenoid related to the C20 ginkgolides.
   J. Am. Chem. Soc. 93: 3544–3546
5. Nakanishi, K. (1971)
   Biosynthesis of Ginkgolide B, its diterpenoid nature and origine of the tertbutyl group.
   J. Am. Chem. Soc. 93: 3546–3547

Resorption, Verteilung und Elimination von Rökan

MOREAU J. P., ECK C. R., MCCABE J., SKINNER S.

Zusammenfassung

Resorption, Verteilung und Ausscheidung von ^{14}C-markiertem Rökan wurden bei der Ratte untersucht. Resorptionsort ist der obere Gastrointestinaltrakt. Mindestens 60 % des radioaktiv markierten Extrakts wurden resorbiert. Die maximale Plasmakonzentration wurde 1,5 h nach der oralen Verabreichung gemessen. Während der ersten 3 h wurden 16 % und während der ersten 72 h 38 % der Dosis respiratorisch als ^{14}C-C0$_2$ ausgeschieden. Weitere 21 % der applizierten Dosis wurden über den Urin eliminiert. Die pharmakokinetischen Parameter, die aus dem zeitlichen Verlauf der spezifischen Radioaktivität im Blut berechnet wurden, entsprechen einem Zweikompartimentmodell mit einer Absorptionskinetik erster Ordnung und einer biologischen Halbwertszeit von ca. 4,5 h. Während der ersten 3 h nach Verabreichung ist die Radioaktivität hauptsächlich an das Plasma gebunden. Bei den Erythrocyten erfolgte jedoch eine progressive Aufnahme, so daß die spezifische Radioaktivität der Erythrocyten nach 48 h der des Plasmas entsprach. Eine starke Affinität für die markierte Substanz hatten Augen sowie Nerven- und Drüsengewebe.

Schlüsselwörter: Rökan, Resorption, Distribution, Elimination, maximale Plasmakonzentration, Halbwertszeit, Zweikompartimentmodell.

Die Herstellung von Rökan (EGb 761) aus Ginkgo-biloba-Blättern nach einem standardisierten Verfahren ergibt ein spezifisches Präparat, das Terpene, Proanthocyanidine und Flavonheteroside enthält. Anhand von ^{14}C-markiertem Extrakt konnten die pharmakokinetischen Daten zur Absorption, Verteilung und Ausscheidung nach oraler Verabreichung bei der Ratte untersucht werden.

Material und Methoden

Substratgewinnung

Ginkgo-biloba-Zweige wurden im Phytotron (Universität Heidelberg) in einem künstlichen, mit ^{14}C-Acetat angereicherten Milieu gezüchtet. Ein spezifischer Extrakt der Blätter wurde entsprechend dem industriellen Verfahren hergestellt. Dieser analoge Extrakt hatte eine spezifische Radioaktivität von 0,23 μCi/mg.

Tiere, Behandlung und Probengewinnung

Seit 16 Stunden nüchternen männlichen und weiblichen Sprague-Dawley-Ratten (230-290 g) wurde mittels Magensonde eine Suspension des ^{14}C-markierten EGb 761 in einer Dosierung von 380 mg/kg (ca. 20 μCi) verabreicht. Trinkwasser stand ad libitum zur Verfügung, 3 Stunden nach Verabreichung erfolgte die erste Fütterung. Die Ratten wurden drei Gruppen (I, II, III) zugeteilt und nach 72, 48 oder 3 Stunden getötet.

Urin und Faeces der Tiere wurden in folgenden Intervallen gesammelt: 0–3, 3–6, 6–12, 12–24, 24–48 und 48–72 Stunden. Über den Beobachtungszeitraum wurde das ausgeatmete Kohlendioxid extrahiert. Blutproben wurden durch Incision der Caudalvene zu folgenden Zeitpunkten gewonnen: 0 ; 0,25 ; 0,5 ; 0,75 ; 1 ; 1,5 ; 3 ; 6 ; 12 ; 24 ; 48 Stunden.

Nach den jeweils letzten Blutentnahmen wurden die Tiere getötet, die Organe nach Entnahme präpariert und in physiologischer Kochsalzlösung gesäubert. Folgende Organe wurden entnommen:

- zentrales Nervensystem: Cortex, Hippocampus, Corpus striatum, Hypothalamus, Mesencephalon, Truncus cerebri, Cerebellum, Medulla spinalis;
- Herz-Kreislauf-Organe: Aorta, Vena porta, Herz, Lungen, Nieren;
- Magen-Darm-Trakt: Magen, Dünn- und Dickdarm, Leber;
- Auge: Linse, Glaskörper, Retina;
- endokrine Organe: Schilddrüse, Nebennieren, Milz, Gonaden;
- Skelettmuskeln: Quadriceps;
- Haut;
- Skelett.

Messung der Radioaktivität

Die festen und flüssigen Proben wurden mit der von Mahin und Lofber [3] angegebenen Methode (Flüssigkeitsszintigraphie) in einem Packard 300 D-Spektrophotometer gemessen. Jede Probe wurde zweimal analysiert. Die Radioaktivität wurde gegen einen externen Referenzwert unter Verwendung einer Eichkurve gemessen. Für jeden Gewebstyp wurde von Kontrolltieren das jeweilige Organ als Bezugswert genommen. Die Ergebnisse wurden computergestützt ausgewertet und in jeder Organprobe der Prozentsatz der verabreichten Dosis, ausgedrückt als Äquivalent der verabreichten, radioaktiv markierten Substanz, berechnet.

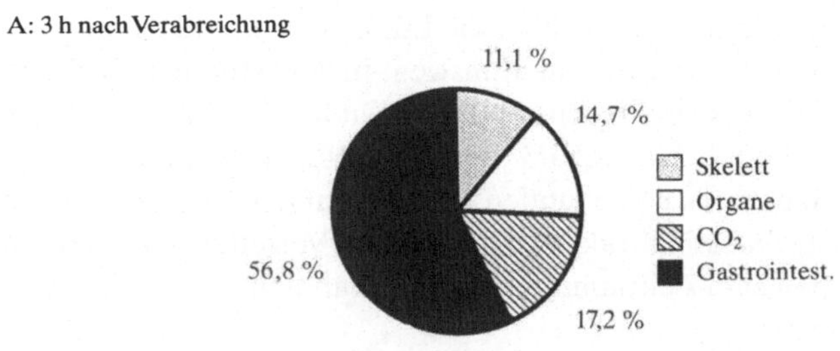

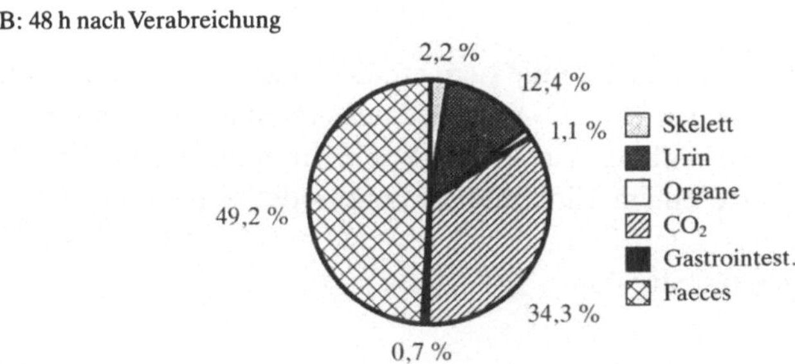

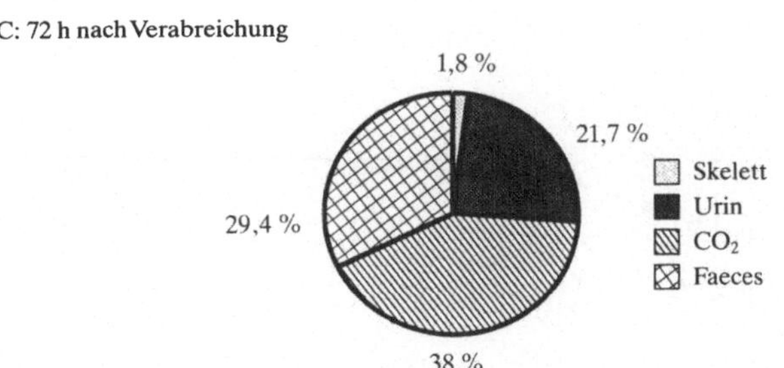

Abb. 1. Verteilung von ^{14}C-markiertem Rökan nach oraler Verabreichung bei der Ratte. Gewebsspiegel und Ausscheidung über Lunge, Urin und Faeces

Ergebnisse

Ausscheidung über Urin, Faeces und Lungen

Die Ausscheidung über die Lungen, während der ersten 3 Stunden ca. 16 %, ist ein bedeutender Eliminationsweg. In der Gruppe I (72 Stunden) übersteigt die als ^{14}C-CO_2 ausgeschiedene Radioaktivität (38 %) diejenige von Urin (21,7 %) und Stuhl (29,4 %). Nur 2,55 % der Gesamtdosis wurden in den Gewebsproben und dem Skelett nach 72 Stunden wiedergefunden, darunter ein geringfügiger Anteil im Gastrointestinaltrakt. Abb. 1 zeigt die Verteilung der Gesamtradioaktivität in den Proben zum Zeitpunkt der drei Entnahmen.

Eliminationsprofil

Elimination über die Lungen: Die Daten in Gruppe I belegen eine maximale Abatmung des ^{14}C-CO_2 während der ersten 3 Stunden und das Ende der pulmonalen Ausscheidung nach 12 Stunden. In einer ersten Annäherung entsprechen diese Werte einem Einkompartimentmodell mit einem Regressionskoeffizienten von 0,927. Die Eliminationskonstante beträgt 0,105 h und die biologische Halbwertszeit 6,5 Stunden.

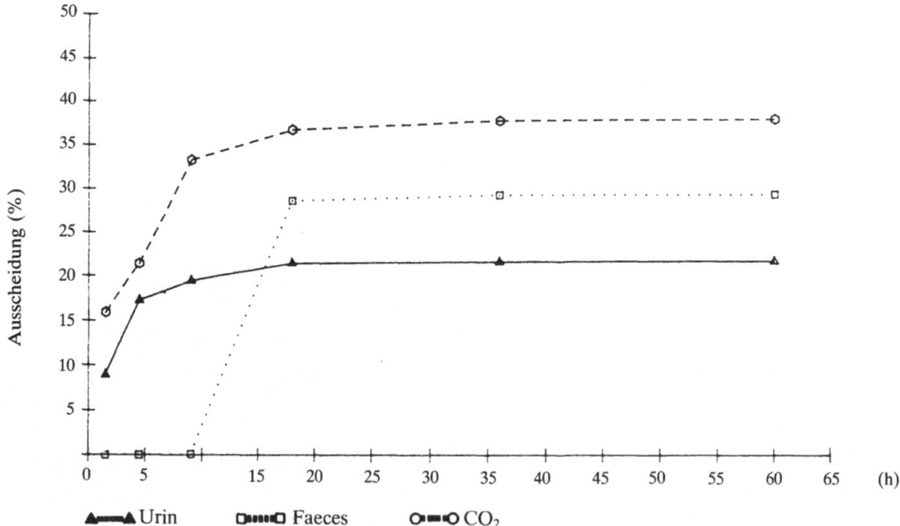

Abb. 2. Ausscheidung über Lunge, Urin und Faeces bei der Ratte nach oraler Verabreichung von 380 mg/kg Rökan

Elimination über Faeces und Urin: In den Gruppen I und II war der Darmtransit vermutlich aufgrund der hohen Dosis verlangsamt [5]. Zwischen 0 und 12 h wurde in den Faeces die maximale Radioaktivität gemessen (Abb. 2). Die Eliminationskonstante (0,097 h), auf der Basis der renalen Ausscheidung in den Gruppen I und II berechnet, entspricht einer biologischen Halbwertszeit von 7 Stunden.

Renale Clearance: Ausgehend von der Summenkurve der renal ausgeschiedenen Äquivalente und der Fläche unter der Plasmakonzentration-Zeit-Kurve liegt die renale Clearance bei 7,9 l/h.

Plasmaspiegel

Die pharmakokinetischen Daten zum Verlauf der Plasmakonzentration, berechnet als Nanoäquivalente verabreichten Rökans, entsprechen einem Zweikompartiment-Modell mit einer Resorptionsphase erster Ordnung.

Anhand von 6 Probenentnahmen zwischen 0 und 3 Stunden sowie 4 Probenentnahmen zwischen 6 und 48 Stunden wurde der Kurvenverlauf der Plasmakonzentration bestimmt. Für die Zeit von 0 und 6 h liegen somit genaue Werte vor; der Verlauf der zweiten Phase (6 bis 48 h) ist approximativ.

Darüber hinaus repräsentieren die Daten die globale ^{14}C-Radioaktivität; Transformationsreaktionen zwischen den markierten Metaboliten und anderen Molekülen verlängern die Plasmahalbwertszeit der Radioaktivität.

Bei 1,5 h (Tmax) liegt der erste Plasmapeak mit einer mittleren Konzentration von 22,5 nÄq/mg Blut (Cmax). Nach Abfall auf ein Minimum bei 6 Stunden zeigt sich ein zweiter Spitzenwert bei 12 Stunden (12,8 nÄq/mg), der möglicherweise durch einen enterohepatischen Kreislauf oder durch Resorption von Metaboliten nach enzymatischer Hydrolyse durch die Darmflora bedingt ist. Graphisch ergibt sich die Halbwertszeit aus der Kurve von 0 bis 6 h bei 4 h 30.

Parameter	Meßwert
Dosis (mg/kg)	380
C max (nÄq/mg)	22,5
Tmax (h)	1,5
HWZ (h)	4,5
ren. Clearence (l/h)	7,9

Tabelle 1. Pharmakokinetische Parameter von Rökan

Verteilung im Gewebe

Die Organe wurden bei den Gruppen III, II und I jeweils 3, 48 und 72 h nach Verabreichung entnommen. Die Zeitpunkte wurden so gewählt, daß sie etwa mit der maximalen Plasmakonzentration, der Mitte und dem Ende der Ausscheidungsphase zusammenfielen.

Die Radioaktivität war breit, dies ist für Phytopharmaka charakteristisch, aber nicht gleichmäßig verteilt (Abb. 3). Magen und Dünndarm haben eine größere Eliminationskonstante als Plasma. Die in diesen zwei Organen nach 3 Stunden gemessene erhöhte spezifische Radioaktivität läßt darauf schließen, daß hier der Haupt-Resorptionsort ist. Dickdarm, Skelett und Nieren zeigen eine dem Plasma vergleichbare Eliminationsgeschwindigkeit. Eine verzögerte Radioaktivitätsabnahme wurde hingegen in der Leber und im Gesamtblut beobachtet.

Gewebe mit deutlich niedrigerer spezifischer Radioaktivität als Plasma sind: Hirnrinde, Mittelhirn, Hirnstamm, Kleinhirn, Erythrocyten und Muskeln. Eine mit dem Plasma vergleichbare Radioaktivität wurde nachgewiesen für: Rückenmark, Glaskörper, Netzhaut, Gonaden, Milz, Lunge, Herz und Haut. Schließlich akkumuliert die Radioaktivität in folgenden Strukturen: Hippocampus, Corpora striata, Hypothalamus, Linse, Schilddrüse, Nebennieren und Vena porta.

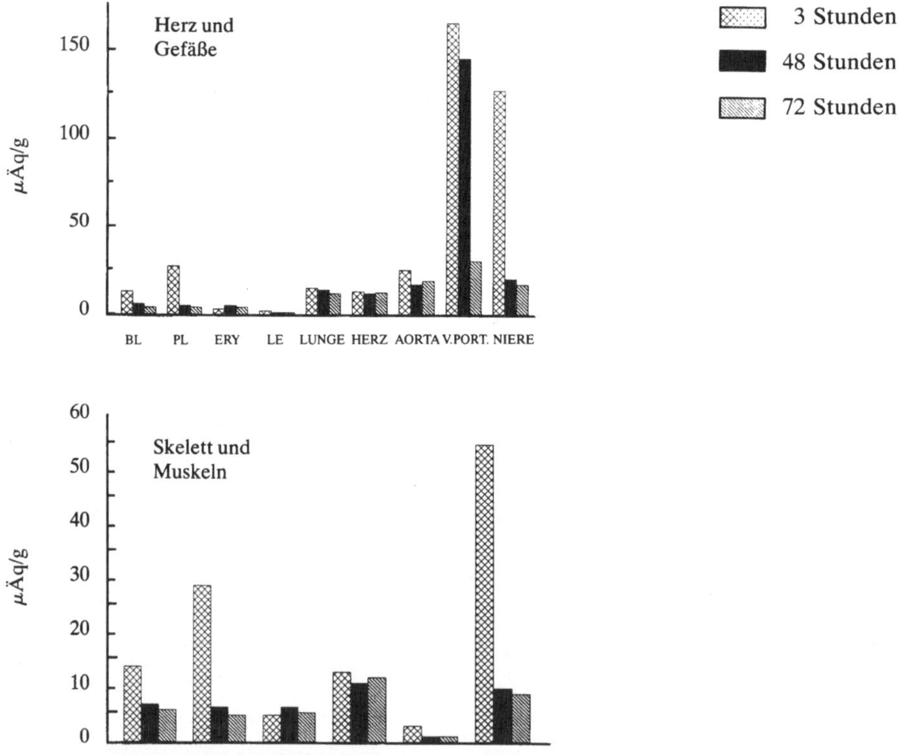

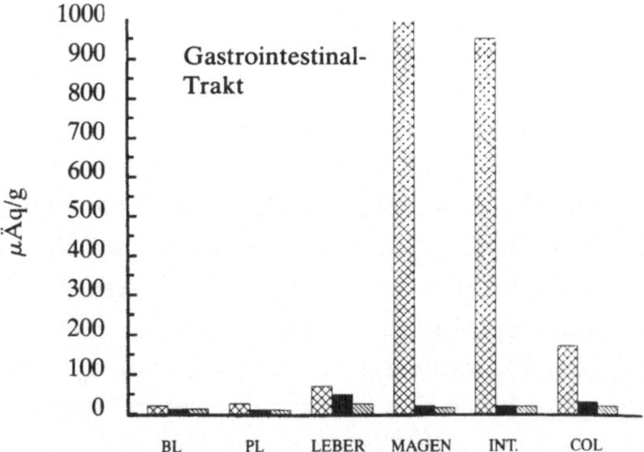

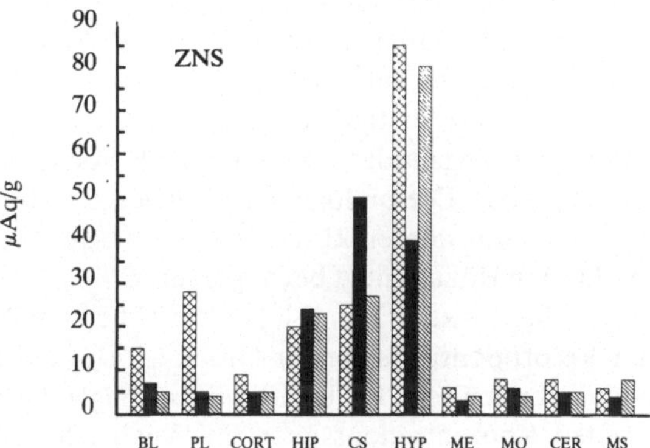

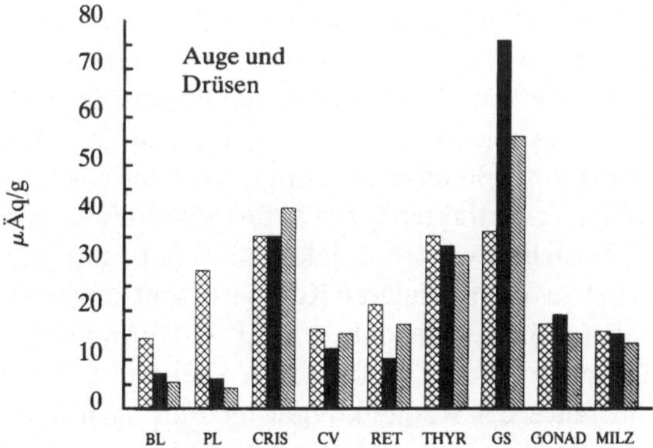

Abb. 3. Verteilung der Radioaktivität in den Geweben und Organen nach Verabreichung von ^{14}C-markiertem Rökan. Abkürzungen: BL, Gesamtblut; PL, Plasma; CORT, Hirnrinde; HIP, Hippocampus; CS, Corpus striatum; HYP, Hypothalamus; ME, Mittelhirn; MO, Medulla oblongata; CER, Kleinhirn; MS, Rückenmark; CRIS, Linse; CV, Glaskörper; RET, Netzhaut; THYR, Schilddrüse; GS, Nebennieren; ERY, Erythrocyten; LE, gewaschene Erythrocyten; INT, Dünndarm; COL, Dickdarm

Diskussion

Untersuchungen zur Resorption, Verteilung und Ausscheidung von Rökan sind wegen der technischen Schwierigkeiten bei der Biosynthese des radioaktiv markierten Extrakts aufwendig. Die Analyse des markierten Extrakts zeigt eine ungleichmäßige Verteilung der Radioaktivität auf die einzelnen Bestandteile. Die Aufnahme der Radioaktivität aus dem ^{14}C-Acetat erfolgt hauptsächlich über die Acetat-Syntheseprodukte. Hierher gehören die Flavonoide, die in Rökan durch zwei Gruppen, Flavonheteroside und Proanthocyanidine, vertreten sind. Weder in den Terpenen noch in den Sacchariden (nach Hydrolyse der Heteroside) wurde Radioaktivität festgestellt. Trotz dieser Einschränkungen können die pharmakokinetischen Daten mit radioaktiv markiertem EGb 761 erhoben werden. Wegen der geringen verfügbaren Menge des Präparates und der relativ schwachen Inkorporation von ^{14}C mußte diese Studie auf drei Gruppen von jeweils zwei Ratten beschränkt werden, die 3, 48 bzw. 72 Stunden nach oraler Gabe von 20 μCi (380 mg Rökan/kg) getötet wurden.

Während der ersten 3 h werden 16 % und bis 72 h 38 % der verabreichten Radioaktivität abgeatmet. Die pulmonale Ausscheidung ist nach 12 Stunden praktisch beendet. Die biologische Halbwertszeit für das ^{14}CO$_2$ beträgt 6,5 Stunden. Mit dem Urin werden 21 % der Dosis ausgeschieden. Die Resorption radioaktiv markierten Rökans liegt bei ungefähr 60 %.

Die Radioaktivität im Blut entspricht einem Zweikompartiment-Modell mit einer Resorptionsphase erster Ordnung. Der Plasmapeak (Cmax) liegt bei 1 h 30 und die biologische Halbwertszeit bei ungefähr 4 h 30. Das Vorhandensein einer zweiten Konzentrationsspitze im Blut nach 12 h läßt einen enterohepatischen Kreislauf oder die Resorption von Flavon-Metaboliten nach enzymatischer Spaltung durch die Darmflora vermuten.

Entsprechend den pharmakokinetischen Daten zur Verteilung ist die Radioaktivität im Blut während der ersten 3 Stunden mit dem Plasma assoziiert. Innerhalb von 48 Stunden entsteht durch Akkumulation in den Erythrocyten ein Gleichgewicht zwischen Erythrocyten und Plasma. Diese Beobachtungen zeigen einerseits gewisse Ähnlichkeiten, andererseits aber auch Widersprüche mit den Ergebnissen von Harmand und Blanquet [1] aus pharmakokinetischen Studien mit Flavonoid-Oligomer-Extrakten (OFT) von Vitis vinifera an der Ratte.

Nach intravenöser Injektion von radioaktiv markiertem OFT wird die Radioaktivität aus dem cellulären Kompartiment langsamer ausgeschieden als aus dem zentralen. Für das Flavonheterosid ^{3}H-Diosmin wurde eine langsame Abnahme der Radioaktivität im systemischen Kreislauf berichtet [4]. Aufgrund der langsamen Clearance der Radioaktivität im Blut nach intravenöser Injektion von ^{14}C-OFT oder ^{3}H-Diosmin wurde ein enterohepatischer Kreislauf vorgeschlagen. In bezug auf Diosmin ist darüber hinaus ein Isotopenaustausch zwischen Tritium und Wasser denkbar, was den Metabolismus ändern würde. Für OFT sind die Erythrocyten und die Leber das geschwindigkeitslimitierende Kompartiment.

Aufgrund des vorliegenden pharmakokinetischen Datenmaterials, der erste Peak wird nach 1 h bis 1 h 30 beobachtet, ist für Rökan ein einziger Resorptionsort wahrscheinlich. Dies gilt auch unabhängig von einem eventuell auftretenden zweiten Maximum nach 12 h.

Aufgrund der hohen Dosis (380 mg/kg) könnte die Verzögerung des gastrointestinalen Transits erklärt werden und die Resorption nicht maximal gewesen sein, wofür auch das Nichtabsetzen von Kot während der ersten Stunden spricht [5]. Der frühe Plasmapeak nach oraler Gabe von Rökan läßt in erster Linie eine Resorption über die Magenschleimhaut und in zweiter über Jejunum und Ileum vermuten, ohne Berücksichtigung eines möglichen enterohepatischen Kreislaufes. Die Retention und Akkumulation der Radioaktivität in den stoffwechselträgen Kompartimenten erklärt die langsame Ausscheidung aus dem Blut.

In der Leber sinkt die spezifische Aktivität um ungefähr ein Drittel langsamer als im Plasma. Daher muß mit einem limitierenden Faktor in der Leber, möglicherweise aufgrund der Biotransformation der Phenole in Sulfon- oder Glukuronkonjugate, gerechnet werden. Die renale Clearance ist mit der plasmatischen identisch, obwohl die gefundene Radioaktivität viermal höher ist. Damit sind die Nieren kein ausscheidungslimitierender Faktor, auch wenn radioaktiv markierte Substanzen wegen einer möglichen Affinität zum stark entwickelten renalen Gefäßbett kumulieren.

Weiterhin wurde eine Affinität für die radioaktiv markierten Substanzen in den bindegewebsreichen Organen, wie z. B. Aorta, Haut und Lunge, beobachtet. Eine vergleichbare Einlagerung wurde über OFT von Harmand und Blanquet berichtet, aber die spezifische Aktivität bei EGb 761 zeigt im Gegensatz zu diesen Autoren keinen Spitzenwert. Trotzdem ist die Radioaktivität in diesen Geweben zwei- bis dreimal höher als im Plasma und nimmt nur langsam ab. Das Verteilungsprofil in der Vena porta zeigt eine erhebliche Akkumulation (das 20fache des Plasmaspiegels), die über 48 Stunden anhält, dann aber sehr schnell abfällt. Im Herz ist die beobachtete Radioaktivität zweimal höher als im Skelettmuskel.

Augen sowie Drüsen- und Nervengewebe akkumulieren stark. In Hirnrinde, Hirnstamm und Kleinhirn ist die Radioaktivität schwach; dagegen zeigen Hippocampus und Corpora striata nach 72 Stunden eine fünffach höhere Radioaktivität als das Plasma. Im Hypothalamus findet sich eine noch stärkere Konzentration. Diese spezifische Anreicherung der Radioaktivität in bestimmten Regionen des Cerebrums kann mit Befunden bei der Ratte, wo eine Perfusionszunahme durch Rökan nach Ischämie durch Embolisation nachgewiesen wurde, verglichen werden [2].

Diese Daten deuten auf Beziehungen zwischen dem pharmakologischen Wirkprofil und der Pharmakokinetik einzelner Komponenten des standardisierten Ginkgo-biloba-Extrakts 761 hin.

Literatur

1. Harmand, M. F., Blanquet, P. (1978)
   The fate of total flavonolic oligomers (OFT) extracted from „Vitis vinifera L." in the rat.
   Eur. J. Drug Met. Pharma. 1: 15–30
2. Le Poncin-Lafitte, M. C., Rapin, J., Rapin, J. R. (1980)
   Effects of Ginkgo biloba on changes induced by quantitative cerebral microembolization in rats.
   Arch. Int. Pharmacodyn. 243: 236–244
3. Mahin, D., Lofber, R. (1966)
   A simplified method of sample preparation for determination of Tritium, Carbon-14, or Sulfur-35 in blood or tissue by liquid scintillation counting.
   Anal. Biochem. 16: 500
4. Oustrin, J., Fauran, M. J., Commanay, L. (1977)
   A pharmacokinetic study of ^{3}H-Diosmin.
   Arzneim. Forsch./Drug Research 27: 1688–1691
5. Viswanathan, S., Thirugnama, P., Bapna, J. A., Kameswaran (1984)
   Flavonoid-induced delay in the small intestinal transit: possible mechanism of action.
   Arch. Int. Pharmacodyn. 270: 151–157

II. Rheologie und Gefäße

Hochauflösende mikrorheologische Methoden zum Studium pharmakodynamischer Wirkungen von Ginkgo-biloba-Extrakt an menschlichen Erythrocyten

GREBE R., ARTMANN G., WOLFF H., DEGENHARDT R., SCHMID-SCHÖNBEIN H.

Zusammenfassung

Die Mechanik von biologischen Membranen, speziell der Membran von Erythrocyten, ist entscheidend für die Funktion von Zellen. Mit Hilfe von neuartigen Tests, die die Reaktion der Erythrocyten auf Strömungskräfte (photometrische Monolayer-Viskoelastometrie) und auf Substanzen messen, welche die Krümmung der Membran (und damit die Konfiguration von Erythrocyten ändern), läßt sich ein biologischer Einfluß von Wirkstoffen und Pharmaka testen, auch wenn sich diese in chemischer Hinsicht nicht durch herkömmliche Modellvorstellungen nachweisen lassen. Es wird von Experimenten berichtet, bei denen zunächst in vitro Ginkgo-biloba-Extrakt (EGb 761, Intersan GmbH, Ettlingen) hinsichtlich seines Effektes auf die spontane Krümmung der Erythrocytenmembran (gemessen mit der „tangent count method") geprüft wurde. Dabei zeigte sich eine dosisabhängige Zunahme der positiven Membrankrümmung bei EGb-Konzentrationen zwischen 3,3 und 330 μg/ml. Bei simultaner Zugabe von EGb 761 und Na-Salizylat, das die positive Membrankrümmung reduziert (bzw. eine negative Membrankrümmung induziert) zeigten sich additive (bzw. substraktive) Effekte. Den gleichen Effekt einer Verschiebung der Dosis-Wirkungs-Kurven für Na-Salicylat und Tetracain fanden wir auch an Erythrocyten von Probanden, denen EGb 761 als Infusion verabreicht worden war (200 mg i. v.). Diese Wirkung hielt 24 Stunden nahezu unverändert an, war nach 96 Stunden jedoch abgeklungen. Die letzteren Befunde bestätigen die Vorstellung, daß Komponenten von EGb 761 sich in vivo in Zellmembranen inkorporieren mit einer von rheologischen Tests unabhängigen Methode.

Schlüsselwörter: chronische Mikrozirkulationsstörungen, Erythrocyten, Membransteifigkeit, Membranfluidität, Rökan.

Einführung

Erythrocyten als kernlose Zellfragmente hängen in ihrem mechanischen Verhalten fast ausschließlich von den viskoelastischen Eigenschaften der Membran ab, und zwar von deren Biege- und Schubsteifigkeit, ferner von der Zähigkeit der Membran, die jedoch experimentell nur schwer von der Zähigkeit des Zytosols zu trennen ist [9, 10]. All dies gilt unter der Prämisse, daß der für diese Zellen übliche Excess an Membranoberfläche für das gegebene Volumen erhalten ist. Ihre Verformbarkeit, conditio sine qua non für die mikrovaskuläre Perfusion, vor allem unter Hypoperfusionsbedingungen [15], entzog sich bisher einer präzisen Quantifizierung unter dem Einfluß kleiner Schubkräfte in vitro [16, 18]. Bei der Entwicklung von Methoden, die dieses Defizit aller hämorheologischen Forschungsansätze überwinden, sind wir zu methodischen Ansätzen und zur theoretischen Modellbildung über die Biophysik biologischer Membranen gekommen, mit denen auch neue Wege in der pharmakologischen Forschung beschritten werden können. So ergeben sich mehrere neuartige Methoden (und Methoden-Kombinationen) für die Prüfung pharmakokinetischer und pharmakodynamischer Eigenschaften von Pharmaka, besonders von Phytopharmaka.

Zwei kürzlich entwickelte methodische Prinzipien, Tangenten-Zählmethode (Grebe und Schmid-Schönbein [13]), und photometrische Monolayer – Viskoelastometrie für Erythrocyten (siehe Beitrag Artmann [1]), erlauben jetzt, diskrete Veränderungen in der Spontankrümmung und dem viskoelastischen Verhalten von Membranen intakter menschlicher Erythrocyten bei Schubspannungen zwischen 0 und 2 N/m^2 quantitativ zu erfassen. Die endogen sehr geringe Steifigkeit der nativen Membranen (bei hoher Zähigkeit) machen jetzt den Nachweis solcher Pharmaka möglich, die in Membranen inkorporiert werden (wie z. B. Ginkgo-spezifische Flavonoide und Terpenoide als Ampholyte [7]) oder die intrinsischen und extrinsischen Membran-Protein-Komponenten verändern (Methylxanthine [12]).

Die besondere Empfindlichkeit der jetzt verfügbaren membranrheologischen Meßmethoden liegt in der Tatsache begründet, daß pharmabedingte Effekte nachgewiesen werden können, auch wenn die hierzu notwendigen Konzentrationen der Substanzen sich im Plasma dem chemischen Nachweis entziehen. Da schon wenige in die Lipidphase der Membran inkorporierte Moleküle deren mechanisches Verhalten stark modifizieren [19], besteht bei diesem physikalischen „Bioassay" a priori eine hohe Empfindlichkeit. Die vorliegende Studie wurde mit dem Ziel initiiert, die Potenzen der genannten hochauflösenden mikrorheologischen Methoden im Nachweis der Wirkung oral verabreichter Phytopharmaka und besonders putativ vasoaktiver Substanzen auf Erythrocyten zu überprüfen, nachdem bereits früher eine deutliche Reaktion auf drei verabreichte Methylxanthine gezeigt werden konnte (Artmann et al., unveröffentlichte Beobachtungen).

Methodische Prinzipien

Krümmungs-Analyse der Erythrocyten-Membran als mikrorheologische Methode

In Abweichung von bisher verwendeten mikrorheologischen Methoden (Filtrometrie [17], Mikropipetten-Aspiration [14], Rheoskopie [11] oder Ektacytometrie [3]), die entweder die Erythrocyten [14, 17] unter unnatürlichen hohen Schubspannungen (minimal 50 Pa, meist höher) testen, oder sie einem unnatürlichen Milieu aussetzen (hochvisköse Dextran-Lösungen [3, 11]) ist es in den letzten Jahren gelungen, chemisch oder mechanisch induzierte Formänderungen und deren Kinetik in Ruhe, d. h. in Abwesenheit äußerer Kräfte oder bei extrem kleinen Schubspannungen, zu erfassen. Jetzt können der wechselseitige Einfluß kleiner Strömungskräfte und leichter Zell- (bzw. Zell-Membran) Veränderungen und damit diskrete Veränderungen im mikrorheologischen Verhalten quantitativ erfaßt werden. Parameter bei diesen Messungen ist die Krümmung der Erythrocyten-Membran, die entweder direkt (s. u.) oder indirekt mit der Methode der photometrischen Monolayer-Technik gemessen wird (siehe Beitrag Artmann et al. [1]). In beiden Verfahren wird der Einfluß mechanischer oder chemischer Kräfte auf die sog. „mittlere mittlere" Krümmung der Membran [13] von frei suspendierten Erythrocyten durch eine Bildanalyse-Methode („tangent counting" [5, 13]) bzw. auf das Brechungsverhalten für Licht erfaßt, wenn die Zellen am Boden einer Meßkammer fixiert in einen optischen Strahlengang gebracht werden (Artmann [1]).

Die Tangenten-Zähl-Methode (Grebe und Schmid-Schönbein [13])

Jede Formänderung eines Körpers verändert die lokale eindimensionale, die lokale mittlere und die globale sogenannte „mittlere mittlere" Krümmung der Membran. Das bekannte stereologische Verfahren der Tangenten-Zähl-Methode wurde von R. Grebe und H. Schmid-Schönbein mit dem Ziel modifiziert, die bekannten Formvarianten von menschlichen Erythrocyten, die von der diskocytischen zur echinocytischen oder stomatocytischen Form übergehen können, quantitativ zu erfassen. Dazu werden Parameter des sogenannten „Kurvatur-Excess", ein quantitatives Maß für die Änderungen der Membran-Krümmung, bestimmt, die der längst bekannten Formänderung von Diskocyten zu Stomatocyten und Echinocyten zugrunde liegen. Das Prinzip der Methode ist in Abb. 1 schematisch dargestellt, desgleichen die Bestimmung des gewählten Parameters („Kurvatur-Excess"). Das hohe Auflösungsvermögen, die Variation von Diskocyten zu Echinocyten kann mit einer Irrtumswahrscheinlichkeit $< 5\%$ erfaßt werden, erlaubt Grundlagenforschung über die Biophysik der Membranen (siehe hierzu Grebe et al. [13]), aber auch angewandte Forschung. Zu diesem Zweck werden Dosis-Wirkungs-Kurven für den sogenannten Kurvatur-Excess erstellt (negativer Kurvatur-

Excess durch stomatocytogene Substanzen, z. B. geringe Dosen von Tetracain oder Vinpocetin [16], positiver Kurvatur-Excess durch echinocytogene Substanzen, z. B. Na-Salizylat). Abflachung und/oder Versteilung der so gemessenen Dosis-Wirkungs-Kurven stellen ein hochempfindliches Maß für solche Veränderungen im mechanischen Verhalten der Membranen dar, die mit einer Veränderung in ihrer Spontankrümmung (bzw. der Ruheform der Erythrocyten) einhergehen. Die Tangenten-Zähl-Methode kann durch Analyse von Mikrophotogrammen mit optischen Schnitten durch Suspensionen frei schwebender Erythrocyten erfolgen. In den vorliegenden Untersuchungen wurde vor und nach In-vitro-Zugabe, ferner vor und nach einer intravenösen Injektion von Ginkgo-biloba-Extrakt, eine Dosis-Wirkungs-Beziehung mit Tetracain und Na-Salizylat aufgestellt.

Photometrische Analyse von Krümmungs-Änderungen

Auf indirekte Weise gelingt es auch, mit der von Artmann entwickelten photometrischen Monolayer-Technik chemisch induzierte Formänderungen der ruhenden Erythrocyten zu erfassen. Die zugrundeliegende Variation in der Brechung des Lichts an einem Monolayer von Erythrocyten ist in theoretischer Hinsicht bisher nicht abschließend erklärbar; es zeigte sich jedoch, daß echinozytische Formänderung die optische Transmission über den Monolayer in Abwesenheit von Strömung deutlich erhöht, stomatocytische Formänderung die optische Transmission – im Vergleich zum ruhenden Discozyten – deutlich vermindert. Die ebenfalls in unserem Institut entwickelte Tangenten-Zähl-Methode ließ erkennen, daß über einen weiten Konzentrationsbereich eine lineare Beziehung zwischen der Änderung der Ruhetransmission in der Ruhe und dem Kurvatur-Excess besteht: Diese Beziehung ist in Abb. 2 dargestellt. Wie ersichtlich, liegen die Punkte für Erythrocyten von unbehandelten Probanden sowie für die entsprechenden Erythrocyten nach Zugabe von 3,3; 33 bzw. 330 mg/l Rökan auf der Ausgleichsgeraden, die früher [13] für Daten nach Behandlung der Erythrocyten mit Vinpocetin bzw. Na-Salicylat erstellt worden war.

Methoden und Materialien

Die Studie begann mit Messung der „In-vitro-Effekte" von Ginkgo-biloba-Extrakt (EGb 761) auf Krümmung und Steifigkeit von 3 ml gewaschenen Erythrocyten gesunder Versuchspersonen: der Extrakt (EGb 761, freundlicherweise zur Verfügung gestellt durch Intersan/Ettlingen) wurde dazu in Dosen zwischen 3,3 mg/l und 330 mg/l dem isotonischen Puffer zugegeben (Einzelheiten s. Artmann [1]). Viskoelastische und Form-Analysen wurden mit den beiden oben beschriebenen Versuchsmethoden durchgeführt, nachdem Kontroll-Untersuchungen ergeben hatten, daß von dem Lösungsmittel keinerlei Wirkung auf die hier untersuchten Größen ausgeht. Die In-vitro-Versuche zur Bestimmung der Dosis-Wirkungs-Kurven von einer echinozytogenen Substanz (Na-Salicylat 0–12 mmol/l) und von Tetracain (0,1–0,2 mmol/l) wurden an nativen Erythrocyten vor und nach Zugabe von EGb 761 in einer Konzentration von 30 μg/ml durchgeführt.

Im Selbstversuch wurde ferner eine einmalige intravenöse Injektion des Ginkgo-biloba-Extrakts (200 mg) vorgenommen. Die Zellen wurden anschließend mit dem jeweils zugehörigen Plasma superfundiert. Ferner wurden die Zellen vor und nach Injektion in Puffern suspendiert, in denen echinocytogene (Na-Salicylat) bzw. stomatocytogene Substanzen (Tetracain, aber auch Triton x-100, Vinpocetin, nicht gezeigt) in jeweils steigenden Konzentrationen gelöst waren. Auf diese Weise lassen sich Dosis-Wirkungs-Kurven für die (in beiden Richtungen der Membrankrümmung wirkenden) formwandelnden Substanzen erfassen, deren Steilheit die Reaktion der Zellen auf den „membranbiegenden" Effekt chemischer Agenzien darstellt. Eine Verschiebung der Dosis-Wirkungs-Kurve spricht für einen additiven Effekt von EGb 761-Komponenten auf die bekannten Membranwirkungen der ampholytischen Substanzen Na-Salicylat und Tetracain. Aus diesen Befunden folgt, daß auch EGb 761 einen an den Membranen nachweisbaren, weitgehend unspezifischen Effekt im Sinne vermehrter Beweglichkeit der Membrankomponenten hat.

Ergebnisse

Die In-vitro-Zugabe von EGb 761 zu Erythrocyten in Konzentrationen von über 33 μg/ml und höher führt zu einer deutlichen Formveränderung im Sinne einer Echinocytose, was sich sowohl im photometrischen Test (Zunahme der Ruhe-Transmission, Abb. 3, Schnittpunkte der Kurven mit der Ordinate) wie auch bei der Formanalyse mit der Tangenten-Zähl-Methode zeigt, bei der der positive Kurvatur-Excess dosisabhängig steigt (Abb. 2). Die Veränderung ist nicht allein reversibel, d. h. sie läßt sich durch die Superfusion mit albuminhaltiger isotonischer gepufferter Elektrolytlösung eliminieren, sie ist auch nicht mit einer Zellversteifung assoziiert. Wie Abb. 3 zeigt, konvergieren die Transmissions-Schubspannungskurven bei einem Schubspannungswert von 2,4 Pa auf den gleichen Wert, was als Ausdruck der mechanischen Reversibilität der chemisch induzierten Membrankrümmung betrachtet werden kann. Auch kommt es offenbar nicht zu Veränderungen im Oberflächen-Volumen-Verhältnis. Tatsächlich läßt sich bei der mikroskopischen Betrachtung der durch EGb 761 echinocytisch veränderten Zellen beobachten, wie sich die Membranvorwölbungen unter dem Einfluß von Schubspannung glattziehen lassen. Dies geschieht zunächst an den Flanken der tränentropfenartig ausgezogenen Erythrocyten, zuletzt auch im Scheitelbereich des hemisphärischen Zellanteils.

Genauere Analyse der Kurven aus Abb. 3 (s. auch Abb. 2 in Artmann et al.) zeigt, daß zwar die absolute Extinktionsdifferenz zwischen ruhenden und maximal elongierten Erythrocyten nach Zugabe von EGb 761 in hohen Dosen vermindert ist, die relative Zunahme bei niedrigen Schubspannungen und auch die mikroskopisch beobachtbare Elongation bei kleinen Schubspannungen deutlich stärker ist als in den Kontrollzellen (s. hierzu Beitrag Artmann). Daraus folgt, daß ungeachtet der starken Echinocytose, die man mit hohen Dosen EGb 761 in vitro auslöst, die mechanische Compliance erhöht ist. Die mikroskopische Beobachtung zeigt wiederum, daß die Membranprotrusionen unter dem Einfluß sehr geringer Schubspannungen schon verstreichen, und zwar beginnend an den Membranteilen, die dem Fixationspunkt benachbart sind (ein Vorgang, der andernorts ausführlich publiziert werden wird).

Diese Phänomene zeigen bei der statischen und dynamischen Viskoelastometrie mit der Monolayer-Technik also quantitative Veränderungen. In Abhängigkeit von der Schubspannung werden die mehr oder weniger stark zu Echinocyten verformten Erythrocyten ähnlich wie Diskocyten elongiert; bemerkenswerterweise sind die errechneten Compliance-Parameter bei niedrigen Schubspannungen durchweg höher als in den Kontrollen. Werden die dynamisch extendierten Zellen entlastet, schnellen sie zurück, und es bilden sich sofort wieder mehr oder weniger starke Echinocyten. Die gemessenen Relaxationszeiten sind nicht signifikant verändert, woraus sich bei geringeren Rückstellkräften wegen erhöhter Compliance eine Zunahme des errechneten Fluidität-Parameters ergibt [1].

Abb. 4 stellt die Reaktion von ruhenden menschlichen Erythrocyten auf die Exposition mit Ginkgo-biloba-Extrakten dar. Über einen weiten Konzentrationsbereich zeigt sich eine lineare Zunahme der mittleren mittleren Krümmung als Funktion des Logarithmus der EGb-Konzentration. Der „echinocytogene" Effekt der Extrakte verhält sich additiv bzw. substraktiv zur Wirkung von Substanzen, die die Membran nach innen bzw. nach außen krümmen. Sowohl die echinocytogene Wirkung von Natrium-Salizylat (gemessen an dem positiven Kurvatur-Excess, Abb. 5) als auch die stomatocytogene Wirkung von niedrigen Dosen von Tetracain waren verändert, wenn diese Substanzen in vitro gemeinsam mit EGb 761 appliziert wurden. Abb. 5 zeigt, daß EGb 761 in geringer Dosis (3,3 mg/l) die membrankrümmende Wirkung von Tetracain nicht signifikant, in hoher Konzentration jedoch vollständig kompensiert. In allen Konzentrationsbereichen von Tetracain sind die Erythrocyten echinocytisch, d. h. sie haben einen positiven Kurvatur-Excess.

Abb. 3–5 zeigen die Ergebnisse von In-vitro-Studien. Den nativen Erythrocyten wurde EGb 761 in einer Konzentration von 33 μg/ml und dazu Na-Salizylat und Tetracain in steigenden Dosen zugegeben. Es zeigt sich, daß gegenüber den Kontrollen die echinocytogene Wirkung von Na-Salizylat verstärkt ist; der für jede Dosis erzielte positive Kurvatur-Excess ist erhöht. Entsprechend ist die stomatocytogene Wirkung von Tetracain vermindert. Letzteres zeigt sich in einer Reduktion des negativen Kurvatur-Excesses für jede Dosis Tetracain. Diese Beobachtung läßt sich zur Grundlage eines neuen Bio-Assays für den Nachweis von Ginkgo-biloba-Extrakt machen.

Analoge Veränderungen fanden sich nämlich bei einem Probanden, dem 200 mg Ginkgo-biloba-Extrakt intravenös verabreicht worden waren. Er zeigt unmittelbar nach der Injektion die in Abb. 6 dargestellte Verschiebung der Dosis-Wirkungs-Kurve in Richtung höherer positiver Kurvatur-Excesse und geringerer nega-

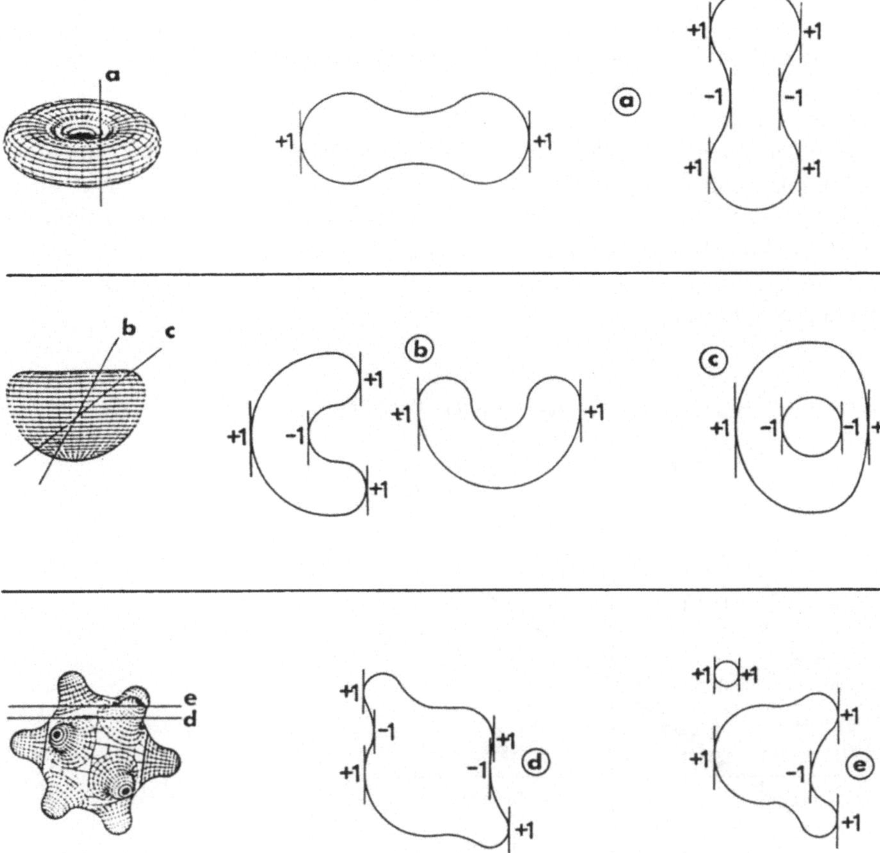

Abb. 1. Computer-graphische Darstellung von verschiedenen Erythrocytenformen und Prinzip ihrer Quantifizierung mit Hilfe des Tangenten-Zähl-Verfahrens an optischen Schnitten durch Erythrocyten-Suspensionen.
Obere Reihe: Diskozyten: Legt man an liegend orientierten Schnitten senkrechte Schnitte an, erhält man zwei Tangenten an positiv gekrümmten Membranabschnitten (hier die beiden Außenseiten der Scheibe). Legt man dieselben an senkrecht stehende Erythrocyten, bekommt man Tangenten an vier positiv gekrümmten Membranflächen (jeweils der Ober- und Unterseite der Scheiben) und zwei Tangenten mit negativ gekrümmten Membranflächen (den Vertiefungen der Scheiben). Legt man in dieser Weise an eine große Zahl beliebig orientierter Zellen die senkrechten Tangenten an, bekommt man eine bestimmte Anzahl positiv und negativ gekrümmter Tangenten: Nach einem Mittelungsverfahren errechnet man den positiven oder negativen Kurvatur-Excess der Erythrocyten einer Population, der proportional zur mittleren mittleren Krümmung ist.
Mittlere Reihe: Stomatozyt mit zwei Schnitten *(b, c)*, die optische Schnittrichtungen darstellen sollen. Je nach Orientierung erhält man an Schnitt *b* mit senkrechten Linien entweder zwei positive und zwei negative Tangenten oder nur zwei positive Tangenten. Zu Schnitt *c*, der durch die mundartige Vertiefung des Stomatozyten gelegt ist, enthält man immer zwei negative (an die Ränder des Mundes) und zwei positive Tangenten. An großen Populationen beliebig orientierter Stomatozyten erhält man mehr negative Tangenten, daraus ergibt sich rechnerisch ein negativer Kurvatur-Excess.
Untere Reihe: Echinozyt mit zwei Schnitten *(d, e)*. Mit senkrechten Linien ergeben sich immer wesentlich mehr positive Tangenten als bei Diskozyten und Stomatozyten, es errechnet sich ein stark positiver Kurvatur-Excess

tiver Kurvatur-Excesse, wenn jetzt die Zellen untersucht wurden, die vor und nach
der Injektion – d. h. also ohne In-vitro-Zugabe von EGb 761 – mit Tetracain bzw.
Na-Salicylat behandelt wurden. Diese Wirkung hielt auch noch 24 Stunden nach Injektion an, nach 72 Stunden ließ sich kein Unterschied zum Verhalten von Erythrocyten vor Injektion mehr feststellen (s. Abb. 7); auch für Tetracain ergab sich kein
Unterschied der Reaktion im Vergleich mit den Kontrollwerten vor der Injektion.

Die intravenöse Applikation von 200 mg Ginkgo-biloba-Extrakt ergab auch
deutliche Viskoelastizitätsänderungen der Erythrocyten. Gegenüber den Kontrollen vor Injektion war der statische Compliance-Parameter deutlich erhöht, die Relaxationszeit unverändert. Daraus folgt, daß der errechnete Fluiditätsparameter
ebenfalls erhöht war.

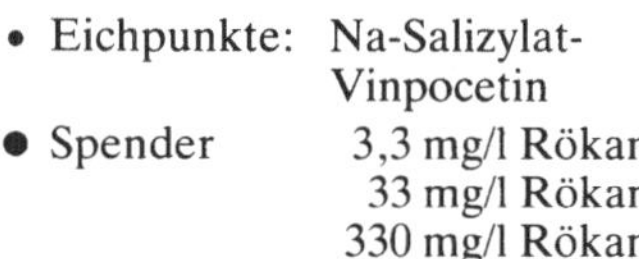

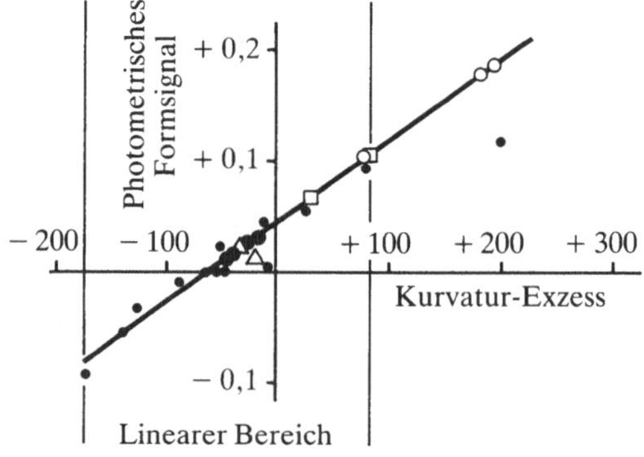

Abb. 2. Beziehung zwischen der indirekten photometrischen Form-Analyse von Erythrocyten
und der Messung des Kurvatur-Excesses von Echinozyten (stark positiver Kurvatur-Excess), von
Diskozyten (geringfügig positiver Kurvatur-Excess) und Stomatozyten (negativer Kurvatur-Excess). Die kleinen Punkte stellen Eichwerte *(kleine Punkte)* dar aus einer früheren Untersuchung
(Dissertation Artmann, RWTH Aachen, 1988) bei Verwendung von Na-Salizylat (Induktion positiver Membrankrümmung) und Vinpocetin (Induktion negativer Membrankrümmung). Die Kon-
trollwerte für vier Probanden *(dicke Punkte)* und die Meßwerte nach Behandlung der Zellen mit
unterschiedlichen Dosen von Ginkgo-biloba-Extrakten *(offene Dreiecke, offene Quadrate und
offene Kreise)* liegen auf dem linearen Teil der früher erstellten Ausgleichsgerade

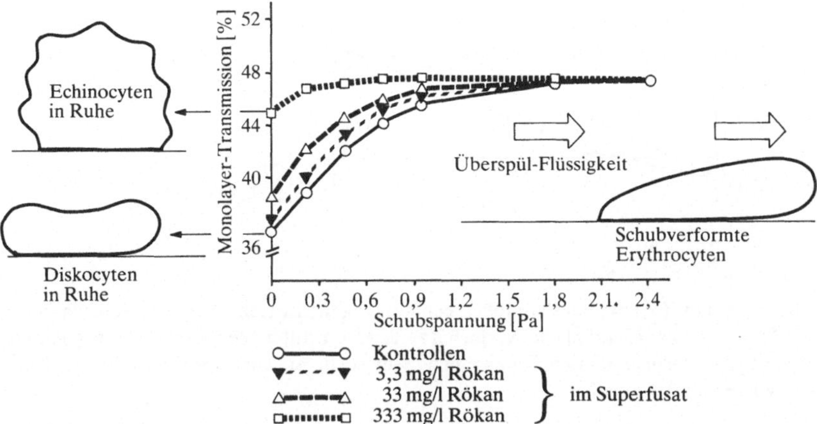

Abb. 3. Einfluß des Ginkgo-biloba-Extraktes 761 auf die optische Transmission von Monolayern von Erythrocyten. In der Abwesenheit von Strömungskräften (0 Pa, Meßpunkte auf der Ordinate) wird der Einfluß der Änderung in der Ruheform („Echinozyten-Bildung") dargestellt. Bei der höchsten hier gewählten Schubspannung (2,4 Pa) wird mit der asymptomatischen Transmissions-Zunahme das für die Zellen eines Monolayers charakteristische Oberflächen-zu-Volumen-Verhältnis erfaßt, welche die maximal mögliche Zellextension widerspiegelt. Die aus der insgesamt möglichen Transmissionszunahme errechneten Compliance-Werte steigern sich unter den steigenden Dosen von EGb 761 (s. hierzu Artmann et al., Abb. 2), wenngleich die absoluten Transmissionszunahmen einen solchen Effekt nicht vermuten lassen

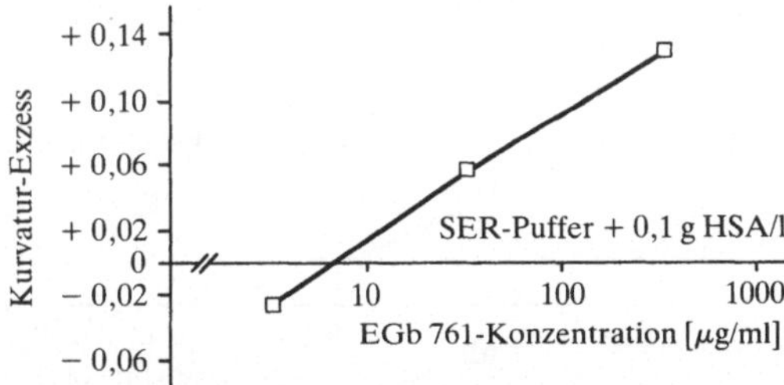

Abb. 4. Quantifizierung der echinozytogenen Wirkung von EGb 761 an menschlichen Erythrocyten: Kurvatur-Excess von Erythrocyten, dargestellt als Funktion der EGb-Konzentration (3,3 bis 330 µg/ml)

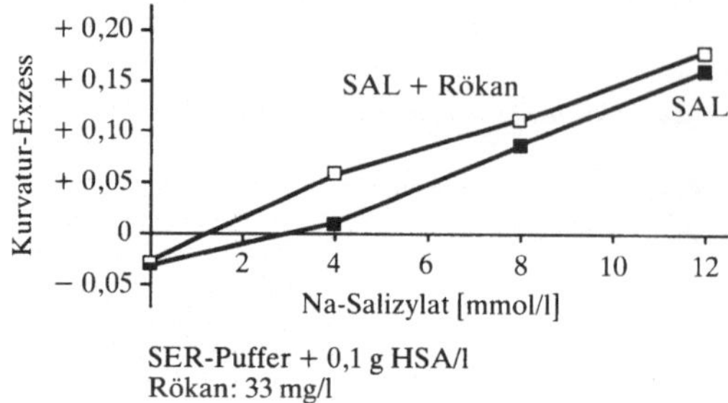

Abb. 5. Quantifizierung des additiven echinozytogenen Effektes von Na-Salizylat und von EGb 761 (gemessen bei 33 µg/ml). Im Vergleich zu den Kontroll-Zellen *(geschlossene Quadrate)* weisen die mit EGb vorbehandelten Zellen einen mehr positiven Kurvatur-Excess für alle Konzentrationen von Na-Salizylat auf

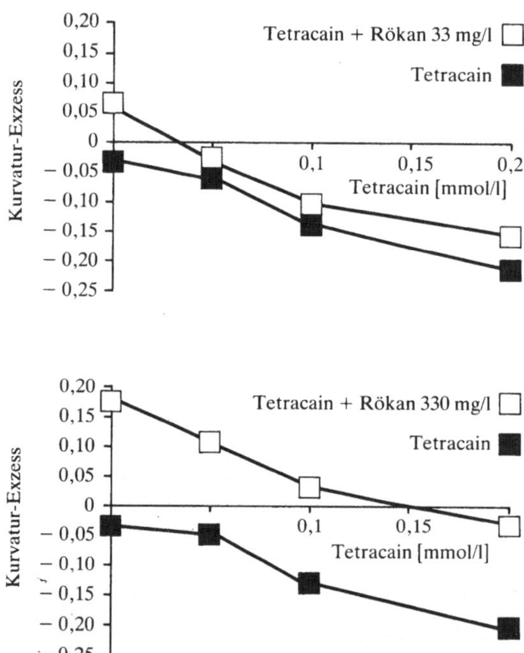

Abb. 6. Quantifizierung des anti-stomatozytischen Effektes von EGb 761 bei Behandlung von menschlichen Erythrocyten mit Tetracain. In dosisabhängiger Weise wird durch EGb-761-Vorbehandlung die Wirkung steigender Tetracain-Konzentrationen auf den negativen Kurvatur-Excess zunächst reduziert (33 µg/ml, *oberer Abbildungsteil*) und dann in sein Gegenteil verkehrt (positive Membrankrümmung trotz Tetracain in Dosen bis zu 0,1 mmol/l) bei EGb in einer Dosis von 330 µg/ml *unterer Abbildungsteil*

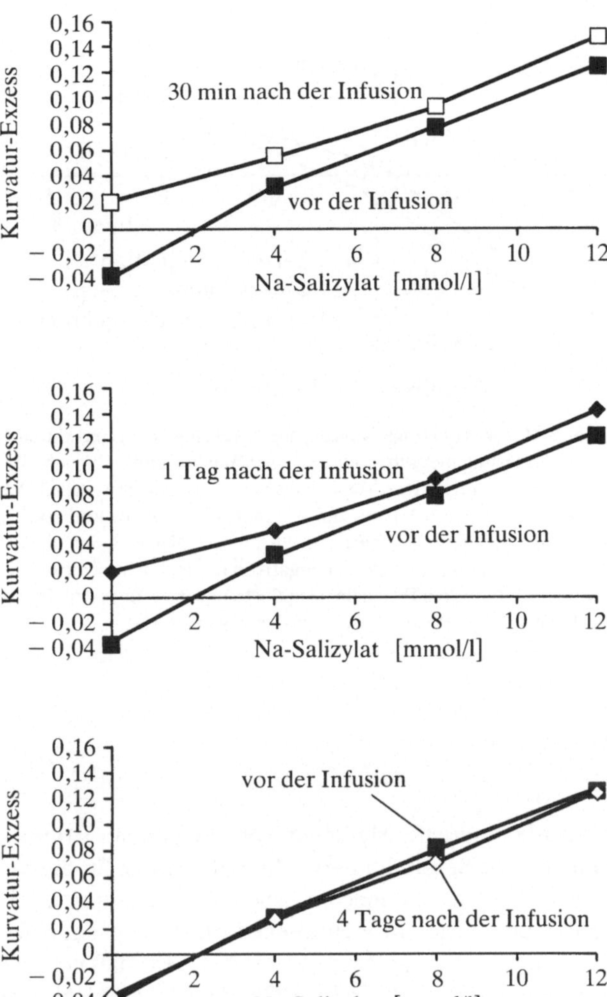

Abb. 7. Dosis-Wirkungs-Kurven der Krümmung von humanen Erythrocyten durch steigende Dosen eines echinozytogenen Agens (Na-Salizylat). Vergleich des jeweils erzielten positiven Kurvatur-Excesses vor und 30 min *(obere Abbildung)*, 24 und 96 h nach Infusion von 200 mg Rökan. Die kurz nach der Infusion sehr deutliche Verschiebung der Kurve in Richtung auf höhere positive Kurvatur für alle Na-Salizylat-Dosen ist auch 24 h später *(mittlere Kurve)* noch sehr ausgeprägt

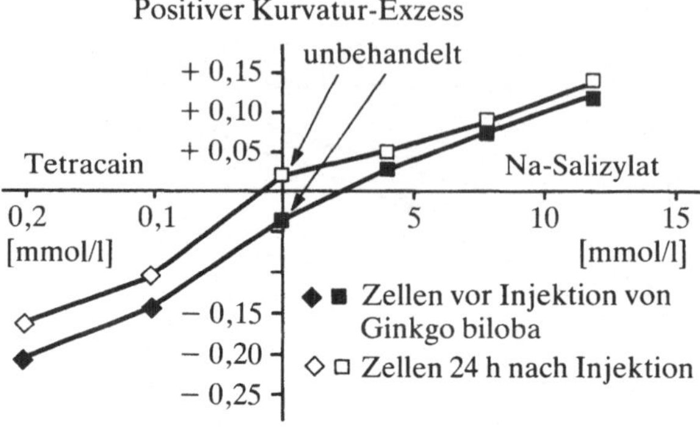

Abb. 8. Dosis-Wirkungs-Kurven der durch Tetracain und durch Na-Salizylat ausgelösten Krümmungsänderung menschlicher Erythrocyten vor und 24 h nach intravenöser Gabe von Rökan (200 mg) bei einer freiwilligen Versuchsperson. *Ausgefüllte Symbole:* Werte vor der i. v. Gabe, mit stark negativem Kurvatur-Excess bei 0,2 mmol/l Tetracain und stark positivem Kurvatur-Excess bei 12 mMol Na-Salizylat. *Offene Symbole:* Werte 24 h nach der Injektion. Der Kontrollwert der unbehandelten Zellen ist vom leicht negativen in den leicht positiven Kurvatur-Excess verschoben, außerdem ist der durch Tetracain ausgelöste negative Kurvatur-Excess vermindert, der durch Na-Salizylat ausgelöste positive Kurvatur-Excess verstärkt

Diskussion

Mikrorheologische Meßtechniken an Human-Erythrocyten haben mittlerweile eine so hohe Sensibilität erreicht, daß man sie für die Analyse der Effekte von Phytopharmaka auf die mechanischen Eigenschaften der roten Blutzellen (Spontankrümmung, Scher- bzw. Biegeelastizität, Viskosität bzw. Viskoelastizität) einsetzen kann. Die hier vorgelegten Daten belegen, daß bei oraler und parenteraler Gabe von Ginkgo-biloba-Extrakt (EGb 761, Präparat Rökan) komplexe Kombinationen von mikrorheologischen Veränderungen auftreten, die stark dafür sprechen, daß Bestandteile des Extraktes in die Lipidphase des Bilayers inkorporiert werden, der 1) die „kontinuierliche Phase" des zweidimensionalen Lipid-Protein-Gemisches darstellt, aus dem die Membran besteht und der 2) Transport-Eigenschaften und Stabilität der Membran – und damit des ganzen Erythrocyten – mitbestimmt [6].

Die beschriebenen Befunde lassen sich wie folgt deuten:

Bei In-vitro-Zugabe von Ginkgo-biloba-Extrakt zu Erythrocyten, bei parenteraler wie bei enteraler Gabe von Rökan finden sich immer ähnliche Zeichen für eine deutliche Wirkung auf das viskoelastische und damit das mikrorheologische Verhalten der Membran dieser Blutzellen, die ihrer Richtung und Quantität nach analog und unabhängig davon ist, ob in vitro oder in vivo appliziert wurde. Dies läßt den Schluß zu, daß die Bestandteile des Extraktes, also vermutlich Terpenoide und Flavonoide, in die Membran inkorporiert, zumindest stark an sie gebunden werden. Es steht zu hoffen, daß über diesen Mechanismus mehr über die Bioverfügbarkeit solcher Phytopharmaka erforscht werden kann.

Bei hohen Dosen in vitro (33 bzw. 330 μg/ml) findet sich außer einer deutlichen Echinocytose bei den nativen Zellen eine Zunahme der echinocytogenen Reaktion auf die Zugabe von Natrium-Salizylat. Dies ließe sich – im Sinne der Bilayer-Couple-Hypothese nach Singer und Sheetz [19] – als Folge einer Inkorporation der Komponenten des Extraktes in das Außenblatt des Lipid-Bilayers der Membran deuten. Hier ergeben sich neue Hinweise auf die Pharmakokinetik der untersuchten Extrakte, zumal bei der oralen Gabe ein über lange Zeitabschnitte stetig ansteigender mikrorheologischer Effekt zu bestehen scheint, wie er u. W. bisher noch nicht beschrieben wurde. Die im Gegensatz zu vielen anderen Einflüssen stehende Beobachtung, daß die EGb761-Zugabe in vivo und in vitro zu einer Zunahme der Membran-Compliance ohne Fluiditätsverlust der Zellen führt, spricht für einen komplexen Wirkungsmechanismus an der gesamten Membran. Hier besteht noch keinerlei gesichertes Wissen: Unsere Beobachtungen deuten indes darauf hin, daß in Membranen, wenn diese dem Gesamtextrakt akut ausgesetzt sind, oder wenn sie nach parenteraler Gabe mit den resorbierten Bestandteilen des Extraktes verändert sind, sich gewissermaßen die „Mobilität" der Membrankomponenten zu erhöhen scheint. Die rheologischen Aspekte dieser Veränderungen sind bei Artmann et al. diskutiert: Hier möchten wir mehr auf neue methodische Aspekte im Zusammenhang mit der Erforschung der Ginkgo-biloba-Extrakte hinweisen.

Bei Artmann et al. (s. deren Artikel) finden sich mehr pharmakodynamische Hinweise, die auch im Sinne der heute gesicherten klinischen Effekte einer Dauertherapie mit EGb 761 bei Patienten mit AVK verständlich sind [2]. Die völlig andere Art der Messungen in unseren Untersuchungen steht auch keineswegs in Widerspruch zu negativen filtrometrischen Befunden von Ernst und Matrai [8], die keine Verbesserung der Filtrabilität von Erythrocyten unter In-vitro-Zugabe eines Ginkgo-biloba-Extraktes gefunden haben. Die verwendete Methode der Filtrometrie setzt Schubspannungen ein, die um mindestens zwei Größenordnungen höher sind (50–100 Pa) als die in unseren Systemen wirkenden; mit filtrometrischen Verfahren werden daher nur gröbere Veränderungen erfaßt. Auch die vielen anderen filtrometrischen Untersuchungen, mit deren Hilfe in der Vergangenheit Untersuchungen über angeblich rheologisch wirksame oder rheologisch unwirksame Substanzen vorgenommen wurden, lassen sich deswegen nicht mit unseren hier vorgelegten Befunden vergleichen.

Es würde den Rahmen dieser Abhandlung sprengen, wollte man alle relevanten Überlegungen, die zur Deutung der in unseren Experimenten sichtbar werdenden Wirkweise von Ginkgo biloba beitragen, im einzelnen diskutieren. Entscheidend ist vielleicht die Beobachtung, daß nach parenteraler, aber vor allem auch nach enteraler Gabe von Rökan nahezu deckungsgleiche Reaktionen gefunden werden (s. hierzu Beitrag Artmann [1]). Dies spricht zumindest dafür, daß erstens die Substanzen enteral resorbiert, und daß sie zweitens höchstwahrscheinlich in die Lipidphase der Zellen inkorporiert bzw. sehr dicht an sie angelagert werden.

In dieser Hinsicht besteht möglicherweise eine Beziehung zu den bekannten pharmakodynamischen Effekten des Ginkgo-biloba-Extraktes als Antagonist des sog. „PAF-Effektes" an Thrombozyten, Granulozyten, Mastzellen und glatten Muskelzellen. Der aus den Membranen von Granulozyten freisetzbare Wirkstoff (1-0-Alkyl-2-acetyl-sn-glycero-3-phosphatydil-cholin), ein wegen seiner starken plättchenaggregierenden Wirkung als Thrombozytenwirkstoff bezeichnet, wird bekanntlich durch Rökan in seiner Wirkung stark gehemmt [4]. Der Wirkmechanismus für diese pharmakologisch gut studierte Reaktion ist ebenfalls nicht bekannt, kann jedoch durchaus im Sinne einer an der Lipidphase von Membranen angreifenden Wirkung gedeutet werden. Von einer solchen, aus der Löslichkeit der ampholytischen Flavonoide und Terpenoide [7] herzuleitenden Aktion muß diejenige unterschieden werden, die von den in der wäßrigen Phase des Plasmas gelösten Wirkstoffen oder Wirkstoffkombinationen ausgeht. Zu letzterem müssen die Radikal-Scavenger-Eigenschaften des Gesamtextrakts gerechnet werden; diese Tatsache läßt sich aus andernorts beschriebenen Befunden herleiten, die ebenfalls an Erythrocyten unter der photometrischen Monolayer-Methode nach Artmann [1] erhoben wurden, in denen die Erythrocyten aber lediglich als ein sehr einfach zu handhabender Bioassay für eine pharmakodynamische Wirkung eines antioxydativen Prinzips verwendet werden (s. Beitrag Schmid-Schönbein).

Somit muß abschließend festgehalten werden, daß die biologische Relevanz der hier beschriebenen Effekte derzeit völlig unklar bleibt. Bedeutsam ist aus unserer Sicht allerdings in rheologischer Hinsicht die deutlich gesteigerte Compliance und Fluidität der Membran, besonders wenn diese vorab eingeschränkt wurde, wie z. B. bei der Exposition von Erythrocyten mit einem hinsichtlich pH und Osmolarität abnormen Puffer. In diesem Puffer, der die biochemischen Folgen einer Arbeit unter Ischämiebedingungen simuliert, finden wir die deutlichsten Effekte. Nachdem wir jetzt zeigen können, daß intravenös bzw. parenteral verabreichter Ginkgo-biloba-Extrakt (EGb 761) membran-rheologische Effekte auslöst, erhöht sich damit die Wahrscheinlichkeit, daß bei der Indikationsstellung „Claudicatio intermittens" oder bei anderen klinischen Symptomen, bei denen mit einem Perfusionsdefizit gerechnet werden muß, von den in die Zellmembranen inkorporierten Ginkgo spezifischen Komponenten eine kreislaufstabilisierende und die Mikrozirkulation restituierende Wirkung ausgehen könnte.

Literatur

1. Artmann, G. (1988)
   Monolayer-Photometrie zur Quantifizierung der Form und induzierter Formänderungen menschlicher Erythrocyten.
   Dissertationsschrift. Nat. Math. Fakultät der RWTH Aachen
2. Bauer, U. (1984)
   6-monatige randomisierte Doppelblind-Studie zur Wirkung von Extraktum Ginkgo biloba im Vergleich zu Placebo bei Patienten mit peripheren chronischen arteriellen Verschlußkrankheiten.
   Arzneimittel-Forschung 34: 716–720
3. Bessis, M., Mohandas, N. (1980)
   Automated ectacytometry: a new device for measuring red cell deformability and red cell indices.
   Blood Cells 6: 315–327

4. Braquet, P., Touqui, L., Shen, T. Y., Vargraftig, B. B. (1987)
Perspectives in Platelet Activating Factor Research.
Pharmacol. Rev. 39: 98–145

5. DeHoff, R. T. (1968)
The quantitative estimation of means surface curvature.
Trans.Met. Soc. AIME 239: 610–616

6. Deuticke, B., Grebe, R., Haest, C. S. M. (1990)
Action of Drugs on the Erythrocyte Membrane.
In: Harris, J. R. (ed.) Blood Cell Biochemistry, Vol. 1. Plenum Press, New York, pp. 475–529

7. Dubost, J. P., Colleter, J. C., Braquet, P., Langlois, M. H., Audry, E., Dallet, P. (1989)
Lipophilicity in PAF-Antagonist Series: comparison of ginkgolides with other chemicals frameworks. In: Braquet, P. (ed.).
Ginkgolides: Chemistry, Biology, Pharmacology and Clinical Perspectives, Vol. 2. Prous Sci. Publ., Barcelona

8. Ernst, E., Matrai, M. (1986)
Hämorheologische In-vitro-Effekte von Ginkgo-biloba-Extrakten.
Herz/Kreislauf 18: 358–359

9. Evans, E., Skalak, R. (1983)
Mechanics and thermodynamics of biomembranes: CRC-Crit. Rev. Bioengin. 3: 181–418

10. Fischer, T. M. (1980)
On the energy dissipation in a tank-treading human red blood cell.
Biophys. J. 32: 863–868

11. Fischer, T. M., Schmid-Schönbein (1977)
Tank tread motion of red cell membranes in viscometric flow: behaviour of intracellular and extracellular markers.
Blood Cells 3: 351–365

12. Fujii, T. (1981)
Role of membrane lipids and proteins in discocyte-echinocyte and stomatocyte transformation of erythrocytes.
Acta Biol. Med. 40: 361–367

13. Grebe, R., Schmid-Schönbein, H. (1988)
Tangent Counting for objective assessment of erythrocyte shape changes.
Biorheology 22: 455–469

14. Hochmuth, R. M., Waugh, R. E. (1987)
Erythrocyte membrane elasticity and viscosity.
Ann. Rev. Physiol. 49: 209–219

15. Schmid-Schönbein, H. (1988)
Fluid-Dynamics and Hemorheology in Vivo.
In: Lowe, G. D. O. (ed.). Clinical Blood Rheology, Vol. I. CRC-Press, Boca Raton FL, pp. 129–219

16. Schmid-Schönbein, H.
What is red cell deformability.
Scand. J. Clin. Lab. Invest. 41:

17. Schmid-Schönbein, H., Teitel, P. (1987)
In vitro assessment of „covertly abnormal" blood rheology; critical appraisal of presently available microrheological methodology.
Clin. Hemorheol. 7: 203–238

18. Schmid-Schönbein, H., Gaehtgens, P., Fischer, T. M., Stöhr-Liesen, M. (1984)
Biology of red cells: non-nucleated erythrocytes as fluid drop-like cell fragments.
Int. J. Microcirc. Clin. Exp. 3: 161–196

19. Sheetz, M. P., Singer, S. J. (1974)
Biological membranes as bilayer couples. A molecular mechanism of drug erythrocyte interactions.
Proc. Natl. Acad. Sci. (USA) 71: 4457–4461

Pilotstudie über membranpharmakologische Wirkungen von Ginkgo-biloba-Extrakt: Parameter-Exploration in vitro und Reduplikation der Effekte nach enteraler und parenteraler Zugabe von Rökan

ARTMANN G., DEGENHARDT R., WOLFF H., GREBE R., SCHMID-SCHÖNBEIN H.

Zusammenfassung

Die weitverbreitete Vorstellung, daß Perfusionsstörungen der Mikrozirkulation bei chronisch degenerativen Erkrankungen auf Beeinträchtigungen der normalen Fließfähigkeit der roten Blutkörperchen beruhen, ist bisher weitgehend ungesichert, da eine direkte Beweisführung für die genannte Hypothese derzeit nicht möglich ist. Durch neuartige, hochempfindliche Methoden lassen sich jedoch wichtige Teilaspekte dieser Hypothese einer experimentellen Testung unterziehen: Die im Vordergrund des Fließverhaltens von Erythrocyten stehende Membran derselben kann hinsichtlich ihrer Spontankrümmung (welche sich in der Ruheform widerspiegelt) und hinsichtlich ihres viskoelastischen Verhaltens überprüft werden.

Durch die präzise Erfassung von reinen In-vitro-Effekten lassen sich mikrorheologische Meßparameter an Erythrocyten für putativ rheologisch wirkende Substanzen aufstellen, die dann in Ex-vivo-Studien nach parenteraler und enteraler Applikation der Substanz „ex vivo" überprüft werden können. Diese Strategie ergab mit Ginkgo-biloba-Extrakt (EGb 761) die folgenden Ergebnisse. Bei den In-vitro-Versuchen produzierte die Zugabe von Ginkgo-biloba-Extrakt 761 (3,3 bis 330 μg/ml) eine Änderung der Membrankrümmung („Echinocyten-Bildung"), die – abweichend von bisher bekannten echinocytogenen Reaktionen der Erythrocyten – mit einer Reduktion der Membransteifigkeit und einer Erhöhung der Membranfluidität assoziiert war. Reduzierte Membransteifigkeit zeigte sich bei einer parenteralen Zufuhr der Extrakte an freiwilligen Versuchspersonen, ferner bei der oralen Verabreichung von 5 x 40 mg Rökan (EGb 761) in Tablettenform bei 7 gesunden freiwilligen Versuchspersonen und AVK-Patienten, die bisher nicht Ginkgo-biloba-Extrakt zu sich genommen hatten.

Schlüsselwörter: chronische Mikrozirkulationsstörungen, Erythrocyten, Membransteifigkeit, Membranfluidität, Rökan.

Einleitung

Im letzten Jahrzehnt wurde auf breiter Front die pathophysiologische Hypothese untersucht, daß bei chronisch degenerativen Gefäßerkrankungen Störungen der Mikrozirkulation zu funktionellen Ausfällen der Parenchymzellen führten und damit Ursache der eingeschränkten Leistungsfähigkeit der betroffenen Patienten sei. Diese komplexe pathophysiologische Theorie kann bisher noch nicht geschlossen experimentell untersucht werden, ein Einzelaspekt – eingeschränkte Fluidität der Erythrocyten als Ursache der gestörten Mikrozirkulation – ist in vielen Hunderten von Arbeiten untersucht worden, jedoch konnten keine schlüssigen Beweise erbracht werden (s. Übersichten bei Lowe et al. [7] und Ernst et al. [4]). Aus rein methodischen Gründen muß jedoch angemerkt werden, daß bisher viel zu grobe mikrorheologische Meßverfahren zur Überprüfung dieser pathophysiologischen Hypothese eingesetzt wurden, da in den üblichen Filtrationsverfahren wesentlich höhere Schubspannungen wirksam sind, als dies in der normalen, geschweige denn in der gestörten Mikrozirkulation zu erwarten ist. Weder die Befunde, die für, noch diejenigen, die gegen eine Beteiligung rigidifizierter Erythrocyten an Mikrozirkulationsstörungen sprechen, können daher akzeptiert werden; damit ist auch offen, inwiefern durch Pharmaka die rheologischen Eigenschaften von Erythrocyten wirklich bedeutsam (d. h. hämodynamisch und rheologisch relevant) verändert werden (s. hierzu einen Übersichtsartikel aus unserer Arbeitsgruppe Deuticke, Haest, Grebe, [3]).

Im Bemühen, endlich Erythrocyten unter den dynamischen und biochemischen Randbedingungen untersuchen zu können, denen sie in einer chronisch minderperfundierten Mikrozirkulation ausgesetzt sind, haben wir in den letzten Jahren in unseren Laboratorien hochempfindliche Testverfahren entwickelt, die wir zur systematischen Überprüfung von Pharmaka aller Art hinsichtlich ihrer Wirksamkeit auf das System Erythrocyten-Fließfähigkeit einsetzen. Ihr entscheidender Vorzug gegenüber den bisherigen Filtrationsmethoden liegt darin, daß nicht mehr – wie in allen Filtrationstests – ein die Endstrombahn nur unzureichend modellierendes System von Mikroporen eingesetzt wird, sondern daß die Zellen hinsichtlich ihrer Form ohne Einwirkung äußerer Kräfte und hinsichtlich ihrer Verformbarkeit bei Einwirkung sehr kleiner Kräfte in Tests hoher Empfindlichkeit getestet werden können.

Wir berichten nachfolgend über die Sequenz von reinen In-vitro-Versuchen zur Exploration möglicher Effekte des Ginkgo-biloba-Extrakts (Rökan) auf die Erythrocytenmembran und stellen eine Strategie dar, mit der auch sehr diskrete mikrorheologische Effekte von Wirkstoffen an Erythrocyten nachgewiesen werden können, wenn die geprüfte Substanz in vitro dem Blut oder den Blutelementen zugegeben wird. Hat man so die geeigneten Parameter exploriert, auf die eine Substanz rheologisch wirkt, kann man diese nach enteraler oder parenteraler Zugabe des genannten Ginkgo-Extrakts bei gesunden und bei AVK-Patienten prüfen und so jene membranmechanischen Änderungen wiedererkennen, die bei den reinen In-vitro-Versuchen als Effekt der Substanz identifiziert worden waren. Da die Formparameter und die viskoelastischen Parameter an den Erythrocytenmembranen mit Hilfe eines vollständig unterschiedlichen methodischen Vorgehens gemessen wurden, gewinnen die erhobenen Befunde bei der Ex-vivo-Testung zusätzliches Gewicht: Sie sprechen für eine globale Wirkung im Sinne erhöhter „Beweglichkeit" von Membrankomponenten nach oraler Rökan-Therapie.

Materialien und Methoden

Parameter-Exploration

In-vitro-Untersuchung

Bei den Vorversuchen unter Zugabe des Ginkgo-biloba-Extrakts in Dosen zwischen 3,3 und 330 μg/ml wurden frische Erythrocyten von normalen Versuchspersonen und von Patienten mit arterieller Verschlußkrankheit dreimal in isotonisch gepufferten Elektrolytlösungen gewaschen und für die Erfassung der Ruheform und der viskoelastischen Eigenschaften (s. unten) in die entsprechenden Meßkammern gebracht, in denen sie entweder frei suspendiert (direkte Formanalyse, s. Beitrag Grebe et al.) oder auf den Boden einer Strömungskammer sedimentiert wurden. Für Untersuchungen der Ruheform wurde den Zellen vorab Ginkgo-biloba-Extrakt in den genannten Konzentrationen zugefügt. Diese Untersuchungen wurden bei einem pH von 7,4 und einer Osmolarität von 290 mOsmol/kg durchgeführt.

Ex-vivo-Untersuchung

Parenterale Zugabe

Bei der Ex-vivo-Verifikation der in vitro gefundenen Membranalterationen wurden zunächst 4 Probanden (durchweg Autoren dieses Beitrages, G. A., P. M., R. G. und H. S. S.) 200 mg EGb 761 intravenös verabreicht; 2 dieser Probanden hatten zuvor zu keiner Zeit Ginkgo-biloba-Extrakt zu sich genommen, 2 Probanden dagegen hatten bis 4 Wochen vor Testbeginn regelmäßig das Präparat Rökan (Handelsform von EGb 761) oral eingenommen.

Orale Zugabe

In einer weiteren Studie wurden einem größeren Kollektiv von 7 gesunden freiwilligen Spendern 10 Tage lang täglich 200 mg Rökan in Tablettenform verabreicht. Bei oraler und bei parenteraler Applikation wurden die Viskoelastizitäts-Tests an Erythrocyten in der Strömungskammer bei Superperfusion mit dem jeweils homologen Plasma durchgeführt.

Analoge Untersuchungen an einem größeren Kollektiv von AVK-Patienten laufen derzeit; das Blut dieser Patienten, vor der ersten Medikation mit Rökan (4 x 50 mg/die) und in Abständen zwischen 4 und 20 Wochen nach Beginn der Dauertherapie venös entnommen, wurde ebenfalls der Analyse unterzogen.

Bei diesen Untersuchungen wird das mit Heparin (10 I.E./ml) antikoagulierte Plasma zunächst von den Erythrocyten abzentrifugiert; die Erythrocyten werden dreimal in einer isotonischen, gepufferten Elektrolytlösung gewaschen und in die Meßkammer gebracht. Die in der eiweißfreien Elektrolytlösung suspendierten Erythrocyten sedimentieren auf die transparente Bodenplatte, haften dort an und können anschließend wieder mit ihrem autologen Plasma superfundiert werden. Somit gelingt es, die Ruheform und die dynamischen Deformationen von Erythrocyten erstmals im natürlichen plasmatischen Milieu derselben zu untersuchen. Auch kann durch Austausch von Zellen und Plasma, welche jeweils vor und nach enteraler oder oraler Gabe von Rökan gewonnen wurden, der Austausch zwischen diesen Kompartimenten studiert werden.

Photometrische Monolayer-Technik

Die verwendete Methode bezeichnen wir als die photometrische Monolayer-Technik (G. Artmann [1]). In ihr wird der Effekt einer chemisch oder mechanisch induzierten Formänderung auf die Lichtstreuung von Erythrocyten als Basis eines Meßverfahrens herangezogen.

Mit diesem Verfahren können indirekt, aber hochempfindlich, die folgenden Parameter erfaßt werden:

Statische Formänderung:

● Formänderung, induziert durch sukzessiv zunehmende Strömungskräfte (Schubspannung im Bereich von 0,2–2,5 Pa).

● Formänderung, induziert durch krümmungsändernde Substanzen nach Superfusion der Zellen mit die Substanzen enthaltender physiologischer Lösung in Abwesenheit von Strömungskräften (Ruheform-Messung).

Dynamische Formänderungen:

● Plötzliche Entlastung (Relaxation).

Bei diesem Verfahren wird eine induzierte Strömung plötzlich (innerhalb weniger als 5 ms) unterbrochen, und der Vorgang der Relaxation der Zellen aus einer elongierten in eine discoide Form als Änderung eines photometrischen Signals (Rückstellung zum Ruhewert) rechnergestützt ausgewertet.

● Zeitabhängige Formänderung, induziert durch krümmungsändernde Substanzen, die aber ihre Wirkung auf die Zellform erst allmählich, d. h. mit zunehmender Einwirkdauer entfalten (Zeitverlauf der Ruheformänderung).

● Zeitabhängige Formänderung, induziert durch Reinkubation der zuvor in ihrer Krümmung durch chemische Substanzen (Pharmaka) modifizierten Zellen in Pufferlösung, welche die Substanz nicht mehr enthalten (Reversibilität der induzierten Ruheformänderung).

Die Messungen werden an sehr dichten Monolayern von Erythrocyten auf einem transparenten Substrat vorgenommen, die in einer Strömungskammer von Superfusionslösungen variabler Komposition und mit variablen Flußraten überspült werden. Wann immer die in der Strömung wirkenden Schubspannungen die Zellen ausrichten, tränenartig elongieren und abflachen, wird die Lichttransmission erhöht. Eventueller Abriß der Zellen kann durch die Kontrolle der Ruhetransmission (Transmissionswert bei Strömungsstillstand) erfaßt werden. Abriß tritt bei den eingesetzten Schubspannungen unter 5 Pa in aller Regel auch über mehrere Stunden nicht auf, was zu sehr stabilen Meßwerten führt.

Das photometrische Signal erlaubt im Prinzip die Erfassung eines Steifigkeitsparameters für die Erythrocytenmembran (d. h. der Änderung der Transmission als Funktion einer einwirkenden deformierenden Kraft im jeweiligen Gleichgewicht). Diese hat die Dimension einer Rückstellspannung (N/m^2 oder Pa).

Da es nicht möglich ist, einen numerischen Wert auf ein umschriebenes elastisches Prinzip (Biege- oder Schubsteifigkeit der Membran) zurückzuführen, erscheint es angemessen, von einer mechanischen „Compliance" („Nachgiebigkeit gegen verformende mechanische Kräfte") zu sprechen. Ein „Compliance-Parameter" errechnet sich aus der fraktionellen Elongation bzw. Transmissionsänderung (Länge/Länge bzw. Photospannung/Photospannung) und dem Kehrwert der einwirkenden Schubspannung (Pa) und hat daher die Dimension 1/Pa oder m^2/N. Bei hohen Schubspannungen (ab etwa 2 Pa) erfaßt dieser Compliance-Parameter, der für gesunde, unbehandelte Erythrocyten auf einen konstanten Minimalwert von praktisch 0 konvergiert, das Verhältnis von Oberfläche und Volumen der Zellen, d. h. diejenige Zellkonfiguration, bei der die verfügbare Membranfläche ($150\ \mu m^2$) gerade ausreicht, um das Volumen von $90\ \mu m^3$ aufzunehmen.

Das Verhältnis der Membranoberfläche zum Zellvolumen limitiert bekanntlich die Extension eines Diskocyten in eine tränenförmige Keule; also kann man sagen, daß die maximale Transmissionsänderung limitiert wird von der (extrem hohen) sog. „isotropen" Elastizität der Membran (Widerstand gegen bidirektionale Dehnung). Die sehr geringe Flächendehnbarkeit der Membran wird allgemein als eine Folge der Kompressionssteifigkeit der Lipid-Doppellage angesehen (s. hierzu Skalak und Evans, [5]).

Im vorliegenden Fall läßt sich aus dem Quotienten der gemessenen Relaxationshalbwertszeit (Dimension sec) und dem Compliance-Parameter (Dimension 1/Pa oder m²/N) ein Fluiditätsparameter (φ) nach der Gleichung:

$$\varphi = \frac{c}{t\,50\%} \qquad \left[\frac{m^2}{N.s}\right]$$

bestimmen.

Durch analoges Vorgehen wird der Zähigkeitsparameter = Relaxationszeit / Compliance-Parameter bestimmt, da $\eta = \dfrac{1}{\varphi} \left[\dfrac{N.s}{m^2}\right]$ ist.

Es liegt auf der Hand, daß sich hier allerdings a priori nicht die Membranzähigkeit von der cytoplasmatischen Zähigkeit trennen läßt. Jedoch kann man in erster Annäherung davon ausgehen, daß Änderungen der Relaxationszeit bei gleichem Compliance-Parameter im wesentlichen Änderungen der Membranviskosität der Erythrocyten reflektieren. Über die Veränderung der Osmolarität der Superfusionslösung kann man ferner das Erythrocytenvolumen, und damit die Konzentration und die Fluidität des cytosolisch gelösten Hämoglobins variieren. Da ferner, wenigstens im Prinzip, die mittlere zelluläre Hämoglobinkonzentration (als eine wesentlich die cytosolische Zähigkeit bestimmende Größe) gemessen werden kann, ist hier relativ hohe Sicherheit über den Einfluß der viskösen Elemente in der Membran auf den gemessenen Fluiditätsparameter gegeben.

Mit der gleichen photometrischen Technik können darüber hinaus chemisch induzierte Formänderungen ruhender adhärenter Erythrocyten erfaßt und mit Absolutwerten des Kurvatur-Excess nach der Tangenten-Zähl-Methode (s. Beitrag Grebe et al.) korreliert werden. Somit läßt sich die Technik auch für Dosis-Wirkungs-Untersuchungen für stomatocytogene und echinocytogene Substanzen heranziehen, die der Superfusionslösung zugegeben werden.

Für die vorliegenden Untersuchungen wurde erstmals Plasma (vor und nach Injektion der Prüfsubstanz entnommen) zur Superfusion verwendet. Dies entspricht einer äußerst wichtigen und mit keiner anderen In-vitro-Meßtechnik durchführbaren Adaptation des zunächst als In-vitro-Technik konzipierten Verfahrens an Exvivo-Verhältnisse. Wegen der geringeren Differenz der optischen Dichte von Plasma und Erythrocyten mußte die Empfindlichkeit der photometrischen Messungen durch besondere Maßnahmen, die hier nicht näher erläutert werden, im mechanischen und optischen Bereich erhöht werden.

Prozedurale Schritte bei der Parameter-Exploration

Zur Verifikation der putativen membranabhängigen mikrorheologischen Effekte von – nach üblicher Klassifikation vasoaktiv – wirkenden Substanzen, führen wir die folgende Reihe von Pilot-Tests durch, mit denen wir bei reiner In-vitro-Applikation diejenigen Meßparameter aus unserem Instrumentarium eruierten, die durch das untersuchte Präparat (hier der Ginkgo-biloba-Extrakt) verändert werden:

● Dosisabhängige Bestimmung der Ruheform und des viskoelastischen Verhaltens normaler Erythrocyten (beide Tests unter Bedingungen isotoner und isohydrischer Suspension (Formbestimmung) und Superfusion (Viskoelastometrie der Membran) frischer roter Blutzellen (s. hierzu Beitrag Grebe et al.).

● Ferner wird das viskoelastische Verhalten unter Bedingungen metabolischer Belastung erfaßt, die durch eine Superfusion mit einer hypertonen und lactatacidotischen Pufferlösung ausgelöst wird. Die „Stress-Lösung" ist mit einer Osmolarität von 380 mOsmol/l und einem pH von 6,8 so gewählt, daß nach einer 30minütigen Inkubation das Volumen und die äußere Form der Erythrocyten denjenigen von Kontrollerythrocyten unter isohydrischen und isotonischen Bedingungen vollständig entspricht.

● Sind die für eine Substanz (oder Substanzgruppe bzw. Pflanzenextrakt) typischen rheologischen Effekte definiert, werden nach parenteraler und dann oraler Applikation die Tests wiederholt. Dazu werden die Erythrocyten und das Plasma vor und nach Applikation des Wirkstoffes gewonnen und getrennt, und entweder gemeinsam (z. B. Zellen und Plasma vor, Zellen und Plasma nach Gabe) oder getrennt untersucht (also z. B. Zellen vor, Plasma nach Gabe). Im vorliegenden Fall ließ sich schon durch die einfache Elastometrie von Zellen und dem jeweils zugehörigen Plasma eine biologische Wirkung von parenteral und enteral eingenommenem Ginkgo-biloba-Extrakt (Rökan) nachweisen. Weitere Tests unter „Streßbedingungen" laufen derzeit.

Ergebnisse

Parameter-Exploration in vitro

Die Zugabe von Ginkgo-biloba-Extrakt (EGb 761) zu einem isotonischen und isohydrischen Suspensionsmedium in Dosen zwischen 3,3 und 330 μg/ml führt zu einer dosisabhängigen, sehr ausgeprägten Veränderung der Ruheform im Sinne einer Echinocytenbildung. Dieser Sachverhalt ist durch die Tatsache erkennbar, daß sich die Transmission des Erythrocytenmonolayers bei einer Schubspannung von 0 Pa (Schnitt der Kurven mit der Ordinate) dosisabhängig und stetig steigert (s. Abb. 3 in Grebe et al.).

Diese Veränderung in der Ruheform der Zellen ist assoziiert mit einer Abnahme der Zellsteifigkeit bei niedrigen Schubspannungen (dargestellt in Abb. 1, linker Teil der Abbildung, in der die Rohdaten in % der maximal möglichen Transmissionszunahme abgebildet sind), vor allem aber mit einer deutlichen Zunahme des errechneten Compliance-Parameters (Abb. 1, rechte Bildhälfte). Die Tatsache, daß bei hohen Schubspannungen sich die Transmissionskurven in dem hier gewählten weiten Konzentrationsbereich nicht ändern, zeigt, daß die asymptomatische

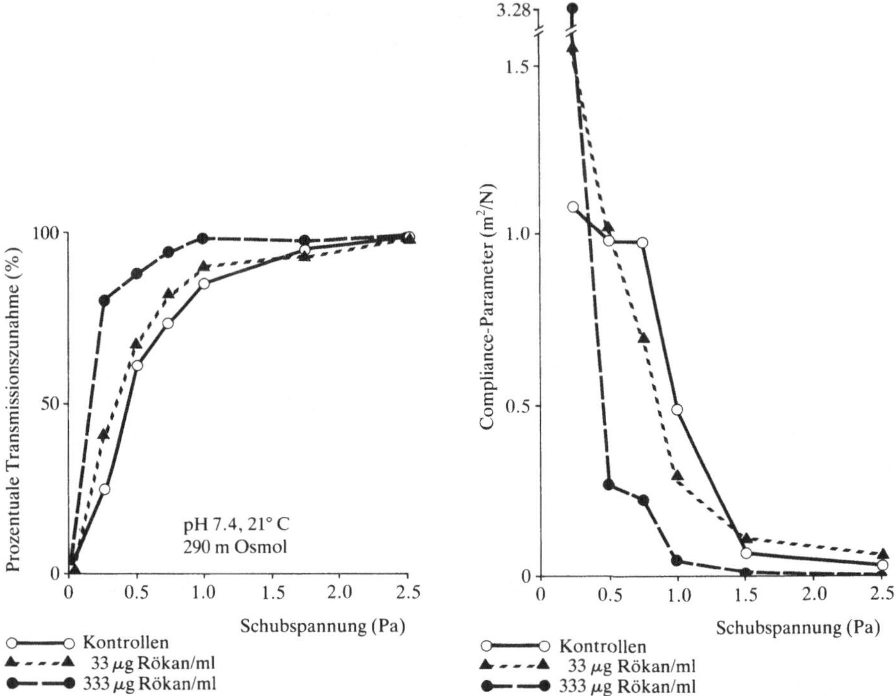

Abb. 1. Viskoelastometrie von Erythrocyten in der mikroskop-photometrischen Monolayer-Technik bei Zugabe von Rökan unter Normalbedingungen (pH 7,4; 290 mOsmol/l). Darstellung der prozentualen Transmissionszunahme als Funktion der einwirkenden Schubspannung bei Kontroll-Zellen *(offene Kreise)* und bei denselben Zellen nach Zugabe von 33 *(Dreiecke)* und 330 µg/ml Rökan *(geschlossene Kreise)*. Der errechnete Compliance-Parameter bei kleinen Schubspannungen steigt unter Ginkgo-biloba-Zugabe, die bei kleinen Kräften ausgeprägte Extension der Zellen (indirekt meßbar als prozentuale Transmissionszunahme) erklärt das Vorhandensein geringerer Compliance bei höheren Schubspannungen, da die mögliche Extension beim gegebenen Oberflächen/Volumen-Verhältnis der Erythrocyten stark begrenzt ist

Zellelongation (Deformation der Zellen in tränenartig elongierte Tropfen) nicht beeinträchtigt wurde. Dies spricht dafür, daß Ginkgo biloba auch in den hier gewählten Dosen weder das Zellvolumen noch die verfügbare Membranfläche beeinträchtigt, was auch dem subjektiven mikroskopischen Befund entspricht.

Unter den Bedingungen der metabolischen Belastung (pH 6,8, 400 mOsmol/l) zeigten sich bei Superfusion der Erythrocyten (nach 30 min Inkubation) die folgenden Effekte (s. Abb. 2):

Die Ruheform der Zellen vor Zugabe von EGb 761 war erwartungsgemäß unverändert, sowie auch das Oberfläche-Volumen-Verhältnis (gemessen an der asymptomatischen Zellelongation). Beide Befunde sind zu erwarten, denn die Komposition der „Stress"-Lösung war so gewählt worden, daß weder Membrankrümmung noch Zellvolumen verändert wurden.

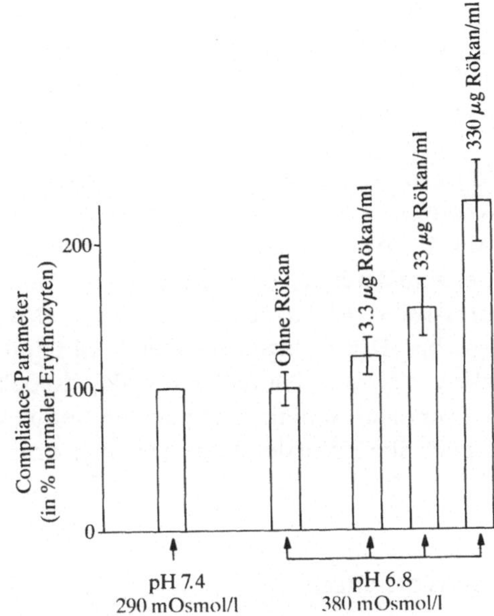

Abb. 2. Darstellung des Compliance-Parameters bei 0.5 Pa von Kontroll-Erythrocyten, von Erythrocyten unter metabolischer Belastung (pH 6.8, 400 mOsmol/l) und drei Konzentrationen von Rökan. Man beachte die weitgehend normale Compliance der einer metabolischen Belastung ausgesetzten Zellen, jedoch eine Zunahme derselben unter der gleichzeitigen Zugabe von Ginkgo biloba

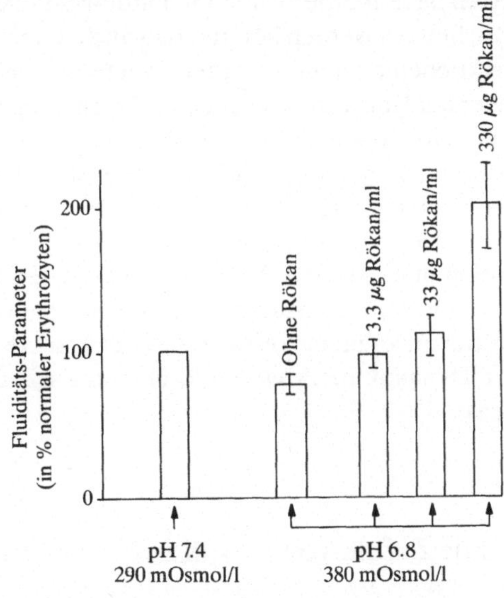

Abb. 3. Darstellung des Fluiditäts-Parameters (errechnet mit der Relaxationszeit und der Compliance bei 0.5 Pa) von Kontroll-Erythrocyten, von Erythrocyten unter metabolischer Belastung (pH 6,8; 400 mOsmol/l) und drei Konzentrationen von Rökan. Man beachte die deutliche Einschränkung des Fluiditätsparameters unter metabolischer Belastung, sowie Normalisierung schon bei geringen Rökan-Konzentrationen (3,3 und 33 µg/ml) und deutlich übernormale Werte unter 330 µg/l EGb 761

Auch die Zellsteifigkeit (hier gemessen als Compliance-Parameter) war gegenüber den isohydrischen und isotonischen Kontrollzellen unverändert, wohingegen die Fluidität (gemessen an einer verlängerten Relaxationszeit der Zellen) deutlich reduziert war.

Die Zugabe von Ginkgo biloba in allen hier untersuchten Dosisbereichen (ab 3,3 μg/ml) führte zu einer Zunahme der Compliance nicht allein im Vergleich zur Kontrolle unter Belastung, sondern sogar im Vergleich zur Normalkontrolle (Abb. 2). Noch deutlicher zeigt sich dies in den Fluiditätsparametern (Abb. 3). Hier wird der initial deutlich reduzierte Wert schon durch eine Dosis von 3,3 μg/ml normalisiert, durch die beiden höheren Dosen über den Normalwert unter physiologischen Bedingungen gesteigert. Mit anderen Worten: Es gelingt, mit der Zugabe von Ginkgo-biloba-Extrakt das viskoelastische Verhalten von Zellen, die primär verändert waren, nicht nur zum Normalwert zu kompensieren, sondern in den Bereich übernormaler Werte zu verbessern.

Ex-vivo-Daten

Parenterale Zugabe

Zunächst wurden viskoelastometrische Messungen an den gewaschenen Erythrocyten bei Superperfusion mit autologem Plasma durchgeführt. Obwohl nicht ausgeschlossen werden konnte, daß auch durch den Waschvorgang wirksame Extraktfraktionen eliminiert werden, zeigte sich bei beiden Probandenpaaren ein gegenüber der Norm abweichendes mikrorheologisches Verhalten: Zwei Probanden, die nie zuvor Rökan erhalten hatten, zeigten einen deutlichen Abfall des Steifigkeitsparameters bei 0,2 Pa auf im Mittel 66 % des Wertes vor Infusion. Dem entspricht die Beobachtung, daß der Kontrollwert bei den beiden vorbehandelten Probanden bereits 31 % niedriger lag als das statistische Mittel aller bisher in unseren Laboratorien untersuchten Probanden; bei diesen beiden Freiwilligen konnte durch die Infusion kein zusätzlicher Effekt erzielt werden. Die Relaxationszeiten bleiben im Mittel unverändert (hinsichtlich der Effekte einer Infusion von Ginkgo biloba auf die Dynamik der Membrankrümmung sei auf die Arbeit von Grebe et al. verwiesen).

Orale Zufuhr von Rökan an Normalprobanden

Bei den sieben im Rahmen der vorliegenden Pilotstudie untersuchten Probanden fand sich ohne Ausnahme eine deutliche Senkung des Steifigkeitsparameters bei 0,2 Pa auf im Mittel 72 % des jeweiligen Kontrollwertes, die Differenz ist mit $p < 0{,}05$ signifikant. Alle Daten sind in Abb. 4 dargestellt. Wieder blieb die Relaxa-

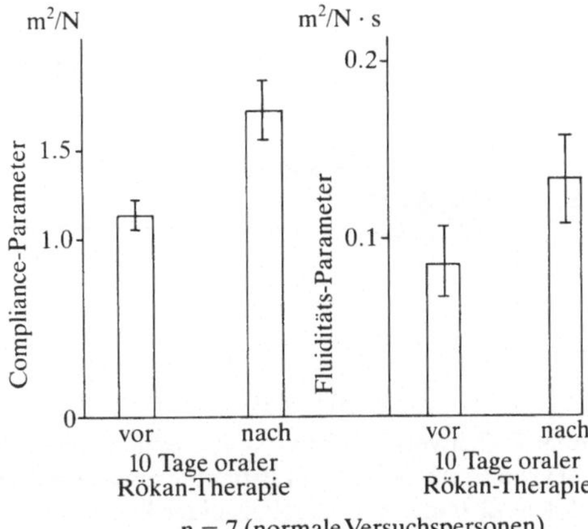

Abb. 4. Effekte oraler Rökan-Therapie (4 x 50 mg für drei Wochen) auf die viskoelastischen Parameter von Erythrocyten normaler Versuchspersonen (n = 7). *Links:* Vergleich des Compliance-Parameters bei 0.5 Pa (Mittelwert, Standard-Abweichung und Verlauf der Einzelwerte). *Rechts:* Fluiditäts-Parameter. Man beachte die deutliche Zunahme des Compliance-Parameters in jedem Einzelfall

tionszeit im Mittel unbeeinflußt, woraus sich auch eine Steigerung des Fluiditäts-parameters errechnet. Die Analyse im autologen Plasma läßt keine quantitative Bestimmung des Oberflächen-Volumen-Verhältnisses und der Zellruheform zu; es ergaben sich jedoch bei mikroskopischer Inspektion keine Hinweise für eine dementsprechende Veränderung an den Erythrocyten nach Behandlung. Als Nebenbefund ergaben sich während der Behandlung geringfügige Senkungen von Plasmaviskosität und Erythrocytenaggregation, die jedoch in ihrem Ausmaß als unerheblich betrachtet werden müssen.

Orale Rökan-Gabe bei Patienten mit arterieller Verschlußkrankheit

In einer weiteren, derzeit laufenden Pilotstudie an Patienten mit arterieller Verschlußkrankheit fanden wir im Prinzip analoge Veränderungen, wenn über einen längeren Beobachtungszeitraum die gewählte Dosis (4x 50 mg) genommen wurde. Hier sei nur erwähnt, daß der Effekt sowohl bei Patienten auftrat, die primär normale mikrorheologische Parameter ihrer Erythrocyten aufwiesen, als auch an solchen mit primär versteiften Zellen.

Abb. 5 zeigt einen Überblick über den Trend der mikrorheologischen Effekte, der sich bei Langzeitapplikation von Rökan herausstellte: Unabhängig davon, ob bei Patienten eine primäre Versteifung vorlag oder nicht (jeweils etwa die Hälfte der bisher untersuchten Gruppe) kommt es im Verlauf von 5–15 Wochen zu einer allmählichen Zunahme des Compliance-Parameters. Die Relaxationszeiten sind vom Trend her nicht signifikant verändert, so daß sich bei gesteigerter Compliance

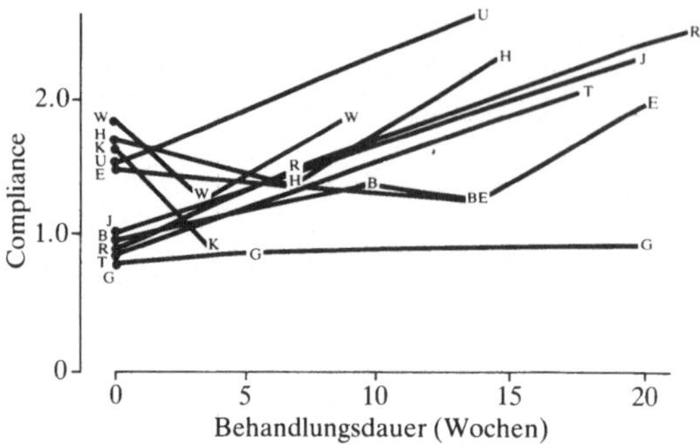

Abb. 5. Zeitverlauf der viskoelastischen Eigenschaften (photometrischer Compliance-Parameter) von Erythrocyten von Patienten mit arterieller Verschlußkrankheit unter Dauer-Therapie mit Rökan (200 mg/die). Ergebnis einer Pilotstudie. Man beachte die zwei Gruppen von Daten vor der Behandlung: AVK-Patienten mit normal hoher Compliance und solche mit eingeschränkter Compliance. Die initiale Reaktion (während der ersten Wochen der Rökan-Therapie) ist uneinheitlich: Bei längerer Beobachtung findet sich bei allen untersuchten Patienten mit einer Ausnahme eine kontinuierliche Steigerung der Compliance

auch eine erhöhte Zell- bzw. Membranfluidität errechnet. Nähere Einzelheiten werden andernorts berichtet.

Diskussion

Die genetisch bedingte Sichelzellanämie, eine Erkrankung, die die Fluidität der Erythrocyten völlig aufhebt, ist mit schweren Mikrozirkulationsstörungen in allen Organen assoziiert. Dieses Experiment der Natur hat verständlicherweise die Vorstellung verstärkt, daß auch bei anderen Krankheiten die Rigidifizierung von Erythrocyten Kreislaufstörungen auslöst.

Allerdings begegnet die Medizin und Pharmakologie der Möglichkeit, daß 1. auch außerhalb des Feldes der hämolytischen Anämien „Versteifungen" der Erythrocyten auftreten und daß 2. diese Veränderungen im mikrorheologischen Verhalten eine behandlungsbedürftige und behandelbare Abnormität darstellen, immer noch mit Reserve. Dies liegt sicher zum Teil an den zugrundeliegenden konzeptionellen und methodischen Schwierigkeiten, und vor allem an der Notwendigkeit, aus den bisher nur unvollständig an die In-vivo-Situation anpaßbaren In-vitro-Experimenten auf das Verhalten der Erythrocyten in einer gestörten Mikrozirkulation zu schließen.

Auf dem langen Weg zur Überwindung der genannten Schwierigkeiten ist nun doch ein eindeutiger Fortschritt erzielt worden: Die beiden in den vorliegenden Studien eingesetzten Methoden machen nicht nur erstmals objektive, präzise und reliable Messungen mikrorheologischer Determinanten an Erythrocyten möglich, sondern man kann sie zum ersten Mal unter fluid-dynamischen Bedingungen durchführen, die denen der gestörten Mikrozirkulation entsprechen [8]. Darüber hinaus konnte mit ihrer Hilfe eine tragfähige pharmako-rheologische Strategie für Erythrocyten (sequentieller Einsatz von Parameterexploration in vitro und Parameter-Testung ex vivo nach Applikation putativ rheologisch wirksamer Substanzen) eingesetzt werden, die ein hohes Maß an Sicherheit dafür liefert, daß wirklich umschriebene Determinanten der Erythrocytenfließfähigkeit durch ein Arzneimittel verändert werden. Diese Effekte lassen sich sogar bei Pflanzenextrakten objektivieren, die sich aus einer Vielzahl von Wirkstoffen zusammensetzen, bei denen aus bekannten Gründen viele pharmakokinetische und pharmakodynamische Einzelfragen nicht bestimmt werden können. Die vorliegenden Daten sowie diejenigen in der begleitenden Arbeit von Grebe et al. belegen die Tragfähigkeit dieser Forschungsstrategie: Wir können sicher nachweisen, daß von dem Gesamtextrakt bei oraler Gabe eine Wirkung auf die Erythrocytenmembran ausgeht, und daß die für die Funktion dieser Zelle entscheidenden mikromechanischen Determinanten der Zell-Compliance und der scheinbaren Zellfluidität gesteigert sind.

Die in dieser Mitteilung vorgestellten Befunde hinsichtlich der In-vivo-Wirkung von Rökan auf die Erythrocyten bei Untersuchung derselben im nativen Plasma können sogar auf Patienten mit arterieller Verschlußkrankheit erweitert werden. Wie nicht anders zu erwarten, findet sich bei Patienten mit arterieller Verschlußkrankheit ein erheblich breiteres Spektrum an rheologischen Veränderungen: Neben solchen AVK-Patienten, die eine weitgehend normale Rheologie ihrer Erythrocyten aufweisen, finden sich solche, die primär versteifte Erythrocyten besitzen (was sich in einer Abnahme der Compliance-Parameter und/oder in einer Veränderung des Fluiditätsparameters widerspiegelt).

Im Schnitt findet sich allerdings bei der bisher von uns untersuchten Patientenpopulation eine deutliche Zunahme der Erythrocyten-Compliance (s. Abb. 5), die bemerkenswerterweise über viele Wochen laufend zunimmt. Dieser Effekt ist bei allen Patienten – unabhängig vom Ausgangsbefund – zu beobachten.

Demnach zeigt sich in den derzeit laufenden Rökan-Versuchen nach mehrwöchiger oraler Therapie sowohl bei den Patienten, die primär stark versteifte Erythrocyten aufwiesen, als auch bei denjenigen, deren Erythrocyten primär normal waren, eine deutliche Zunahme des Compliance-Parameters. Die Multikausalität sowohl der zugrundeliegenden biochemischen Ursachen als auch der aus der Verschlußsituation hergeleiteten Folgen macht eine starke Streuung der Daten bei Verwendung hochauflösender Methoden verständlich: Die Tatsache allerdings, daß wie bei gesunden Probanden in beiden Patientengruppen (mit bzw. ohne primäre Erythrocyten-Versteifung) bei oraler Gabe von Ginkgo-Extrakt deutliche rheologische Effekte auftreten, ist ein bemerkenswerter Befund. Es könnte z. B. durchaus sein, daß Ginkgo biloba schon in die Vorläuferzellen der zirkulierenden Erythrocyten, nämlich die Erythroblasten im Knochenmark, inkorporiert wird und auf diese Weise während der langen Beobachtungszeit allmählich immer mehr modifizierte Erythrocyten im peripheren Blut vorhanden sind.

Es ist noch viel Arbeit zu leisten, ehe aus diesen Befunden eine gesicherte Vorstellung über die pharmakologische Wirkung von Rökan abgelesen werden kann. Der eingeschlagene Weg (reine In-vitro-Prüfung, Ex-vivo-Prüfung), in den noch Tierexperimente eingeschlossen werden müssen, hat jedoch bei der Analyse physikalisch-rheologischer Therapieansätze zu deren besserem Verständnis geführt.

Bei der Erforschung von rheologisch wirksamen Phytopharmaka stützt sich unser Vorgehen weitgehend auf eine vor allem in den Händen von Seeman bewährte pharmakologische Strategie [9]: Dieser Autor hatte ebenfalls in umfangreichen Untersuchungen über Form und Membraneigenschaften von humanen Erythrocyten wichtige Grundlagen zur Pharmakologie der Anästhetika (darüber hinaus auch Strategien zur Erfassung der Membranwirksamkeit von Tranquilizern) erarbeitet. Unsere gegenwärtigen Arbeiten über die Wirksamkeit des Ginkgo-biloba-Extrakts (EGb 761) stehen in engem Zusammenhang mit den Arbeiten von Braquet [2] über die biologische Wirksamkeit lipidärer Mediatoren (wie z. B. des plättchenaktivierenden Faktors – PAF-Acether) und dessen „Blockade" durch den standardisierten Ginkgo-Gesamtextrakt und die einzelnen Subfraktionen. Unsere Untersuchungen gehen u. a. insofern über die von Braquet hinaus, als damit die Brücke zwischen reiner In-vitro-Forschung und In-vivo-Befunden geschlagen werden konnte.

Das genaue Verständnis all der Vorgänge, die an der Erythrocytenmembran die beobachteten Reaktionen verursachen, setzt näheres Wissen über den gegenwärtigen Stand der Diskussion über das mikrorheologische Verhalten des fluiden, vierschichtigen Verbundwerkstoffes, der die Erythrocytenmembran bildet, voraus. Es würde indes den Rahmen dieses Berichts sprengen, wollte man die Diskussion über die derzeitigen – zum Teil auch noch kontroversen – Vorstellungen über die biochemischen und biophysikalischen Prozesse rekapitulieren (bzw. den Einfluß der physikochemischen „Eigenschaften" der Membrankomponenten auf die statischen und dynamischen Deformationsprozesse), die die Erythrocytenmembran auszeichnen (und deren Summe die kernlosen Erythrocyten von Säugern und Menschen mit einer so bemerkenswerten Fließfähigkeit ausstatten). Hier sei unter Hinweis auf einen kürzlich verfaßten Übersichtsartikel [3] aus unserer Gruppe nur darauf verwiesen, daß die Membran im Sinne der statistischen Mechanik als ein fluider Verbundwerkstoff betrachtet werden muß, dessen Fluidität und Compliance bei Scher- und Biegebewegungen von der Beweglichkeit der Lipide und Proteine abhängt. Unter „Beweglichkeit" versteht man die Möglichkeit jeglicher Art der permanenten oder reversiblen Dislokation der Komponenten einer der vier Schichten der Membran (Glykokalix und extrinsische extracelluläre Proteine, hochgeladen wegen des hohen Gehalts an Sialinsäure-Resten), äußeres und inneres Blatt des Phospholipid-Cholesterol-Bilayers und intrinsische Membranproteine, intracelluläre Proteine als Aggregate von (durch Phosphorylierung) hochgradig geladenen extrinsischen und intrinsischen Membranproteinen (s. Grebe und Zuckermann, [9]).

Will man für eine mit diesem Wissensgebiet weniger vertraute Leserschaft alle erhobenen Befunde zusammenfassen, so läßt sich sagen, daß ein oder mehrere Bestandteile des Ginkgo-biloba-Extrakts in die Erythrocytenmembran zumindest teilweise inkorporiert werden und die Beweglichkeit der Membrankomponenten erhöhen. Die In-vitro-Befunde bei hohen, in klinischer Hinsicht ganz irrelevanten Dosen (330 μg/ml Gesamtextrakt) brachten dabei einen in funktionell rheologischer Hinsicht ganz überraschenden Befund zutage: Starke Ausbildung von Echinocyten durch Ginkgo biloba ist nicht a priori mit einer Versteifung, sondern im Gegenteil mit einer gewissen „Plastifizierung" der Membran und damit gesteigerter Verformbarkeit bei sehr kleinen Schubkräften vergesellschaftet, und zwar sowohl was den viskösen, als auch was den elastischen Widerstand gegen äußere Kräfte betrifft. Dieser Effekt ist schon sehr ausgeprägt unter physiologischen pH- und Osmolaritäts-Bedingungen nachweisbar, aber noch stärker unter den hier gewählten Bedingungen einer induzierten metabolischen Belastung mit Hyperosmolarität und Acidose.

Entscheidend ist dabei vor allem, daß die In-vitro-Befunde, die in dem weiten Konzentrationsbereich von 3,3 bis 333 μg/ml erhoben wurden, sich mit beiden hier eingesetzten Methoden erstmals auch bei Ex-vivo-Versuchen, sowohl bei gesunden Probanden als auch bei AVK-Patienten, bestätigen ließen. Wie die hier vorgestellten viskoelastometrischen Befunde zeigen, führt die parenterale wie die enterale Zufuhr von Rökan zu genau den gleichen Veränderungen, wie sie bei bloßer In-vitro-Zugabe gefunden wurden. Um diesen Befund erheben zu können, mußte die Monolayer-Viskoelastometrie für die Verwendung des autologen Plasmas erweitert werden. Damit läßt sich erstmals eine membranologische Wirksamkeit von oral verabreichtem Ginkgo-biloba-Extrakt an menschlichen Erythrocyten sichern.

Es muß bis zum Beweis des Gegenteils davon ausgegangen werden, daß der jetzt an dem einfachen System der Humanerythrocyten gefundene Effekt nicht auf die Membran dieser Zellsorte beschränkt bleiben dürfte: Inwiefern Beziehungen der hier beobachteten Effekte zu dem bekannten Mechanismus eines PAF-Antagonismus bestehen, muß noch geklärt werden. Inwieweit sich nach diesen Befunden, die mikrorheologische als Ergänzung zu biochemischen Methoden zur Erforschung der Wirkung von Phytopharmaka einsetzen läßt, und ob sie neue Ansätze für die Erforschung der biologischen Wirkung dieser Substanzgruppe bietet, muß die Zukunft zeigen. Ob ein Effekt in der Lipidschicht besteht (wofür die amphophile Natur der Ginkgolide und Bilobalide als Flavonoide bzw. Terpenoide spricht), ob die Membranproteine oder aber die Lipid-Protein-Wechselwirkung beeinflußt werden, läßt sich derzeit nicht entscheiden. Weitere Untersuchungen zu dieser Fragestellung sind derzeit im Gange.

Literatur

1. Artmann, G. (1988)
   Monolayer-Photometrie zur Quantifizierung der Form und induzierter Formänderungen menschlicher Erythrozyten.
   Dissertationsschrift, Nat. Math. Fakultät der RWTH Aachen
2. Braquet, P., Paubert-Braquet, M., Bourgain, R. H., Brussolino, F., Hosford, D. (1989)
   PAF/Cytokine autogenerated feedback networks in microvascular immune injury: consequences in shock, ischemia and graft rejection.
   J. Lipid Med. 1: 75–112
3. Deuticke, B., Grebe, R., Haest, C. S. M. (1990)
   Action of Drugs on the Erythrocyte Membrane.
   In: Harris, J. R. (ed.) Blood Cell Biochemistry, Vol. 1. Plenum Press, New York, pp. 475–529

4. Ernst, E. (1988)
   Hemorheological treatment.
   In: Chien, S., Dormandy, J., Ernst, E., Matrai, A. (eds.) Clinical Hemorheology, Nijhoff,
   Dordrecht, pp. 329–374
5. Evans, E., Skalak, R. (1983)
   Mechanics and thermodynamics of biomembranes: CRC-Crit. Rev. Bioengin. 3: 181–418
6. Grebe, R., Zuckermann, M. (1990)
   Erythrocyte Shape Simulation by numerical optimization.
   Biorheology 27: 735–746
7. Lowe, G. D. O. (1988)
   Rheological Therapy. In: Lowe, G. D. O. (ed.)
   Clinical Blood Rheology, Vol. 2. CRC-Press, Boca Raton FL, pp. 1–22
8. Schmid-Schönbein, H. (1988)
   Fluid-Dynamics and Hemorheology in vivo. In: Lowe, G. D. O. (ed.)
   Clinical Blood Rheology, Vol. I. CRC-Press, Boca Raton FL, pp. 129–219
9. Seeman, P. (1972)
   The Membrane Actions of Anesthetics and Tranquillizers.
   Pharmacol. Rev. 22: 584–655

Inhibition der PAF-induzierten Thrombocyten-Aggregation durch Rökan

Guinot P., Caffrey E., Lambe R., Darragh A.

Zusammenfassung

In einer offenen Studie wurde die Thrombocyten-Aggregation ex vivo nach einer Einmalgabe von 15 ml Rökan (600 mg) untersucht. Die Aggregation wurde durch Adrenalin, Adenosindiphosphat (ADP), Kollagen und PAF-acether induziert und im thrombocytenreichen Plasma gemessen. Die Proben wurden 1 h vor sowie 2, 4 und 8 h nach Verabreichung von Rökan gewonnen. Die Thrombocyten-Aggregation war bei allen PAF-Konzentrationen, bei 1 μM ADP und bei 1 μM Adrenalin reduziert. Die deutlichste Abnahme der Aggregation wurde bei 75 nM PAF-acether 4 h nach der Medikation ($p < 0,05$) sowie bei 300 nM PAF-acether 4 h ($p < 0,01$) und 8 h ($p < 0,05$) nach der Medikation beobachtet. Gerinnungsstatus, Blutungszeit, Blutdruck und Herzfrequenz wurden nicht modifiziert.

Schlüsselwörter: Thrombocyten-Aggregation, PAF-acether, Rökan, Ginkgolide, periphere arterielle Verschlußkrankheit.

Ein wichtiges Indikationsgebiet von Rökan (EGb 761) ist die periphere arterielle Verschlußkrankheit. Die klinische Wirksamkeit ist umfangreich dokumentiert. In kontrollierten doppelblinden Studien wurde eine signifikante Zunahme der Gehstrecke nachgewiesen [1]. Verschiedene komplexe Wirkmechanismen, u. a. vasoregulatorische und metabolische Effekte, Radikalfänger-Eigenschaften und eine Beeinflussung der Thrombocyten-Aggregation, wurden diskutiert [6].

Zu den pharmakologisch aktiven Substanzen gehören Flavone, Bilobalid und Ginkgolide. Insbesondere Ginkgolid B ist ein potenter spezifischer PAF-Antagonist, der die Bindung von PAF an den PAF-Receptor von Thrombocyten direkt hemmt [2]. Die Kombination von Ginkgolid A, B und C hemmt am Menschen die Entzündungsreaktion nach subkutaner Injektion von Platelet-Activating-Factor [7].

In vitro antagonisierte Rökan dosisabhängig die PAF-induzierte Thrombocyten-Aggregation in plättchenreichem Plasma (PRP), während die ADP-, A123187-, kollagen- und thrombininduzierte Aggregation nicht beeinflußt wurde. Daher sollte in einer offenen Ex-vivo-Studie an gesunden Probanden die Wirkung von Rökan auf die Thrombocyten-Aggregation untersucht werden. Die Aggregation wurde durch Adrenalin, ADP, Kollagen und PAF-acether induziert.

Material und Methoden

In die Studie wurden 6 freiwillige männliche Probanden aufgenommen. Das durchschnittliche Alter betrug 31 Jahre. Die Probanden wurden vorher ausführlich über Art und Risiken der Untersuchung informiert und hatten ihr schriftliches Einverständnis gegeben. Dem Versuch wurde eine 15tägige Washout-Phase vorgeschaltet. Ab 24 h vor Versuchsbeginn war die Aufnahme von Alkohol und Coffein untersagt.

Eine Einmaldosis von 15 ml Rökan (600 mg) wurde in 45 ml frischgepreßtem Orangensaft verdünnt und morgens den nüchternen Probanden oral verabreicht. Die Probanden mußten nach der Medikamenteneinnahme noch wenigsten 2 h nüchtern bleiben. Anschließend wurde eine fettarme Diät gegeben. Die Probanden wurden während 24 h überwacht. 1 Stunde vor sowie 2 h, 4 h und 8 h nach Verabreichung von Rökan wurden Blutproben entnommen. Bestimmt wurden Thrombocyten-Aggregation, Gerinnung und Blutbild.

Die Thrombocyten-Aggregation wurde im Vierkanal-Aggregometer (PAP4 Platelet aggregometer, Biodata Corporation) bestimmt. Venöses Citratblut wurde bei 150 rcf (relative centrifugal force) während 15 min zentrifugiert, um PRP zu erhalten. Zentrifugation bei 300 rcf während 10 min ergab plättchenarmes Plasma (PPP). PRP wurde durch Zugeben von PPP auf $250 \pm 50 \times 10^9/l$ eingestellt, dann für 2 min bei 37°C inkubiert und bei 900 rpm gemischt. Die Thrombocyten-Aggregation wurde durch 1 und 5 μM Adrenalin, 1 und 5 μM ADP, 4 μg/l Kollagen sowie 37,5; 75; 150 und 300 nM PAF induziert. Meßsignal war die optische Dichte [8].

Prothrombinzeit (Dade thromboplastin FS reagent), partielle Thromboplastinzeit (Dade actin FS reagent), Fibrinogen (Dade kit), Euglobulinlysezeit (Dade kit) und Fibrinmonomer (Dade kit) wurden gemessen, um die Wirkung auf den Gerinnungsstatus zu beurteilen. Die Blutungszeit wurde 1 h 30 sowie 3 h und 7 h nach der Medikation mit dem Simplate II (Warner-Lambert Company, Morris Plains, N. J., USA) bestimmt.

Ergebnisse

Die Ergebnisse der Thrombocyten-Aggregationsmessung sind in Prozent bezogen auf den Ausgangswert vor der Medikation dargestellt (Abb. 1–4). Die Varianzanalyse der Daten zeigt einen signifikanten zeitabhängigen Effekt bei allen PAF-Konzentrationen und bei 1 μM ADP. Die PAF-induzierte Aggregation wurde bei 75 nM PAF und 4 h ($p < 0,05$) sowie bei 300 nM PAF und 4 h sowie 8 h ($p < 0,05$ bzw. $p < 0,01$) nach einmaliger Gabe von 15 ml Rökan signifikant reduziert. Blutungszeit, Gerinnung und Blutbild wurden nicht verändert. Unerwünschte Arzneimittelwirkungen wurden nicht beobachtet.

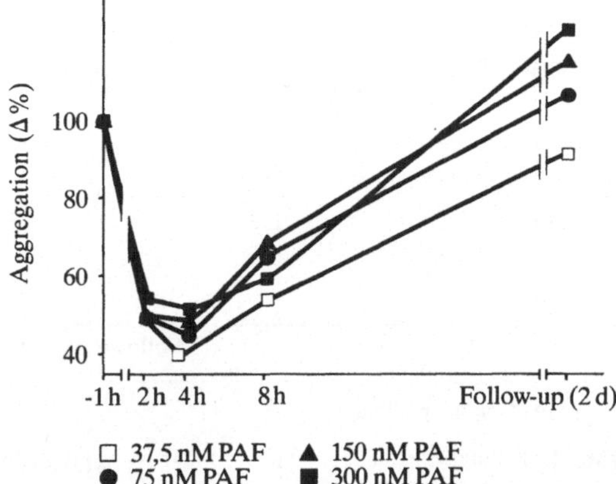

Abb. 1. PAF-induzierte Thrombocyten-Aggregation nach Einmalgabe von Rökan 15 ml, Mittelwerte (n = 6)

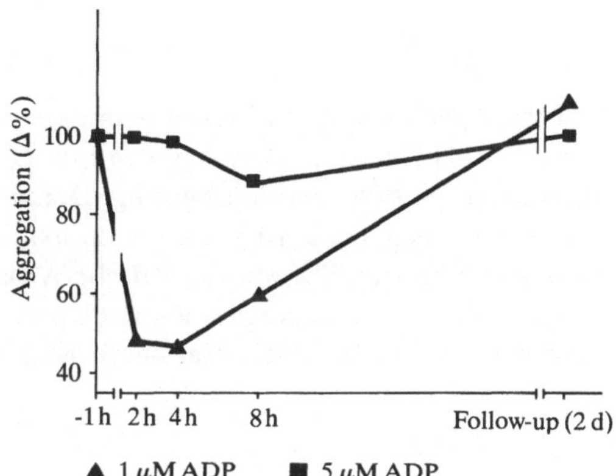

Abb. 2. ADP-induzierte Thrombocyten-Aggregation nach Einmalgabe von Rökan 15 ml, Mittelwerte (n = 6)

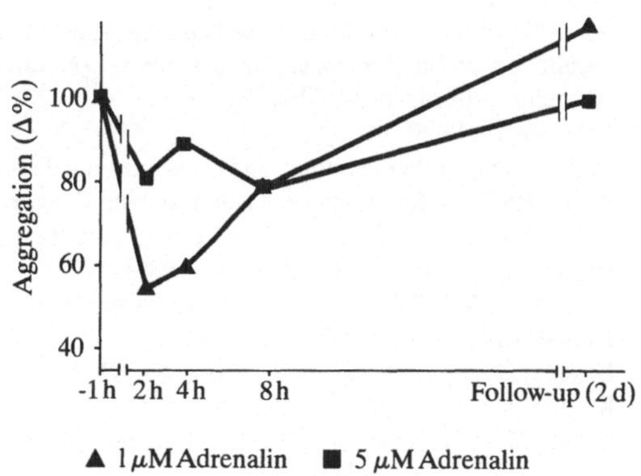

Abb. 3. Adrenalin-induzierte Thrombocyten-Aggregation nach Einmalgabe von Rökan 15 ml, Mittelwerte (n = 6)

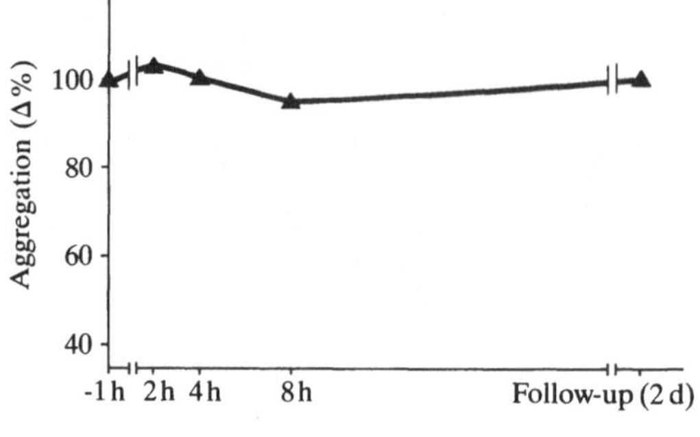

Abb. 4. Kollagen-induzierte Thrombocyten-Aggregation nach Einmalgabe von Rökan 15 ml, Mittelwerte (n = 6)

Diskussion

Die Einmalgabe von 15 ml Rökan hemmt ex vivo signifikant die PAF-induzierte (37,5–300 nM) Thrombocyten-Aggregation. Die Wirkung auf die ADP- und Adrenalin-induzierte Aggregation ist gering. Der inhibitorische Effekt ist transitorisch, das Maximum liegt bei 2–4 h nach der Medikation. Die Gerinnungsparameter wurden nicht verändert. Die antagonistische Wirkung von Rökan auf die PAF-induzierte Thrombocyten-Aggregation könnte partiell die klinische Wirkung bei der peripheren arteriellen Verschlußkrankheit erklären.

Literatur

1. Bauer, U. (1984)
   6-month double-blind randomised clinical trial of Ginkgo biloba extract versus placebo in two parallel groups in patients suffering from peripheral arterial insufficiency.
   Arzneimittel-Forsch. 34: 716–720
2. Braquet, P. (1986)
   Involvement of PAF-acether in various immune disorders using BN 52021 (ginkgolide B): A powerful PAF-acether antagonist isolated from Ginkgo biloba L.
   Adv. Prostaglandin Thromboxane Leukotriene Res. 16: 179–198
3. Braquet, P., Drieu, K., Etienne, A. (1986)
   Le ginkgolide B (BN 52021): Un puissant inhibiteur du PAF-acéther isolé du Ginkgo biloba L.
   Actual. Chim. Thér. 13: 237–254
4. Braquet, P., Spinnewyn, B., Braquet, M., Bourgain, R. H., Taylor, J. E., Etienne, A., Drieu, K. (1985)
   BN 52021 and related compounds: A new series of highly specific PAF-acether receptor antagonists isolated from Ginkgo biloba L.
   Blood Vessels 16: 558–572
5. Chung, K., Dent, G., McCusker, M., Guinot, P., Page, C., Barnes, J. (1987)

Effect of a ginkgolide mixture (BN 52063) in antagonising skin and platelet responses to platelet-activating factor in man.
Lancet 248–251
6. Clostre, F. (1986)
From the body to cell membranes; the different levels of action of Ginkgo biloba extract.
Presse Méd. 15: 1529–1538
7. Guinot, P., Braquet, P., Duchier, J., Cournot, A. (1986)
Inhibition of PAF-acether induced weal and flare reaction in man by a specific PAF antagonist.
Prostaglandins 32: 160–163
8. Packham, M. A., Mustard, J. F. (1971)
Platelet reactions.
Semin. Hematol. 8: 30–64

Wirkung von Rökan auf den Arteriolenspasmus beim Kaninchen

REUSE-BLOM S., DRIEU K.

Zusammenfassung

Beim Kaninchen löst die Applikation von autologem Serum auf die Hirnoberfläche einen Arteriolenspasmus aus. Die intravenöse Verabreichung von Rökan normalisiert dosisabhängig Arteriolendurchmesser und Spasmusdauer. Der Gefäßdurchmesser normal weitgestellter Arteriolen wird durch Rökan nicht modifiziert. Die Ähnlichkeit des Spasmusverlaufs bei thrombopenischen und bei behandelten Kaninchen deutet auf eine Beteiligung der Thrombocyten an der Spasmusentstehung hin. Ginkgolide mit PAF-antagonistischer Wirkung könnten für diesen Zusammenhang verantwortlich sein.

Schlüsselwörter: Präkapilläre Arteriolen, Rökan, Vasoregulation, Ginkgolide, PAF-acether.

Ein cerebraler Vasospasmus kann durch verschiedene Pathomechanismen bedingt sein. Zur Untersuchung der zugrundeliegenden Faktoren wurden zahlreiche Modelle vorgeschlagen. Primaten-Modelle kommen den Verhältnissen beim Menschen am nächsten, sind aber teuer und schwierig in der Durchführung. Bei kleineren Säugern müssen bei angiographischen Messungen und Flow-Bestimmungen im Anschluß an Gefäßokklusionen die besonderen anatomischen Verhältnisse der untersuchten Art berücksichtigt werden.

Experimentelle Verfahren

Die direkte mikroskopische Beobachtung der Gefäße auf der Oberfläche des Cerebrums ermöglicht die Beurteilung der präkapillären Arteriolen bei erhaltener nervaler Gefäßregulation, bedingt aber einen Wegfall des intrakranialen Drucks. Ein Spasmus kann durch intraventrikuläre Injektion von Blut oder Heparin provoziert werden. In diesen Fällen sind für die Beurteilung des Spasmus angiographische und für Flow-Messungen komplexe Verfahren erforderlich, die nur den totalen bzw. regionalen Blutfluß erfassen. Der für die neurologischen Funktionen besonders aufschlußreiche lokale Flow bleibt unberücksichtigt.

Bei Experimenten am offenen Cranium werden spasmogene Substanzen wie Bariumsulfat, Serotonin oder autologes Serum lokal appliziert. In bezug auf die Wirksamkeit konnte bisher nur für Calcium-Antagonisten eine Abnahme des induzierten Spasmus nachgewiesen werden [2, 10]. Seit längerem sind die vaskulären Effekte des standardisierten Ginkgo-biloba-Extrakts Rökan (EGb 761), insbesondere auf die cerebralen Gefäße, bekannt. Die multiplen Wirkungen beruhen auf der besonderen chemischen Komplexität des Phytopharmakons [6]. So sind die Flavonheteroside für die antiradikalen und antilipoperoxidativen Effekte, aus denen die Membranprotektion resultiert [7], verantwortlich. Die Membranprotektion wiederum erklärt die Wirkungen von Rökan bei kapillärer Hyperpermeabilität, die Protektion der Blut-Hirn-Schranke und die antiödematösen Wirkungen [5, 8]. Die Terpene sind potente PAF-Antagonisten, die bei einer Reihe von pathologischen Phänomenen eine Rolle spielen. Schließlich wurden an isolierten Organen Interaktionen zwischen Ginkgo-biloba-Extrakt 761 und Neurotransmittern beobachtet [1].

Vor diesem Hintergrund schien es interessant, die Wirkungen von Rökan auf den präkapillären Arteriolenspasmus in vivo zu untersuchen. In diesem Versuch wurde Rökan nach Auslösen des Spasmus intravenös verabreicht [9].

Material und Methoden

Männliche und weibliche Kaninchen (Gewicht ca. 2,5 kg) wurden mit Nembutal anästhesiert. Die Wirkung auf die cerebrale Blutzirkulation war in der Kontroll- und Verumgruppe identisch. Eine Trachealkanüle ermöglichte dem Tier während der gesamten Versuchsdauer autonom zu atmen. Mit einem Bohrer wird ein Gebiet von ungefähr 2 cm² der Hirnrinde im Temporalbereich freigelegt. Die Dura mater wird sorgfältig operativ entfernt, und die Duraränder werden auf die Umrandung der Knochenöffnung gelegt, um Blutinfiltrationen in diesem Gebiet zu vermeiden. Ein tropfenweise aufgetragener künstlicher Liquor cerebrospinalis (38°C) hält das Operationsgebiet feucht. Das Präparat wird unter ein Nikon SMZ 10-Mikroskop (1 Objektiv 4fach, zwei Okulare 20fach) gebracht. Beleuchtet wird mit Kaltlicht. Eine Panasonic-Videokamera zeichnet die Bilder kontinuierlich auf Magnetband. Zur detaillierten Auswertung wird der Durchmesser mehrerer Gefäße auf dem Bildschirm in einminütigen Intervallen bestimmt.

Der Ersatz des künstlichen Liquor cerebrospinalis durch autologes Serum löst innerhalb weniger Minuten einen Arteriolenspasmus aus, der fortbesteht, solange Serum aufgetragen wird. Er kann durch Auswaschen mit künstlicher Cerebrospinal-Flüssigkeit beendet werden. Bei ausreichend langer Spasmusdauer bildet sich ein Ödem. Die Zunahme des Hirnvolumens ist am Präparat deutlich sichtbar. Da der Versuch am offenen Schädel durchgeführt wird, kann der intrakraniale Druck nicht gemessen werden. Eine Veränderung des Venen- und Venolendurchmessers wird nicht festgestellt.

In diesem Experiment wurde Rökan intravenös verabreicht, wenn der minimale Gefäßdurchmesser erreicht war. Es wurden ansteigende Dosen verwendet: 2, 5, 7, 10, 15, 20 und 25 mg/kg für Gruppen von 2, 2, 2, 5, 5, 3 und 4 Kaninchen. Die Differenz des Durchmessers (in Δ% vom Initialdurchmesser) korreliert mit dem therapeutischen Effekt. Dabei ist die Gefäßreagibilität eine Funktion der Gefäßgröße. Alle Ergebnisse werden für zwei Gefäßtypen (15–50 μ und 50–125 μ Durchmesser) angegeben.

Ergebnisse

Tabelle 1 veranschaulicht die Reproduzierbarkeit des Spasmus beim Kontrolltier. Nachdem der initiale Durchmesser durch Auswaschen mit künstlicher Cerebrospinal-Flüssigkeit erreicht ist, führt die Applikation des Serums erneut zu einem Spasmus. Tabelle 2 zeigt die Ergebnisse bei i. v. Gabe von Rökan 5 Minuten nach Auftreten des Spasmus. Das Δ% steht für: Differenz des Durchmessers im Vergleich zum Ausgangswert; zusätzlich wird die korrespondierende Zeit festgehalten. Es ergibt sich eine dosisabhängige Wirkung von Rökan. Die Arteriole erreicht den initialen Durchmesser ab einer Dosis von 10 mg/kg; die korrespondierende Zeitdauer verkürzt sich bei Erhöhung der Dosis.

Ein Kollektiv wird während 3,5 h bei wiederholter Applikation von autologem Serum (alle 30 min, 7mal) beobachtet. Dabei zeigt sich, daß die Wirkung einer einzigen Rökan-Injektion (15 mg/kg) über die gesamte Versuchsdauer anhält und daß sich der serum-induzierte Spasmus jeweils nach 11–15 min löst.

Arterientyp (15–50 μm)			Arterientyp (50–125 μm)		
n	Δ%	min	n	Δ%	min
8	− 37,90	30	8	− 38,75	30
8	− 48,58	60	8	− 44,16	60
8	− 28,42	90	8	− 28,52	90
8	− 46,52	120	8	− 34,60	120
8	− 37,16	160	8	− 35,88	160
8	− 36,20	210	8	− 15,81	210

Tabelle 1. Wiederholte Serumapplikation (6mal) nach Lavage der Hirnoberfläche mit künstlichem Liquor cerebrospinalis (Δ% = prozentuale Abnahme im Vergleich zum Initialdurchmesser)

Dosis	Tiere (n)	Arterientyp (15–50 μm)			Arterientyp (50–125 μm)		
		n	Δ %	min	n	Δ %	min
2 mg/kg	2	12	− 22,35	25′00	06	− 07,95	22′30
5 mg/kg	2	10	− 06,40	23′30	09	− 09,05	24′00
7 mg/kg	2	09	− 04,30	09′00	09	− 01,66	09′30
10 mg/kg	5	23	+ 00,40	17′30	29	− 03,50	16′30
15 mg/kg	5	26	+ 01,70	10′30	29	− 01,75	10′30
20 mg/kg	3	12	− 03,60	08′15	16	− 03,05	05′00
25 mg/kg	4	18	+ 07,10	07′00	16	+ 01,80	10′00

Tabelle 2. Dosis-Wirkungs- Beziehung; Rökan i. v. Injektion 5 min nach Einsetzen des Arteriolenspasmus (Δ % = prozentuale Verringerung der Abnahme im Vergleich zum Initialdurchmesser)

Vorbehandlung mit Antithrombocyten-Serum

Ein Tierkollektiv (n = 3) wurde 24 h vor dem Versuch mit einem Antithrombocyten-Serum vorbehandelt. Bei diesen thrombopenischen Kaninchen führt die Applikation des Serums zu einem Spasmus, wie bei normocytären Kaninchen. Allerdings löst dieser sich von selbst. Der Gefäßdurchmesser erreicht nach 15 min (Mittelwert) 85 % des Initialwertes. Dieser Zeitverlauf kommt demjenigen, welcher bei effektiven Rökan-Dosen aufgezeichnet wurde, nahe.

Diskussion

Im experimentellen Modell des induzierten Arteriolenspasmus zeigt Rökan deutliche antiangiospastische Effekte. Von besonderem Interesse sind hier die Zusammenhänge zwischen antiangiospastischer und antiödematöser Wirkung [3]. Bei Tieren ohne Spasmus wird der Gefäßdurchmesser nicht modifiziert. Rökan ist demnach kein cerebraler Vasodilatator. Die Ähnlichkeit des Spasmusverlaufs bei thrombopenischen und bei behandelten Kaninchen deutet auf eine Beteiligung der Thrombocyten bzw. Thrombocytenfaktoren hin. In Rökan enthaltene PAF-Antagonisten aus der Ginkgolidfraktion könnten für diesen Zusammenhang verantwortlich sein.

Literatur

1. Auguet, M., Hellegouarch, A., Delaflotte, S., Baranès, J., DeFeudis F., Clostre, F., Braquet, P., Drieu, K. (1984)
   Effects of Ginkgo biloba extract on rabbit isolated blood vessels.
   In: Cerebral ischemia. Bes, A., Braquet, P., Paoletti, R., Siesjö, B. K. (Eds.). Elsevier, Amsterdam, pp. 347–354
2. Bevan, J. A., Bevan, R. D., Frazee, J. (1985)
   Experimental chronic vasospasm in the monkey: protection by diltiazem.
   J. Cereb. Blood Flow Metabol. 5, suppl. 1: 429
3. Borzeix, M. G. (1985)
   Effects of Ginkgo biloba extract on two types of cerebral edema.
   In: Effects of Ginkgo biloba extract on organic cerebral impairment. Agnoli, A., Rapin, J. R., Scapagnini, V., Weitbrecht, W. V. (Eds.).
   John Libbey, London, pp. 51–56
4. Boullin, D. J. (1980)
   Cerebral Vasospasm. Wiley, New York.
5. Cahn, J. (1985)
   Effects of Ginkgo biloba extract (GbE) on the acute phase of cerebral ischemia due to embolisms.
   In: Effects of Ginkgo biloba extract on organic cerebral impairment. Agnoli, A., Rapin, J. R., Scapagnini, V., Weitbrecht, W. V. (Eds.).
   John Libbey, London, pp. 43–49
6. Drieu, K. (1985)
   Multiplicity of effects of Ginkgo biloba extract: current status and new trends.
   In: Effects of Ginkgo biloba extract on organic cerebral impairment. Agnoli, A., Rapin, J. R., Scapagnini, V., Weitbrecht, W. V. (Eds.).
   John Libbey, London, pp. 63–68
7. Etienne, A., Chapelat, M., Braquet, M., Clostre, F., Drieu, K., DeFeudis, F. V., Braquet, P. (1984)
   In vivo studies of free radical scavenging activity; relation to cerebral ischemia.
   In: Cerebral ischemia. Bes, A., Braquet, P., Paoletti, R., Siesjö, B. K. (Eds.). Elsevier, Amsterdam, pp. 379–384
8. Le Poncin-Lafitte, M., Rapin, J., Rapin, J. R. (1980)
   Effects of Ginkgo biloba on changes induced by quantitative cerebral microembolization in rats.
   Arch. Int. Pharmacodyn. 243: 236–244
9. Reuse-Blom, S., Drieu, K. (in Druck)
   Effet de l'extrait de Ginkgo biloba sur le spasme artériolaire chez le lapin.
   J. Cereb. Blood Flow Metabol.
10. Sahlin, Ch., Owman, Ch., Chang, J. Y., Delgado, T., Svendgaard, N. A. (1980)
    Experimental subarachnoid hemorrhage in monkeys markedly increases the contractile response of intracranial arteries to norepinephrine and serotonine: Effects of the calcium antagonist, nimodipine.
    J. Cereb. Blood Flow Metabol. 5, suppl. 1: 427

III. Membranprotektion

Toxizität von Sauerstoff und freien Radikalen

DEBY C., PINCEMAIL J.

Zusammenfassung

Sauerstoff ist als terminaler Elektronenakzeptor für aerobe Organismen lebensnotwendig. Durch seine hohe Affinität zu ungepaarten Elektronen begünstigt er Radikalreaktionen und wirkt der Rekombination von Radikalen, die durch die Spaltung von kovalenten Bindungen freigesetzt werden, entgegen. Die Folge sind Lipoperoxidationsprozesse, die die Zellmembranen angreifen. Radikalreaktionen sind Ausgangspunkt einer Reihe von pathologischen Phänomenen. Unter physiologischen Bedingungen verfügt die Zelle über komplexe Schutzmechanismen, um der Gefahr von ungepaarten Elektronen, die in sauerstoffreichen Medien vorhanden sind, entgegenzuwirken. Eine Insuffizienz dieser protektiven Faktoren kann durch Zufuhr bestimmter Substanzen mit der Nahrung sowie durch medikamentöse Therapie kompensiert werden.

Schlüsselwörter: Freie Radikale, Rekombination, Lipidperoxidation, Membrandestruktion, Dismutation, celluläre Schutzmechanismen.

Es ist eine schwer vorstellbare Tatsache, daß Sauerstoff toxische Wirkungen haben kann. Dennoch wurde mehrfach von toxischen Effekten einer hyperoxiden Sauerstofftherapie (100%) berichtet: schwere Netzhautläsionen bei Neugeborenen nach prolongierter Sauerstofftherapie; unvermeidbarer Tod von Nagern, die mehr als 70 Stunden reinen Sauerstoff atmeten.

Die physiologische Funktion des Sauerstoffs ergibt sich aus der Eigenschaft als universeller Elektronenakzeptor am Ende der Atmungskette. Die destruktiven Effekte beruhen auf der Unterhaltung von Radikalreaktionen, so daß die schnelle Eliminierung von unerwünschten freien Radikalen verhindert wird.

Toxizität freier Radikale

Entstehung von freien organischen Radikalen

In der lebenden Materie sind die Atome untereinander kovalent verbunden. Dieser Bindungstyp beruht auf der gemeinsamen Nutzung von Elektronen mit antiparallelem Spin und ist besonders stabil. Der Elektronenspin ist ein Vektor, der das durch die Eigenrotation des Elektrons erzeugte magnetische Feld repräsentiert. Die Elektronenpaarung, Grundlage der kovalenten Bindung, wird von Elektronen mit antiparallelem Spin gebildet, die gegenseitig ihr magnetisches Feld aufheben. Durch genügende Energiezufuhr (Photonen-, Wärmeenergie oder chemische Energie) kann das Elektronenpaar jedoch aufgespalten werden, so daß das magnetische Feld eines jeden freien Elektrons sich manifestiert. Das Molekül oder Atom, das solche freien oder ungepaarten Elektronen trägt, zeigt paramagnetische Eigenschaften, ist jedoch sehr instabil, da es danach strebt, ungepaarte Elektronen wieder zu paaren. Moleküle oder Atome mit nichtgepaarten Elektronen werden als freie Radikale bezeichnet.

Die Aggressivität der freien Radikale beruht auf dem starken Bestreben, das alleinstehende Elektron mit einem anderen zu paaren, um das Magnetfeld aufzuheben. Dafür wird häufig ein Elektron mit einem Wasserstoffatom von einer benachbarten Kohlenstoffkette abgespalten, d. h. die Kovalenzbindung zum Kohlenstoffatom bricht auf, wodurch ein neues Radikal entsteht, das nun seinerseits versucht, das freie Elektron zu paaren. Es entwickelt sich somit eine Kettenreaktion, welche die molekulare Integrität wichtiger Zellstrukturen beeinträchtigt.

In der Mehrzahl der Fälle handelt es sich dabei um sehr schnell ablaufende Phänomene, deren Dauer in der Größenordnung von 10^{-4} Sekunden liegt. Meistens bricht die Kettenreaktion sehr schnell ab, und zwar entweder aufgrund von Schutzmechanismen, d. h. Substanzen mit Radikalfänger-Eigenschaften, oder durch das Phänomen der Rekombination, in deren Verlauf sich zwei mehr oder weniger identische Radikale vereinigen und ihre Elektronen paaren.

$$-\!:\! \overset{\displaystyle \overset{H}{\cdot\cdot}}{\underset{\displaystyle \underset{H}{\cdot\cdot}}{C}} \!:\! \overset{\displaystyle \overset{H}{\cdot\cdot}}{\underset{\displaystyle \underset{H}{\cdot\cdot}}{C}} \!:\!- \quad \xrightarrow{\text{Energie}} \quad -\!:\! \overset{\displaystyle \overset{H}{\cdot\cdot}}{\underset{\displaystyle \underset{H}{\cdot\cdot}}{C}} \!:\! \overset{\displaystyle \overset{H}{\cdot\cdot}}{\underset{\displaystyle \underset{H}{\cdot\cdot}}{C}} \!:\!- \; + \; H\!\uparrow$$

$$\text{oder:} \quad R \overset{\uparrow}{\underset{\downarrow}{:}} H \quad \xrightarrow{\text{Energie}} \quad R\,\nearrow \; + \; H\searrow \quad \xrightarrow[\text{Rekombination}]{} \quad R:H$$

In sehr vielen Fällen rekombinieren die durch Photonen oder Teilchen gebildeten freien Radikale von gesättigten Kohlenstoffketten sofort. Dagegen bilden die Doppelbindungen in ungesättigten Kohlenwasserstoffketten, z. B. in mehrfach ungesättigten Fettsäuren, wegen der Natur der π-Bindung wahre Fluchtwege für ungepaarte Elektronen. In diesen Molekülen ist das Elektron delokalisiert [8, 10], so daß ein rekombinierender Zusammenstoß mit einem eventuellen Partner bei zahlreichen Doppelbindungen sehr selten wird. Solche Radikale mit delokalisierten ungepaarten Elektronen sind deutlich stabiler als andere und aus diesem Grund weniger reaktionsfreudig. Einige können mehrere Stunden existieren. Das ändert sich, wenn Sauerstoffmoleküle zugegen sind.

Radikalzustände von Sauerstoff [5,8]

Sauerstoff ist im Grundzustand ein Diradikal. Das Molekül enthält zwei ungepaarte Elektronen und ist sehr stabil. Es kann auf zwei verschiedene Arten vereinfacht dargestellt werden, indem nur die Kovalenzelektronen abgebildet werden:

$$O_2 \text{ bzw. } {}^{\uparrow}\overset{..}{\underset{..}{O}} : \overset{..}{\underset{..}{O}} {}^{\uparrow} \text{ bzw. } {}^{\cdot}\overset{..}{\underset{..}{O}} : \overset{..}{\underset{..}{O}} {}^{\cdot} \text{ bzw. } {}^{\cdot}O - O^{\cdot}$$

Nach der Quantenmechanik sind spontane Reaktionen zwischen Diradikalen, die in einem kleinen Molekül wie O_2 zwei ungepaarte Elektronen besitzen, und Nichtradikalen nicht möglich. Durch Aufnahme eines Elektrons und von Energie kann der Sauerstoff eines seiner freien Elektronen paaren und erhält so eine negative Ladung.

$$^{\cdot}\overset{..}{\underset{..}{O}} : \overset{..}{\underset{..}{O}}{}^{\cdot} + e^- \xrightarrow[\text{Energie}]{} \left[:\overset{..}{\underset{..}{O}} : \overset{..}{\underset{..}{O}}{}^{\cdot} \right]^- \text{ bzw. } O_2^{\overline{\cdot}}$$

Es entsteht das Superoxidanion ($O_2^{-}\cdot$). Die Aktivierungsenergie für $O_2^{-}\cdot$ ist im allgemeinen enzymatischen Ursprungs (z. B. Xanthinoxydase). Das Superoxidanion ist als Einfachradikal sehr reaktionsfreudig und kann verschiedene destruktive Reaktionen induzieren. Es wurde lange Zeit als ein besonders schädlicher Oxidationsfaktor betrachtet [7]; jedoch agiert es direkt nur durch seine nukleophilen Eigenschaften [5]. Diese Reaktivität offenbart sich nur im protonenfreien Milieu, wie im Innern der Phospholipid-Membranen; dort kann $O_2^{-}\cdot$ die Phospholipid-Proteinstruktur durch Freisetzung (Esterspaltung) der Fettsäuren, Grundbausteine der Phospholipid-Moleküle, destabilisieren. Im protonenreichen Milieu ist $O_2^{-}\cdot$ sehr kurzlebig, da die Anwesenheit von H^+ das Phänomen der Dismutation ermöglicht. Bei der Dismutation gibt ein $O_2^{-}\cdot$-Molekül sein Elektron an ein gleiches $O_2^{-}\cdot$-Molekül ab und wird dadurch wieder zu O_2.

Die Dismutation ist ein Redoxprozeß zwischen gleichartigen Molekülen. Es bildet sich Sauerstoff im Grundzustand und Wasserstoffperoxid H_2O_2:

$$O_2^{\overline{\cdot}} \longrightarrow O_2$$
$$\Big\rangle e^-$$
$$O_2^{\overline{\cdot}} \longrightarrow O_2^{\overline{\overline{\cdot}}} \; ; \; O_2^{\overline{\overline{\cdot}}} + 2H^+ \longrightarrow H_2O_2$$

Wasserstoffperoxid besitzt kein ungepaartes Elektron. In Gegenwart von Fe^{2+} unterliegt es jedoch einer Fenton- Reaktion, in deren Verlauf sich H_2O_2 zu einem OH^--Ion und einem Hydroxylradikal zersetzt. Letzteres ist ein außerordentlich reaktives sauerstoffhaltiges Radikal, das die stabilsten organischen Strukturen angreift. Dieses reaktionsfähige Agens erlaubt die Hydroxylierung von Benzol bei normalen Temperaturen und Drücken, den Angriff und die Dehydrierung von aliphatischen Ketten, usw. [5, 7].

$$HO : OH + Fe^{2+} \longrightarrow Fe^{3+} + \left[: OH \right]^- + \ ^{\cdot}OH$$

$$Fe^{3+} + O_2^- \longrightarrow Fe^{2+} + O_2$$

Das Superoxidradikalanion wirkt in protonenhaltigem Milieu also hauptsächlich indirekt destruktiv. Durch spontane Dismutation oder enzymatische Katalyse entsteht Wasserstoffperoxid, welches in Gegenwart von zweiwertigem Eisen ein Hydroxylradikal erzeugt; die Fenton-Reaktion wird durch Reduktion von Fe^{3+} zu Fe^{2+} aufrechterhalten.

Der Reaktionsablauf: Dismutation von $O_2^-\cdot$, Produktion von H_2O_2, Zerfall zu $OH\cdot$ durch den Einfluß von Fe^{2+} und Regeneration von Fe^{2+} durch $O_2^-\cdot$ bildet den Haber-Weiss-Zyklus [5]. Die Koexistenz von $O_2^-\cdot$ und H_2O_2 im biologischen Milieu, das unvermeidlich Eisen enthält, ist gefährlich. In Abwesenheit von Eisen, in der belebten Natur ein seltenes Ereignis, da Eisen praktisch ubiquitär ist, oder wenn dieses Atom in einem Chelatkomplex gebunden ist, zersetzt sich H_2O_2 spontan, aber langsam in Wasser:

$$2H_2O_2 \rightarrow H_2O + O_2$$

Sauerstoff und freie Radikale [10]

Sauerstoff, praktisch inert gegenüber Substanzen mit gepaarten Elektronen, reagiert heftig mit freien Radikalen. Sogar bei resonanzstabilisierten Radikalen ist die Wahrscheinlichkeit für Zusammenstöße zwischen Sauerstoff und delokalisiertem Elektron groß. Durch Paarung mit einem der beiden freien Elektronen entsteht ein neues Radikal, das Peroxidradikal:

$$R^{\cdot} + O^{\cdot} - O^{\cdot} \longrightarrow R{:}OO^{\cdot} \text{ bzw. } ROO^{\cdot}$$

Das Peroxidradikal kann rekombinieren, allerdings unter Ausbildung einer Brücke mit vier Sauerstoffatomen, die außerordentlich instabil ist:

$$ROO^{\cdot} + ROO^{\cdot} \longrightarrow ROO{:}OOR$$

Dieses zerfällt unter Freisetzung von Singulettsauerstoff, dessen Elektronen gepaart sind:

$$: \overset{..}{O} : \overset{..}{\underset{..}{O}}$$

und der spontan und ebenso stark wie das Hydroxylradikal mit den stabilsten organischen Strukturen reagiert.

Das Peroxidradikal spaltet von anderen Molekülen Wasserstoffatome ab und setzt damit Radikal-Kettenreaktionen in Gang:

$$ROO^{\cdot} + R_1{:}H \longrightarrow ROOH + R_1^{\cdot}$$

$$R_1^{\cdot} + R_2{:}H \longrightarrow R_1{:}H + R_2^{\cdot} \longrightarrow \ldots$$

Sauerstoff verhindert die Rekombination von neugebildeten Radikalen und ist deswegen toxisch. Diese Eigenschaft läßt sich mittels radiobiologischer Methoden deutlich zeigen. Lebende Organismen werden durch Bestrahlung mit Gamma- oder Röntgenstrahlung sehr viel stärker verändert, wenn dies in einer Sauerstoffatmosphäre geschieht, als wenn die Bestrahlung in Gegenwart eines inerten Gases wie Stickstoff oder Argon durchgeführt wird. Die durch Aufbrechen der Kovalenzbindung entstehenden freien Radikale rekombinieren leicht in inerter Atmosphäre, während die bei Anwesenheit von Sauerstoff entstandenen Peroxide Ausgangspunkt von Radikalreaktionskaskaden sind.

Lipidautoxidation

Die mehrfach ungesättigten Fettsäuren sind wichtige Elemente der Zellarchitektur. Sie tragen zum Aufbau der lipoproteinhaltigen Membranen bei und verleihen diesen besondere physikochemische Eigenschaften. Allerdings begünstigen die Doppelbindungen, z.B. zwei bei Linolsäure und vier bei Arachidonsäure, aufgrund der Elektronendelokalisation, das Auftreten von stabilen freien Radikalen.

Abb. 1 zeigt, daß eine Kovalenzbindung durch ein neugebildetes Radikal, z.B. ein durch Fenton-Reaktion generiertes Hydroxylradikal, gespalten werden kann. Dieses Phänomen kann auch durch Teilchen und hochenergetische Photonen oder nicht komplexgebundenes Eisen, das leicht ein Wasserstoffatom einschließlich Elektron aufnimmt, induziert werden. Der Radikalzustand unterliegt der Konjugation. Aufgrund der Resonanz zwischen vier Kohlenstoffatomen wird das ungepaarte Elektron delokalisiert. In dieser delokalisierten Form kann das Radikal bestehen bleiben, bis es mit einem Sauerstoffmolekül zusammentrifft. Dann entwickelt sich ein irreversibler Prozeß: Das Peroxidradikal (Zustand B) spaltet von einer ungesättigten intakten Kette ein Wasserstoffatom mit dessen Elektron ab und wird zum Lipidhydroperoxid (ROOH, Zustand C), während ein neues Lipidradikal (Zustand A) wieder einen neuen Zyklus beginnen kann. Die Lipidhydroperoxide

ROOH sind nicht sehr reaktionsfähig, unterliegen jedoch in Gegenwart von Fe^{2+}, das biologisch praktisch immer vorhanden ist, einer intensiven Fenton-Reaktion. Dadurch werden sie in Alkoxylradikale, ebenso aggressive Substanzen wie das Hydroxylradikal, überführt.

$$ROOH + Fe^{2+} \longrightarrow RO^{\cdot} + OH^- + Fe^{3+}$$

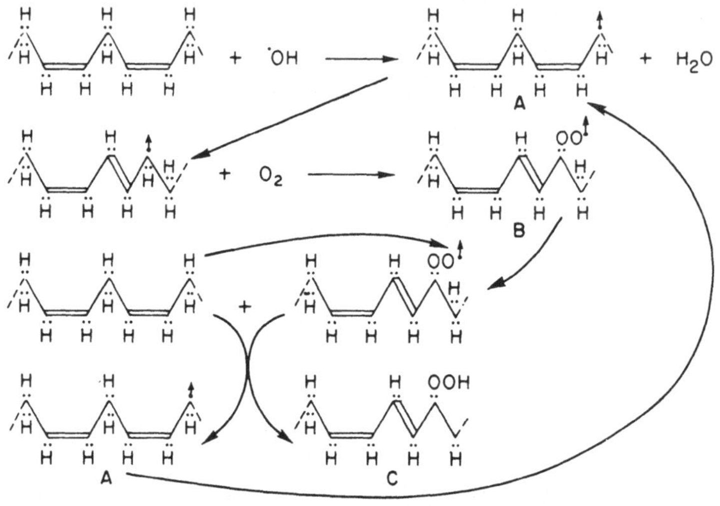

Abb. 1. Lipidautoxidationszyklus. Eine mehrfach ungesättigte Fettsäure wird durch Abspalten eines H· in ein Lipidradikal (Stadium A) überführt. Nach Umlagerung der Doppelbindung verbindet sich das Lipidradikal mit einem Sauerstoffmolekül zu einem Peroxidradikal (Stadium B). Dieses ist in der Lage, von einem anderen intakten, mehrfach ungesättigten Fettsäuremolekül ein H· abzuspalten, das Fettsäuremolekül wird dann seinerseits wieder ein Lipidradikal (Stadium A), während das Peroxidradikal zum Lipidhydroperoxid (Stadium C) wird. Die Pfeile repräsentieren den Elektronenspin der ungepaarten Elektronen

Entstehung freier Radikale in lebendem Gewebe [3]

Allein aufgrund des ubiquitären Vorkommens von Eisen und Sauerstoff ist die Entstehung von freien Radikalen in der lebenden Materie eine permanente Gefahr.

Eisen und andere sogenannte Übergangsmetalle können, wenn sie an gewisse organische Moleküle, z. B. Adenosindiphosphorsäure, ADP, oder bestimmte Phosphate komplexgebunden sind, wie Radikale reagieren [1]. Vereinfacht gilt (R:H sei eine mehrfach ungesättigte Fettsäure):

$$KOMPLEX - Fe^{3+} + R{:}H \longrightarrow$$
$$KOMPLEX - Fe^{2+} + R^{\cdot} + H^+$$

Zur Auslösung einer Lipidperoxidationskette genügt die Reaktion mit einem Sauerstoffmolekül:

$$R^\cdot + O_2 \longrightarrow ROO^\cdot$$

Verschiedene Enzyme, z. B. die Xanthindehydrogenase, erzeugen das Superoxidanion. Die Xanthindehydrogenase führt im Purinkatabolismus zur Bildung von Harnsäure. Dieses Enzym kann sich unter gewissen anormalen Bedingungen wie die Xanthinoxidase verhalten und das Auftreten von $O_2^-\cdot$ im Gewebe induzieren. In Gegenwart von nicht-komplexgebundenem Eisen erhält man eine anhaltende Produktion von Hydroxylradikalen (Haber-Weiss-Zyklus). Das Hydroxylradikal seinerseits kann Lipid-Autoxidationszyklen, entsprechend Abb. 1, in Gang setzen. Somit kann eine Lipidperoxidationskette über einen weiteren Weg induziert werden.

Ein dritter Grund für das massive Auftreten von freien Radikalen im Zellinnern sind Elektronen-Transportstörungen in der Atmungskette. Unter physiologischen Bedingungen reduzieren die Elektronen auf der Cytochromoxidase-Stufe den Sauerstoff sofort und vollständig:

$$O_2 + 4e^- + 4H^+ \xrightarrow[\text{OXIDASE}]{\text{CYTOCHROM}} 2\,H_2O$$

Aufgrund eines bisher wenig bekannten Mechanismus senkt die Cytochromoxydase nicht nur die Energiebarriere, sondern alle anderen Reduktionsschritte ($O_2^-\cdot\ H_2O_2$) werden sofort übersprungen. Das Auftreten und die Koexistenz von $O_2^-\cdot$ und H_2O_2 werden vermieden und dadurch die Bildung von $OH^\cdot$ verhindert.

Verschiedene Einflüsse, wie Antimycin und vor allem Anoxie mit nachfolgender Normoxie, können den Elektronenfluß in Richtung Cytochrom blockieren [9]. Der Sauerstoff läuft zurück bis zum Ubichinon, der Drehscheibe in der Atmungskette. Dort wird jedes Sauerstoffmolekül durch ein einziges Elektron reduziert, so daß ein Superoxidanion entsteht. Es folgt die zum $OH^\cdot$ führende Reaktionskaskade. In ischämischem Gewebe laufen während der Reoxigenierungsphase, d. h. während der Reperfusion, Lipidperoxidationsprozesse ab [9].

Eine andere wichtige Quelle für cytodestruktive Substanzen, d. h. freie Radikale und sehr stark oxidierende Moleküle, sind die Makrophagen und die aktivierten polymorphkernigen Leukocyten [2]. Die Stimulierung dieser weißen Blutkörperchen geschieht hauptsächlich während der Aktivierung durch die C_3- und C_5-Fraktionen des Komplementsystems. Diese Komplementaktivierung repräsentiert eines der Hauptelemente des Entzündungsgeschehens. Während der Leukocyten-Aktivierung nimmt der Sauerstoffverbrauch zu („respiratory burst"), und im Leukocyten-Metabolismus entstehen über das Membranenzym NADPH- Oxidase massiv Superoxidanionen. Die NADPH-Oxidase benötigt große Mengen des Coenzyms NADPH, das über den Hexosemonophosphat-Shunt bzw. Pentosezyklus bereitgestellt wird. Superoxidanionen werden ebenfalls in Leukocyten-Phagosomen, in denen phagocytierte Elemente eingeschlossen sind, konzentriert. Sie induzieren verschiedene zelldestruktive Prozesse, vor allem Esterspaltungen von Membran-Phospholipiden. Gleichzeitig werden bedeutende Mengen an H_2O_2

durch Dismutation von $O_2\cdot^-$ gebildet; Wasserstoffperoxid wird im Phagosom anschließend in Gegenwart von Cl^--Ionen durch die Myelinperoxidase in unterchlorige Säure überführt [11].

HOCl bildet mit H_2O_2 den hochreaktiven Singulettsauerstoff:

$$H_2O_2 + HOCl \longrightarrow HCl + \ddot{:O}:\ddot{O} + H_2O$$

Schließlich kann HOCl stark oxidierende chlorierte Amine bilden, deren Aktivität mit derjenigen von Chloraminen in Dakin-Lösung vergleichbar ist:

$$.R - NH_2 + HOCl \longrightarrow R - N\begin{smallmatrix}H\\ \diagdown\\ Cl\end{smallmatrix} + H_2O$$

$R\text{-}NH_2$ sind dabei Amine wie Glucosamine, Taurine usw.

Eine weitere Reaktion kann mit dem NH_4^+-Ion eintreten:

$$NH_4^+ + HOCl \longrightarrow NH_2Cl + H_2O + H^+$$

Das Chloramin NH_2Cl ist ein stark oxidierendes Teilchen, das vor allem Thiol-Gruppen angreift und diese in Sulfoxide überführt. Dadurch können die SH-Gruppen definitiv nicht mehr an Redox-Vorgängen teilnehmen. So wird die Aktivität wichtiger Moleküle, z. B. Glutathion, stark vermindert. Außerdem bildet H_2O_2 in Gegenwart von Eisen $OH\cdot$.

Insgesamt bilden aktivierte Leukocyten $O_2^-\cdot$, $OH\cdot$, Singulettsauerstoff und Chloramine, d. h. für organische Moleküle stark aggressive Reagenzien.

Diese destruktiven Phänomene können auf den Phagosomeninhalt beschränkt bleiben. Ihre physiologische Funktion ist dort die Lyse von Bakterien und gealterten Zellen.

Durch Exocytose kann der Phagosomeninhalt ins extracelluläre Milieu freigesetzt werden, wo dann unvermeidlich destruktive Prozesse ablaufen.

Schutzmechanismen gegenüber freien Radikalen

Die Annahme, daß sich in der lebenden Materie fortlaufend freie Radikale bilden, wird durch verschiedene Argumente gestützt. Welche endogenen Schutzmechanismen existieren, und besteht die Möglichkeit einer medikamentösen Protektion, d. h. gibt es Substanzen mit Radikalfänger-Eigenschaften?

In Abb. 2 ist der Autoxidationszyklus einer mehrfach ungesättigten Fettsäure dargestellt. Die verschiedenen Ansätze zur Antagonisierung freier Radikale sind in römischen Ziffern angegeben.

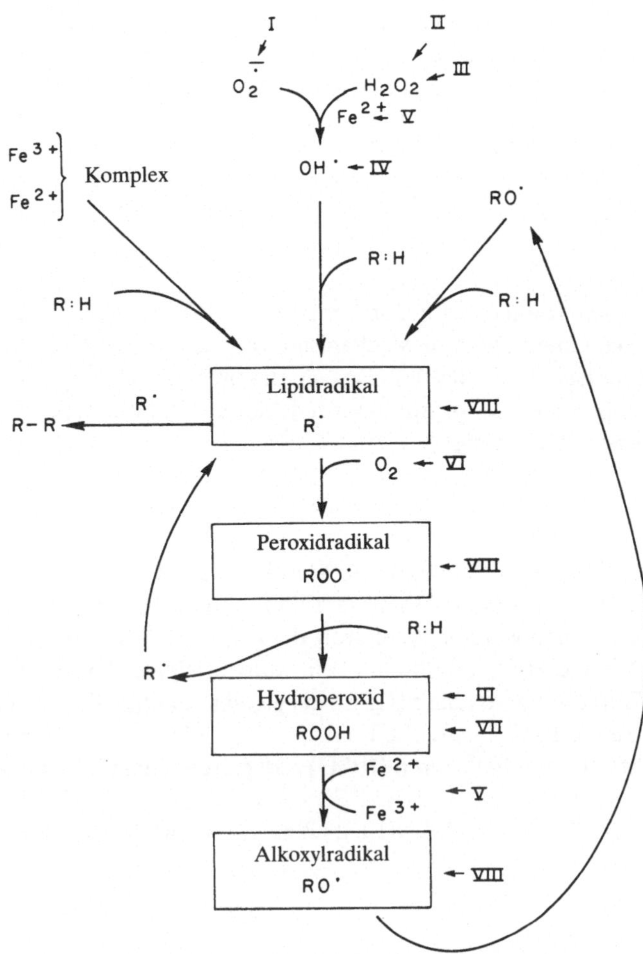

Abb. 2. Autoxidationszyklus von mehrfach ungesättigten Fettsäuren und Schutzmechanismen. I: Superoxiddismutase (SOD); II: Katalase; III: Glutathionperoxidase (GPO); IV: Harnsäure, Rökan, Vitamin E, Vitamin P; V: Rökan, Vitamin P, Cäruloplasmin; VI, VII und VIII: Vitamin E

Endogene Schutzmechanismen

Der erste endogene Schutz sind die Superoxiddismutasen (SOD). Diese Enzyme beschleunigen die Dismutation von $O_2^{-}\cdot$ in H_2O_2 ca. um das Tausendfache (Abb. 2, I). Dadurch wird die Koexistenz der beiden Sauerstoffzustände und damit die Bildung von $OH\cdot$ verhindert [7]. Bei den Säugetieren sind zwei Superoxiddismutasen, eine mitochondriale und eine cytoplasmatische, bekannt. Die mitochondriale SOD ist ein manganhaltiges Protein, die cytoplasmatische SOD enthält Kupfer und Zink.

Bei kardialer und renaler Ischämie, wo die Präsenz von freien Radikalen heute als wahrscheinlich gilt, wurden mit SOD-Injektionen gute Ergebnisse erzielt.

Ein zweites wichtiges Enzym ist die Katalase (Abb. 2, II), die Wasserstoffperoxid zerstört. Dadurch wird verhindert, daß H_2O_2 an der Fenton-Reaktion teilnimmt ($2\,H_2O_2 \dashrightarrow 2\,H_2O + O_2$):

$$(Fe^{2+} + H_2O_2 \longrightarrow Fe^{3+} + OH^- + OH^{\cdot})$$
$$\text{Bildung von OH·}$$

Die Katalase ist in den Peroxisomen lokalisiert. Ein weiteres Enzym, das H_2O_2 nach einem anderen Mechanismus abbaut, ist die Glutathionperoxidase (GPO). Dies ist ein selenhaltiges Enzym, das im ganzen Cytoplasma vorkommt [6]. Es benötigt als Wasserstoffdonator reduziertes Glutathion (GSH) und reagiert nach folgender Gleichung:

$$2\,GSH + H_2O_2 \longrightarrow 2\,H_2O + GS - SG$$

Die beiden Aminosäuren Methionin und Cystin sind für die Bildung von GSH, des essentiellen Cofaktors der GPO, erforderlich und müssen mit der Nahrung aufgenommen werden. Wenn trotz der Aktivität dieser Enzyme Hydroxylradikale aus $O_2^{-}\cdot$ und H_2O_2 gebildet und ein Autoxidationszyklus ausgelöst werden, kann die Gluthationperoxidase (GPO) die Radikalreaktion begrenzen. Durch eine dem Abbau von H_2O_2 identische Reaktion, kann die GPO Hydroperoxide (ROOH) zu hydroxylierten Fettsäuren (ROH) reduzieren, gemäß der Gleichung:

$$ROOH + 2\,GSH \longrightarrow ROH + H_2O + GSSG$$

Exogene Schutzmechanismen

Jede Substanz, die als Hydroxylradikal-Fänger wirkt, besitzt protektive Effekte für mehrfach ungesättigte Fettsäuren (Abb. 2, IV). Ein potenter Radikalfänger muß folgende Bedingungen erfüllen:
- Nach der Reaktion mit dem Radikal muß ein Nichtradikal entstehen.
- Die Geschwindigkeitskonstante der Reaktion zwischen Radikalfänger und Radikal muß wesentlich größer sein als diejenige der Reaktion zwischen Radikal und zu schützendem Substrat. Es muß gelten: $k_1 >>> k_2$:

$$OH^{\cdot} + \text{Radikalenfänger} \xrightarrow{\ k_1\ } \text{Nonradikal}$$

$$OH^{\cdot} + R{:}H^{\cdot} \xrightarrow{\ k_2\ } R^{\cdot} + HOH$$

Ein Radikalfänger ist nicht gegen alle Radikale wirksam. Vielmehr gibt es eine Abstufung der Spezifizität, z.B. durch gewisse sterische Inkompatibilitäten oder verschiedene Löslichkeiten (Radikal ist lipophil, Radikalfänger hydrophil). Zum Beispiel ist Harnsäure ein wirksamer Hydroxylradikal-Fänger, bleibt jedoch ohne Wirkung auf fettlösliche Radikale wie $R\cdot$, $RO\cdot$ und $ROO\cdot$. Neben anderen guten Hydroxylradikal-Fängern sind hier die Flavone wie Quercetin und Rutin, Tokopherol, Mannitol und die Antocyanidine zu nennen.

Eisen (Abb. 2, V) ist ein äußerst gefährliches Element, da es schon in sehr geringen Konzentrationen eine Fenton-Reaktion auslösen kann. Weiterhin reaktiviert es den Zyklus, indem es die Hydroperoxide (ROOH) in Alkoxylradikale ($RO\cdot$) transformiert. Diese Teilchen sind besonders toxisch, weil sie wie $OH\cdot$ den Autoxidationszyklus initiieren können. Die Komplexbindung dieses Elementes bietet keinen Schutz, denn Eisen kann in Form von Fe^{2+} oder Fe^{3+} im Komplex zwei verschiedene Elektronenzustände einnehmen: der high spin complex begünstigt die schädliche Wirkung des Elementes, der low spin complex zeigt keine toxische Wirkung. Wenn das Eisen an ADP oder z. B. Natrium-Ethylen-Diamin-Tetra-Essigsäure (NA_2EDTA) gebunden ist, kann es ein mehrfach ungesättigtes Fettsäuremolekül direkt angreifen und ein Alkylradikal erzeugen. Auf diese Weise kann z. B. innerhalb einiger Minuten eine Lipidperoxidation von Lebermikrosomen der Ratte durch das System $FeCl_3/ADP/NADPH$ induziert werden. Das Cäruloplasmin, das Transportprotein für Kupfer, wird oft als Schutzagens betrachtet, da es Fe^{2+} zu Fe^{3+} oxidiert, und dadurch eine Fenton-Reaktion verhindert wird. Diese Reaktion muß mit Vorbehalt betrachtet werden, da Eisen in beiden Oxidationszuständen aktiv ist und dieses Protein ausschließlich im Plasma vorkommt.

Eine andere Möglichkeit, den Zyklus zu hemmen, bietet der Ansatz beim Sauerstoff. Bei Abwesenheit von Sauerstoff dimerisiert das Radikal $R\cdot$ gemäß folgendem Schema zu einem nichttoxischen Reaktionsprodukt:

$$R\cdot + R\cdot \longrightarrow R - R$$

Im Gegensatz dazu reagiert $R\cdot$ in Gegenwart von Sauerstoff mit diesem rasch unter Bildung eines Peroxidradikals $ROO\cdot$. Um diese Reaktion zu verhindern, müssen lipophile Substanzen zur Verfügung stehen; denn diese reagieren bedeutend schneller mit dem Sauerstoff als das Alkylradikal. Solche Substanzen können mit der Nahrung zugeführt werden, z. B. Tokopherol oder Vitamin E.

Polyphenolische Substanzen wie Tokopherol und der standardisierte Ginkgo-biloba-Extrakt 761 zeigen auch auf einem anderen Niveau protektive Effekte. Während der Transformation zum Chinon können sie die beiden Wasserstoffatome und das Elektron an Lipoperoxide (ROOH) abgeben.

Es gibt wenige Medikamente, die beim „respiratory burst" der Leukocyten wirksam sind. Dies gilt insbesondere dann, wenn er außer Kontrolle gerät und die Integrität des Gewebes im Bereich von Leukocyten-Ansammlungen bedroht ist. Gewisse Flavonoide scheinen die Aktivität der NADPH-Oxidase zu beeinflussen. Der standardisierte Ginkgo-biloba-Extrakt 761 vermindert signifikant die Produktion von aktiven sauerstoffhaltigen Molekülen. Konsekutiv werden dadurch wahrscheinlich auch weniger chlorhaltige Moleküle gebildet.

Schlußfolgerungen

Der Sauerstoff ist für aerobe Organismen als terminaler Elektronenakzeptor essentiell.

Wegen seiner Affinität zu ungepaarten Elektronen unterhält Sauerstoff Radikalreaktionen und verhindert die Rekombination von Radikalen. Daraus ergeben sich Lipidperoxidationsprozesse, welche die Struktur der Zellmembranen beeinträchtigen. Permanente Aggressionen durch freie Radikale reduzieren die Viabilität der Zellen. Das ubiquitäre Vorkommen von Übergangsmetallen, besonders von Eisen, stellt den Hauptgrund für die Bildung dieser gefährlichen Moleküle dar.

Auch transitorisch-ischämische Zustände führen zu Radikalreaktionen; eine häufige Gefahr ist jedoch die überschießende Leukocytenaktivierung. Das Atemnotsyndrom des Erwachsenen, oft eine Komplikation von schweren Unfällen mit Sepsis, peritonealen Infektionen und Pankreatitis, stellt einen Circulus vitiosus von pathologischen Phänomenen dar. Am Anfang steht eine überschießende Aktivierung von polymorphkernigen Leukocyten, die zur Aggregation neigen. Die Zellanhäufungen werden dann im pulmonalen Capillarbett zurückgehalten, wo die Ausschüttung von oxidierenden Substanzen und Proteasen schwere Läsionen im Lungenparenchym verursacht.

Im sauerstoffhaltigen Milieu ist in allen Zellen ein breites Spektrum von endogenen protektiven Faktoren zum Schutz vor Aggressionen durch Moleküle mit ungepaarten Elektronen erforderlich. Über die Nahrung können protektive Faktoren wie Tokopherol, gewisse Aminosäuren und Flavonoide (Vitamin P) zugeführt werden. Vitamin E bewirkt einen effektiven Schutz mehrfach ungesättigter Fettsäuren.

Es sind eine Reihe von pathologischen Prozessen bekannt, in denen die endogenen Schutzmechanismen unzureichend werden. In diesen Situationen wäre es günstig, wenn für die Therapie Medikamente mit effektiven Radikalfänger-Eigenschaften zur Verfügung stünden.

Literatur

1. Babbs, C. F. (1985)
   Role of iron ions in the genesis of reperfusion injury following successfull cardiopulmonary resuscitation.
   Ann. Emergency Med. 14: 777–783
2. Badwey, J. A., Karnovsky, M. L. (1980)
   Active oxygen species and the functions of phagocytic leukocytes.
   Ann. Rev. Biochem. 49: 695–726
3. Borg, D. C., Schaich, K. M., Elmonre, J. J. (1985)
   Autoxidation and cytotoxicity.
   In: Oxygen and Oxy-radicals in chemistry and Biology. Rodgers, M.A.J., Powers, E.L. (Eds.).

Academic Press, New York, pp. 177–195
4. Deby, C., Pincemail, J., Hans, P., Braquet, P., Lion, Y., Deby-Dupont, G., Goutier, R. (1984)
Mechanisms of free radicals production in the arachidonic acid cascade and role of anti-lipo-peroxidants and free radical scavengers.
In: Cerebral Ischemia. Bes, A., Braquet, P., Paoletti, R., Sjesjö, B.K. (Eds.).
Excerpta Medica, Amsterdam, pp. 249–258
5. Fee, J. A., Valentine, J. S. (1977)
Chemical and Physical properties of superoxide.
In: Superoxide and Superoxide Dismutases. Michelson, A.M., Mc Cord, J.M., Fridovich, I. (Eds.).
Academic Press, New York, pp. 19–57
6. Flohé, L. (1979)
Glutathione peroxidase: Fact and fiction.
In: Oxygen free radicals and tissue damage, Ciba Foundation Symposium 65. Excerpta Medica, Amsterdam, pp. 95–121
7. Fridovich, I. (1975)
Superoxide dismutases.
Ann. Rev. Biochem. 44: 19–43
8. Hamilton, G. A. (1974)
Chemical models and mechanisms for oxygenases.
In: Molecular mechanisms of oxygen activation. Hayashio (Ed.).
Academic Press, New York, pp. 405–451
9. Hillered, L., Ernster, L., Afors, K. E. (1984)
Brain Ischemia and oxygen radicals.
In: Cerebral ischemia. Bes, A., Braquet, P., Paoletti, R., Sjesjö, B.K. (Eds.).
Excerpta Medica, Amsterdam, pp. 293–300
10. Vladimirov, Y. A., Olenev, V. I., Suslova, T. B., Cheremisina, Z. P. (1980)
Lipid peroxidation in mitochondrial membrane.
Adv. Lipid. Res. 17: 173–249
11. Weiss, S. J., Lambert, M. B., Test, S. T. (1983)
Long-lived oxidants generated by human neutrophils: characterization and bioactivity.
Science 222: 626–628

Radikalfänger-Eigenschaften von Rökan

Pincemail J., Deby C.

Zusammenfassung

Die Radikalfänger-Eigenschaften von Rökan wurden in mehreren In-vitro-Modellen untersucht. Die antiradikale Potenz gleicht derjenigen der Harnsäure, die ein Radikalfänger für Hydroxyl- und Diphenylpicrylhydracyl-Radikale ist. Darüber hinaus hemmt Rökan die Bildung von Radikalen, die von der Harnsäure nicht antagonisiert werden, wie z. B. Adriamycylradikale, sowie die Lipidperoxidation der Membranen. Aufgrund der antiradikalen Eigenschaften wirkt Rökan auf die Prostaglandin-Biosynthese stimulierend.

Schlüsselwörter: Hydroxyl-, Diphenylpicrylhydracyl-, Adriamycyl-Radikal, Lipidperoxidation, Rökan.

Verschiedene Argumente stützen die These, daß in der lebenden Materie permanent freie Radikale gebildet werden [8]. Mehrfach ungesättigte Fettsäuren sind wesentliche Bausteine der Zellmembran. Die Membranen verlieren zunehmend ihre für die Zelle lebenswichtigen, semipermeablen Eigenschaften, wenn diese Moleküle durch Radikalkettenreaktionen zerstört werden.

Unter physiologischen Bedingungen verfügen die Gewebe über gut funktionierende Schutzmechanismen gegen die ständigen Aggressionen durch Radikale. Proteine wie die Superoxid-Dismutase [14], die Katalase [17] und die Glutathion-Peroxidase [12] bilden einen enzymatischen Schutz. Weiterhin können cytoprotektive Faktoren wie Tokopherol (Vitamin E), bestimmte Aminosäuren (Methionin, Cystin) und P-Vitamine mit der Nahrung zugeführt werden. Allerdings gibt es bestimmte pathologische Zustände, bei denen die endogenen und exogenen Schutzmechanismen insuffizient werden. In diesen Situationen würden pharmakologische Substanzen, die dieses Defizit kompensieren, für die Therapie besonders nützlich sein.

Prinzip

Vor diesem Hintergrund untersuchten wir in vitro die Radikalfänger-Eigenschaften des standardisierten Ginkgo-biloba-Extrakts 761 (Rökan), dessen therapeutische Anwendungsbereiche in den letzten Jahren beachtlich zugenommen haben [19]. Die antiradikale Potenz von Rökan wurde an drei verschiedenen freien Radikalen, dem Hydroxyl- (OH·), dem Diphenylpicrylhydrazyl- (DPPH) und dem Adriamycyl-Radikal, untersucht. Das Hydroxylradikal kann entweder durch Radiolyse, d. h. Gamma-Bestrahlung einer wäßrigen Lösung [23], oder durch die Fenton-Reaktion [15] erzeugt werden.

Das Diphenylpicrylhydrazyl-Radikal ist bei normaler Temperatur stabil und durch eine violette Farbe charakterisiert. Seine quantitative Erfassung erfolgt mittels Colorimetrie; darüber hinaus kann es mit der Elektronenspinresonanz (ESR) gemessen werden. Dieselbe Methode eignet sich auch zum Nachweis des Adriamycyl-Radikals in Mikrosomen der Rattenleber. Schließlich ist die Untersuchung der Wirkung freier Radikale anhand der beiden folgenden In-vitro-Modelle möglich:

1) Mikrosomen der Rattenleber werden mit einem peroxidierenden Gemisch aus Eisenionen und ADP inkubiert [13]. Die generierten Radikale greifen die Mikrosomen-Membranen an, indem sie einen Autoxidationszyklus der Fettsäuren induzieren [5, 8]. Die Lipidperoxide werden rasch zu Malonaldehyd, dessen Konzentration mit dem Ausmaß der Lipidoxidation korreliert, abgebaut. In diesem System ist ein Eisenoxidkomplex, das Perferrylion, das Agens [22]. Beide Substanzen führen letztendlich zur Lipidperoxidation.

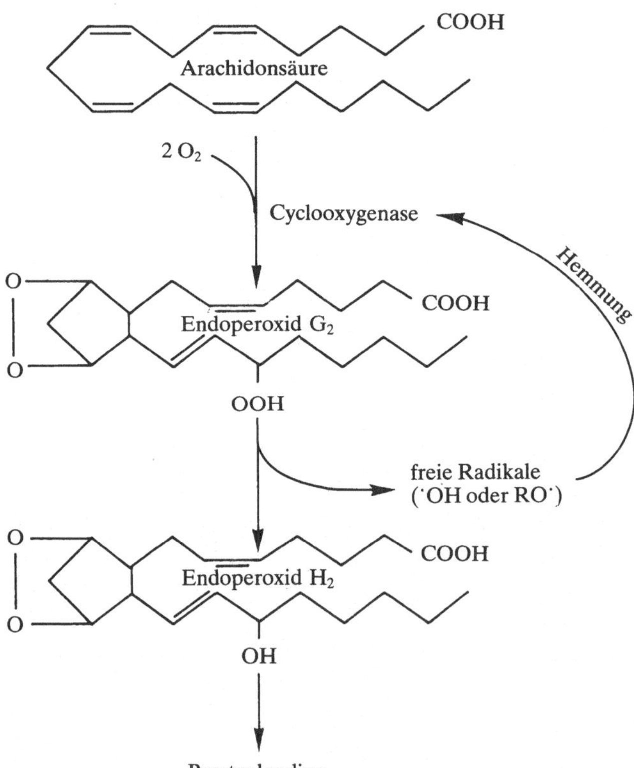

Abb. 1. Hemmung der Cyclooxygenase durch freie Radikale

2) Die Aktivität der Cyclooxygenase, dem Schlüsselenzym der Prostaglandin-Biosynthese, wird bestimmt. Durch verschiedene freie Radikale wird die Aktivität der Cyclooxygenase gehemmt [9]. Abb. 1 zeigt den Reaktionsmechanismus dieses Enzyms.

In einem ersten Schritt katalysiert die Cyclooxygenase den Einbau zweier Sauerstoffmoleküle in Arachidonsäure (mehrfach ungesättigte Fettsäure mit 20 Kohlenstoffatomen und 4 Doppelbindungen). Das Reaktionsprodukt ist das Endoperoxid G_2 (PGG_2), charakterisiert durch eine Hydroperoxid-Gruppe (-OOH). PGG_2 wandelt sich anschließend in das Endoperoxid H_2 (PGH_2) um, welches unter Mitwirkung anderer Enzyme zur Synthese der Prostaglandine führt. Während der Umwandlung des PGG_2 in PGH_2 (Reduktion von -OOH zu -OH) bilden sich bestimmte Sauerstoffradikale (OH·, RO·), welche die Cyclooxygenase inaktivieren. Die Cyclooxygenase ist demnach ein „Suizid-Enzym". Die Folge ist eine Verminderung der Prostaglandinsynthese. Antiradikale Substanzen müßten demnach die Prostaglandinsynthese steigern, da sie die Cyclooxygenase vor freien Radikalen schützen. Diese protektiven Effekte konnten für Harnsäure und andere Radikalfänger gezeigt werden [3,4].

Material und Methoden

Bildung des Hydroxylradikals

Radiolyse: Das Substrat wird einer Gamma-Strahlung (0,6 MeV) aus einer ^{137}Cs-Quelle ausgesetzt. Bei einem Abstand von 80 cm beträgt die Dosis 0,8 Gy/min. In einer ersten Versuchsreihe bestrahlt man (Gesamtdosis: 10 Gy) Alpha-Keto-gamma-Methiol-Buttersäure (KMB, Sigma), gelöst in einem mit Chelex behandelten Phosphatpuffer (0,15 M, pH 7,4). Das Hydroxylradikal greift die KMB unter Freisetzung von Ethylen an [24]. Die Bestrahlung erfolgt in mit Gummimembranen hermetisch abgeschlossenen Fläschchen, welche die Entnahme von Gasproben erlauben. Diese werden auf eine Porapak-P-Säule gegeben, die sich in einem Barber-Colman 3000 Chromatographen mit Flammen-Ionisationsdetektor befindet. Als Vektor wird Argon verwendet. Die Temperaturen des Einspritzgerätes, der Säule und des Detektors betragen 170, 100 und 170°C.

In einer zweiten Versuchsserie bestrahlt man Hyaluronsäure (HYA) mit Dosen von 25 und 50 Gy. HYA (Sigma), ein Polysaccharid mit hohem Molekulargewicht von ca. 400 000, ist in einem Phosphatpuffer (0,15 M) bei pH 7,4 gelöst. Die Hydroxylradikale depolymerisieren HYA; die daraus resultierende Viskositätsminderung ist der Menge der gebildeten Hydroxylradikale proportional [6]. Die Messung der Viskosität erfolgt mit dem Ostwald-Viskosimeter.

Fenton-Reaktion: Fe^{2+}-Sulfat (10^{-4} M) wird mit Ethylen-diamin-tetra-Essigsäure ($5 \cdot 10^{-5}$ M) und Salicylsäure (10^{-3} M) bei pH 7,4 in Phosphatpuffer gelöst.

Durch Zugabe von Wasserstoffperoxid (10^{-4} M) kommt es zur Bildung von Hydroxylradikalen. Diese hydrolysieren die in der Lösung enthaltene Salicylsäure. Die daraus entstehende Dihydroxybenzoesäure wird während einer Stunde im Abstand von jeweils 10 min photometrisch (490 nm) mittels einer früher beschriebenen Methode [16] gemessen.

Diphenylpicrylhydracyl-Radikal

Das Radikal ist bei normaler Temperatur stabil und durch eine violette Farbe mit einem Absorptionsmaximum bei 517 nm charakterisiert. Bei Anwesenheit eines Radikalfängers genügt es, den Grad der Dekolorierung des Radikals bei der angegebenen Wellenlänge spektroskopisch zu bestimmen. Dieses Verfahren wurde in einer vorangehenden Veröffentlichung detailliert beschrieben [6].

Adriamycylradikal

Um bei Ratten das hepatische Cytochrom P-450 zu stimulieren, erhalten diese Phenobarbital 50 mg/kg/d i. p. und werden nach 4 Tagen getötet. Die hepatischen Mikrosomen werden entsprechend der Methode nach Ernster isoliert [10] und der Proteingehalt mit der Folin-Ciocalteu-Methode bestimmt [18]. Es folgt die Inkubation der Mikrosomen (2 mg Protein/ml) während 4 min mit Stickstoff bei 37°C in einem KCl-Tris-MgCl$_2$-Puffer (150; 20; 50 mM; pH 7,4). Im Puffer enthalten sind: Glucose-6-Phosphat (5,5 mM), Glucose-6-Phosphat- Dehydrogenase (0,67 U/ml) und Adriamycin (200 μg/ml). Die Reaktion wird durch die Zugabe von NADP (0,39 mM) ausgelöst [21]. Nach Transfer in ein Quarzgefäß kann das Signal des Adriamycylradikals durch Elektronenspinresonanz (ESR) auf einem Spektrometer Varian-E-9-X-Band (Frequenz: 9,5 GHz, Feldmodulation: 100 KHz) identifiziert werden.

Lipidperoxidation

Rattenleber-Mikrosomen werden mittels oben beschriebener Methode isoliert. Das Inkubationsmilieu besteht aus KCl (125 mM), Tris (25 mM; pH 7,4) und Mikrosomen (1 mg Protein/ml). Die Lipidperoxidation wird durch das System NADPH/FeCl$_3$/ADP (0,18 mM/12 μM/1mM) ausgelöst. Nach 30 min gleichmäßigen Schüttelns bei 37°C wird das Ausmaß der Lipidperoxidation anhand der Menge an Malonaldehyd, das beim Abbau der Lipidperoxide entsteht, beurteilt.

Aktivität der Cyclooxygenase

Die Cyclooxygenase wird aus Mikrosomen der Samenblasen vom Stier gewonnen [3]. Die isolierten Mikrosomen werden bei 37°C unter Anwesenheit von reduziertem Glutathion (10^{-4} M) mit ^{14}C-markierter Arachidonsäure ($7{,}5 \cdot 10^{-2}$ μCi/ml) inkubiert. Die Extraktion der entstandenen markierten Prostaglandine (PGD_2 und PGE_2) erfolgt mit Diethylether. Nach Evaporation in Stickstoffatmosphäre werden die Proben auf eine Kieselgelplatte (Merck) gebracht und mit dem Lösungsmittel $CHCl_3/CH_3OH/HAc/H_2O$ (90/8/1/0,75) chromatographiert. Nach Lokalisation durch Autoradiographie werden die Prostaglandine eluiert und die Radioaktivität in einem Beta-Spektrophotometer bestimmt.

Die Radikalfänger-Eigenschaften von Rökan wurden in den beschriebenen unterschiedlichen Modellen untersucht. Alle Versuche wurden zweimal mit Konzentrationen zwischen 125 μg/ml und 500 μg/ml durchgeführt.

Ergebnisse

Hydroxylradikal

Rökan zeigt deutliche Anti-OH·-Eigenschaften. Bei einer Konzentration von 500 μg/ml beträgt die Produktion von Ethylen nur noch 35 % verglichen mit der Kontrolle, was eine 65 %ige Hemmung der Reaktion bedeutet. Bei 250 und 125 μg/ml beträgt die Ethylen- Produktion 46 % bzw. 65 % (54- bzw. 35 %ige Hemmung). Im Vergleich dazu hemmt Harnsäure, ein besonders potenter Hydroxylradikal-Fänger, bei einer Konzentration von 10^{-3} M die Ethylenbildung um 73 %.

Abb. 2 zeigt den ausgeprägten Abfall des Viskositätskoeffizienten von Hyaluronsäure nach Gamma-Bestrahlung. Nach einer Dosis von 25 und 50 Gy liegt die Viskosität bei 16 bzw. 10 % des Ausgangswertes. Dieser Abfall wird durch Harnsäure (10^{-3} M) signifikant reduziert (31 bzw. 20 %). Ein ähnliches Ergebnis wird bei einer Rökan-Konzentration von 500 μg/ml beobachtet (29 bzw. 18 %). Auch bei niedrigeren Konzentrationen findet sich noch eine deutliche antiradikale Wirksamkeit.

Die während der Fenton-Reaktion gebildete Menge an Dihydroxybenzoesäure ist der Reaktionszeit proportional. Bei Anwesenheit von Rökan (250 μg/ml) oder Harnsäure (10^{-3}) ist die Reaktionsgeschwindigkeit im Vergleich zur Kontrolle deutlich herabgesetzt (Abb 3.). Der Effekt von Rökan auf die Bildung von Dihydroxybenzoesäure belegt die in den beiden vorangehenden Versuchen beobachtete Wirksamkeit als Hydroxyl-Radikalfänger.

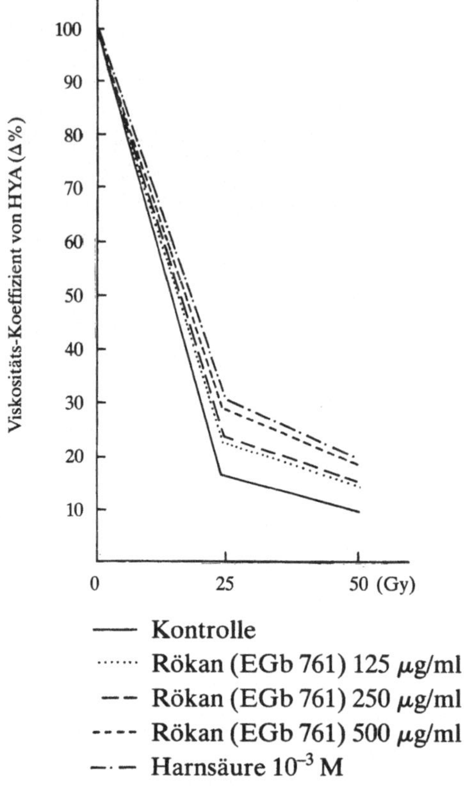

Abb. 2. Wirkung von Rökan und Harnsäure auf den Viskositätskoeffizienten von Hyaluronsäure nach Bestrahlung mit 25 bzw. 50 Gy

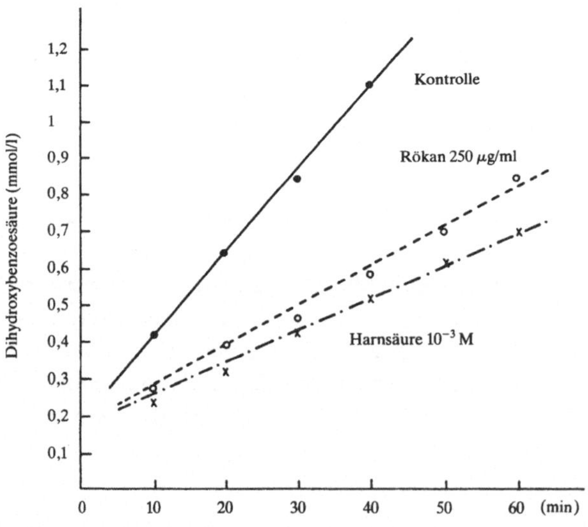

Abb. 3. Hemmung der Fenton-Reaktion durch Rökan und Harnsäure

Diphenylpicrylhydracyl-Radikal

Rökan zeigt gegenüber dem DPPH-Radikal eine ausgesprochen hohe Reaktivität. Schon eine niedrige Konzentration von 8 μg/ml bewirkt eine 20%ige Hemmung des Radikals. Bei 100 μg/ml ist das DPPH völlig farblos, was eine maximale Hemmung von 100% anzeigt (Abb. 4). Interessant ist die Beobachtung, daß der inhibitorische Effekt proportional zur Rökan-Konzentration verläuft. Ebenfalls eine 100%ige Hemmung des Radikals wird durch Harnsäure in Konzentrationen von 10^{-3} M und 10^{-4} M erreicht.

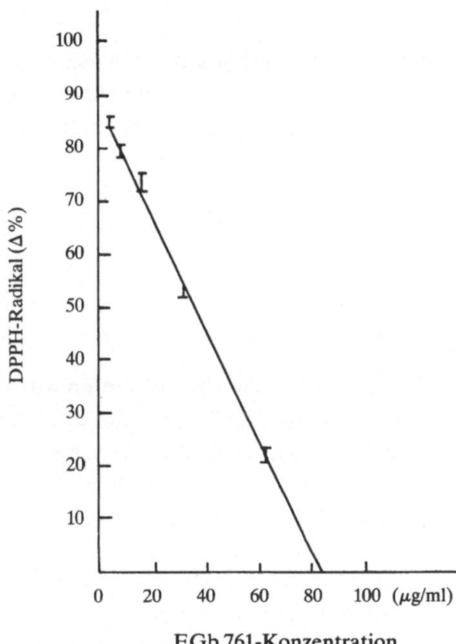

Abb. 4. Hemmung des Diphenylpicrylhydracyl-Radikals durch Rökan

Adriamycylradikal

Das Adriamycylradikal in stabiler Form wird durch Inkubation von Adriamycin mit Rattenleber-Mikrosomen erzeugt. Zuvor wurde die Synthese von Cytochrom P-450 pharmakologisch stimuliert. Die Amplitude des ESR-Signals ist der Konzentration des Adriamycylradikals proportional. Bei Inkubation mit Rökan (500 μg/ml) ergibt sich gegenüber der Kontrolle eine 50%ige Reduzierung. Harnsäure hat auf die Bildung des Adriamycylradikals keine Wirkung.

Lipidperoxidation

Rökan (500, 250 und 125 μg/ml) hemmt die Bildung von Malonaldehyd vollständig. Demnach wird die Lipidmembran maximal gegen eine durch das Peroxidationssystem $FeCl_3$/ADP/NADPH induzierte Radikalenaggression geschützt. Kontrollen belegen, daß Rökan nicht mit der Malonaldehyd-Messung interferiert.

Aktivität der Cyclooxygenase

Rökan (250 und 125 μg/ml) bewirkt eine 129 bzw. 140%ige Zunahme der Prostaglandin-Biosynthese. Als Kontrollwert (100%) gilt die Aktivität bei Abwesenheit von antiradikalären Substanzen. Harnsäure steigert die Prostaglandinsynthese um 200%.

Diskussion

In den verschiedenen Experimenten wurden die Radikalfänger-Eigenschaften von Rökan mit denen der Harnsäure, ein klassischer Hydroxyl-Radikalfänger, verglichen [23]. Die Konzentration dieser Referenzsubstanz wurde auf 10^{-3} M festgelegt. Rökan enthält insbesondere Flavonheteroside und Proanthocyanidine, die 24% des Gesamtextraktes ausmachen. Auf diesen Molekülen beruhen im wesentlichen die antiradikalen Eigenschaften. Bei einem mittleren Molekulargewicht von 700 ergibt sich für 500 μg Extrakt eine Konzentration an Radikalfängern von $5 \cdot 10^{-4}$ M; die Molarität ist also derjenigen von Harnsäure ähnlich.

Demnach besitzen Rökan und Harnsäure eine sehr ähnliche Anti-·OH-Wirksamkeit. Beim Test mit DPPH zeigt das Phytopharmakon hingegen eine deutlich höhere Aktivität. Zusätzlich wirkt Rökan, anders als Harnsäure, auch gegenüber dem Adriamycylradikal. Diese Eigenschaft haben Etienne et al. [11] in vivo nachgewiesen. Sie kann durch den lipophilen Charakter, den Harnsäure nicht besitzt, erklärt werden.

Als potenter Inhibitor der membranären Lipidperoxidation könnte Rökan auf zwei Ebenen des Modells wirken. Fong et al. [13] haben mehrere Beweise für die Bildung des ·OH-Radikals während der Lipidperoxidation der Membranen durch das NADPH/$FeCl_3$/ADP-System erbracht. Später wurde dies durch ESR-Messungen bestätigt [2]. Demnach ist Rökan aufgrund seiner Eigenschaften als Hydroxyl-Radikalfänger ein Schutzfaktor. Die Beteiligung des Hydroxylradikals an der Lipidperoxidation wird kontrovers diskutiert [5]. Nach anderen Autoren könnte das Perferrylion den Beginn der Radikalkette bilden, indem es unmittelbar ein Wasserstoffatom einer mehrfach ungesättigten Fettsäure an sich reißt. Der Ginkgo-Extrakt 761 wirkt wahrscheinlich über eine Komplexbildung mit Eisen auf dieses stark toxische Agens (vergleichbar mit OH·).

Darüber hinaus stimuliert Rökan in vitro wie andere wirksame Radikalfänger die Prostaglandinsynthese. Dies wurde an einem Modell mit einem Kaninchen, das gegen Arachidonsäure sensibilisiert wurde, bestätigt. Rökan begünstigt die Bildung von Prostacyclin auf Kosten derjenigen von Thromboxan A_2 [7].

Bei pathologischen Prozessen, bei denen es zur Bildung von freien Radikalen kommt, bildet Rökan aufgrund seiner antiradikalen Eigenschaften einen interessanten Therapieansatz. So ist bekannt, daß aktivierte Leukozyten bestimmte sauerstoffhaltige Radikale (O_2^-·, OH·) bilden, die bei der Entzündungsreaktion eine Rolle spielen. Neue Studien an Phorbol-Myristat-aktivierten menschlichen Leukozyten haben gezeigt, daß Rökan die Bildung dieser sauerstoffhaltigen Radikale reduziert [20].

Schlußfolgerung

Der standardisierte Ginkgo-biloba-Extrakt 761 (Rökan) enthält definierte Wirkstoffe, die Hydroxyl- und Diphenylpicrylhydrazyl-Radikale ebenso effektiv hemmen wie Harnsäure. Zusätzlich reduziert Rökan die Bildung von Radikalen, auf die Harnsäure keine Wirkung hat, wie z. B. das Adriamycylradikal. Rökan hemmt die Lipidperoxidation der Membranen und stimuliert aufgrund seiner Radikalfänger-Eigenschaften die Prostaglandinsynthese.

Literatur

1. Asakawa, T., Matsushita, S. (1979)
   Coloring conditions of thiobarbituric acid test for detecting lipid hydroperoxydes.
   Lipids 15: 137–140
2. Chin-San, Lai, Piette, L. H. (1977)
   Hydroxyl radical production involved in lipid peroxidation of rat liver microsomes.
   B. B. R. C. 78: 51–59
3. Deby, C., Deby-Dupont, G., Noël, F. X., Lavergne, L. (1981)
   In vitro and in vivo arachidonic acid conversions into biologically active derivatives are enhanced by uric acid.
   Biochem. Pharmac. 30: 2243–2249
4. Deby, C., Deby-Dupont, G. (1981)
   Natural factor modulating the intervention of activated oxygen in the biosynthesis of prostanoids.
   Clin. Resp. Physiol. 17 (Suppl.): 129–139
5. Deby, C., Deby-Dupont, G., Hans, P., Pincemail, J., Neuray, J., Goutier, R. (1983)
   Complementary procedures for pro- and antilipoperoxidant activity measurements.
   Experientia 39: 1113–1115
6. Deby, C., Magotteau, G. (1970)

Relation entre les acides gras essentiels et le taux des antioxydants tissulaires chez la souris.
C. R. Soc. Biol. 164: 2675–2681

7. Deby-Dupont, G., Pincemail, J., Braquet, P., Jeuniaux, D., Deby, C. (1983)
The effect of a Ginkgo biloba on lipoautoperoxidation and in vivo and in vitro prostacyclin biosynthesis.
24th International Conference on the Biochemistry of Lipids, Toulouse, 14–15 Septembre 1983, Abstract 150 P, p. 117

8. Deby, C., Pincemail, J. (1986)
Toxicité de l'oxygène, radicaux libres et moyens de défense.
Presse Méd. 15: 1468–1474

9. Egan, R. W., Paxton, J., Kuehl, R. A. (1976)
Mechanism for irreversible self-deactivation of prostaglandin synthetase.
J. Biol. Chem. 251: 7329–7335

10. Ernster, L., Nordenbrand, K. (1967)
In: Methods in enzymology, Vol. 10. Estabrook, R. W., Pullman, M. E. (Eds.).
Academic Press, New York, p. 574

11. Etienne, A., Chapelat, M. Y., Braquet, M., Clostre, F., Drieu, K., DeFeudis, F. V., Braquet, P. (1983)
In vivo studies of free radical scavenging activity. Relation to cerebral ischemia.
In: Cerebral Ischemia. Bes, A., Braquet, P., Paoletti, R., Siesjö, L. (Eds.).
Excerpta Medica, Amsterdam, pp. 379–384

12. Flohé, L. (1979)
Glutathion peroxidate: fact and fiction.
In: Oxygen free radicals and tissue damage. Ciba Foundation Symposium, Excerpta Medica, Amsterdam, pp. 95–121

13. Fong, K. L., Mac Kay, P. B., Poyer, J. L., Keele, B. B., Misra, H. (1973)
Evidence that peroxidation of lysosomal membranes is initiated by hydroxyl free radicals produced during flaving enzyme activity.
J. Biol. Chem. 248: 7792–7797

14. Fridovich, I. (1975)
Superoxyde dismutase.
Ann. Rev. Biochem. 44: 19–43

15. Haber, F., Weiss, J. (1934)
The catalytic decomposition of hydrogen peroxide by iron salts.
Proc. Roy. Soc. London, B, 147, pp. 332–351

16. Halliwell, B., Ahluwalia, S. (1976)
Hydroxylation of p-coumaric acid by horseradish peroxidase.
Biochem. J. 153: 513–518

17. Lehninger, A. (1981)
Biochimie. Chapitre 18. Les enzymes d'oxydo-réduction et le transport d'électrons.
Flammarion, Paris, p. 497

18. Lowry, O. H., Rosebrough, N. J., Farr, A. L., Randall, R. J. (1951)
Protein measurement with the Folin phenol reagent.
J. Biol. Chem. 193: 265

19. Pidoux, B., Bastien, C., Niddam, S. (1984)
Normalization electroencephalographie activity in ageing brain by an extract of Ginkgo biloba.
In: Cerebral Ischemia. Bes, A., Braquet, P., Paoletti, R., Siesjö, K. (Eds.).
Excerpta Medica, Amsterdam, pp. 385–388

20. Pincemail, J., Thirion, A., Dupuis, M., Braquet, P., Drieu, K., Deby, C. (in Druck)
Ginkgo biloba extract inhibits oxygen species production generated by phorbol myristate acetate stimulated human leukocytes.
Experientia

21. Sato, S., Iwaizumi, M., Handa, K., Tamura, Y. (1977)
Electron spin resonance study on the mode of generation of free radicals of daunomycin,

adriamycin and cardoquinone in NAD (P) H-microsome system. Gann 68: 603–608
22. Sugioka, K., Nakano, H., Nakano, M. (1983)
Less involvement of hydroxyl radical and a great importance of proposed perferryl ion complexes in lipid peroxidation. Biochim.
Biophys. Acta 753: 411–421
23. Van Caneghem, P., Deby, C., Bacq, Z. M. (1982)
Protection par l'acide urique de l'acide hyaluronique contre la dépolymérisation par un rayonnement ionisant.
C. R. Soc. Biol. 176: 391
24. Weiss, S. J., Rustaji, P. K., Lo Buglio, A. F. (1978)
Human granulocyte generation of hydroxyl radical.
J. Exp. Med. 147: 316–323

In-vitro-Nachweis der Radikal-Fänger-Effekte von Ginkgo-biloba-Extrakt durch das System der photometrischen Viskoelastometrie humaner Erythrocythen

SCHMID-SCHÖNBEIN H., ARTMANN G., DEGENHARDT R.

Zusammenfassung

Als eine der Folgeerscheinungen chronischer Mikrozirkulationsstörungen können oxydative Schädigungen (durch freie Radikale und Peroxydation von Lipiden und Proteinen) von Parenchymzellen, Gefäßwandzellen und Blutzellen auftreten. Für die Integrität der Mikrozirkulation ist dabei die oxydative Vernetzung der Membranproteine von Erythrozyten von besonderer Bedeutung, weil sie zu permanenter Non-Reperfusion aufgrund von Rigidifizierung stationärer Erythrozyten führen kann. Die bereits früher beschriebenen Radikal-Fänger-Effekte von Ginkgo-biloba-Extrakt (EGb 761, Rökan) wurden daher mit der Methode der photometrischen Monolayer-Viskoelastometrie für Erythrozyten untersucht. Unter experimenteller Schädigung mit H_2O_2 in Dosen zwischen 0,6 und 4 mmol/l wurde die Veränderung in der elastischen Compliance und der Membranviskosität vor und nach Zugabe von EGb 761 in Dosen zwischen 3,3 und 330 μg/ml untersucht. Dabei konnte bei Dosen von 0,6 bis 1,8 mmol H_2O_2/l keine signifikante Hemmung der oxydativ auslösbaren Zellrigidifizierung bemerkt werden, wohl aber die Zunahme der Rigidifizierung bei höheren H_2O_2-Dosen verhindert werden. Dieser Effekt wird im Sinne einer indirekten antioxydativen Wirkung gedeutet, die auf die Fähigkeit bestimmter Komponenten des Extraktes zurückgeführt wird, freie Radikale abzufangen. Das verwendete Test-System erweist sich als gut geeignet, mit geringem technischen Aufwand und hoher Präzision direkte von indirekten Effekten von antioxydativen Pharmaka zu unterscheiden. Die klinische Bedeutung dieser Befunde bleibt offen: Es wird in Anlehnung an Braquet die Möglichkeit diskutiert, daß Ginkgo-biloba-Extrakt positiv rückgekoppelte Störvorgänge für die destabilisierte Mikrozirkulation unterbinden und so einen Reststrom erhalten kann, der den Einsatz körpereigener und pharmakaspezifischer Reparatur-Mechanismen zuläßt.

Schlüsselwörter: Erythrozyten-Rigidifizierung, Membran-Compliance, Membran-Viskosität, Mikrozirkulation, Monolayer-Viskoelastometrie, oxydative Schädigung, Radikal-Fänger, Rökan.

Einleitung

Es mehren sich die Hinweise, daß neben zahlreichen Zellfunktionen die Integrität
der Mikrozirkulation durch oxydative Schäden bedroht ist, die als Folge von Wechselwirkungen freier Sauerstoff-Radikale mit Membranproteinen und Membranlipiden auftreten (s. Sies 1985 [8], Flohé 1987 [13]). Wenngleich aus guten Gründen
in der letzten Zeit die Rolle der neutrophilen Granulozyten in diesem Kontext eine
besondere Beachtung fand, kommt für akut entstehende Mikrozirkulationsschä-
den ebenso wie für die Verstärkung chronischer Störungen den Erythrocyten insofern eine große Bedeutung zu, als ihr wesentlich höherer Volumenanteil im Blut
bei akuten Zusammenbrüchen der Mikrozirkulation eine große Rolle spielt (siehe
Diskussion). Genau dieser Sachverhalt ist in den letzten Jahren in den verschiedenen Arbeitsgruppen des Instituts für Physiologie der RWTH Aachen intensiv untersucht worden (siehe Übersicht bei Deuticke, Grebe und Haest 1990 [4], Fischer
1989 [6], Driessen et al. 1984 [7]). Kontrollierte Lipid- und Proteinoxydation kann
bei Erythrocyten durch die verschiedensten Mechanismen induziert werden und
löst eine mehr oder weniger starke, in hohen Dosen stets signifikante Einschränkung der physiologischen Verformbarkeit („Fluidität") der Erythrocyten aus.
Diese Veränderung an den kernlosen Zellfragmenten läßt sich eindeutig auf eine
Veränderung in den viskoelastischen Eigenschaften der Membran zurückführen.
Die funktionelle Quintessenz dieser Studien, die insbesondere zu besonders enger
Korrelation der Ergebnisse mit In-vitro- und In-vivo-Methoden führte, lautet, daß
durch oxydative Vernetzung des Spektrins (dem hauptsächlichen extrinsischen
Membranprotein der Erythrocytenmembran, an seiner cytosolischen Seite gele-
gen) die passive Anpassung der Erythrocythen an die Strömung des Plasmas
schwer gestört wird. Dies unterbricht den Blutstrom unter den Bedingungen einer
arteriellen Hypotension (mit geringen Schubspannungen) vollständig. Die in den
oben erwähnten Experimenten gewählte Versuchsbedingung simuliert gleichsam
den „destabilisierten" Zustand der Mikrozirkulation in zahlreichen pathologischen Zuständen, wie sie z. B. im poststenotischen Bereich bei Fällen mit dekom-
pensierter obliterierender Atheromatose auftritt. Zahlreiche Hinweise sprechen
dafür, daß in solchen Fällen paradoxerweise durch die Reperfusion, also durch
Reoxygenierung, erst sekundäre, d. h. post-ischämische Schädigungen der Organe
auftreten, ohne daß bisher geklärt werden konnte, welche Teilsysteme von dem Re-
oxygenierungsschaden primär betroffen sind. Starke Hinweise lassen vermuten,
daß oxydative Schäden an Zellen und an nicht-zellulären Systemen im Interstitium
durch hochreaktive Sauerstoff-Radikale verursacht werden (siehe hierzu Das und
Essmann 1990 [3]).

Das Thema Erythrocyten und reaktive Sauerstoff-Radikale ist auch aus einem
anderen Grund von hohem biologischen Interesse: Erythrocyten sind (im Gegensatz zu Plasma) bekanntlich mit hochwirksamen und in hoher Aktivität vorkom-
menden Schutzmechanismen gegen intracellulär auftretende Sauerstoff-Radikale
ausgerüstet: hier sei nur an die intraerythrocytäre Katalase, die Gluthathion-Per-
oxydase und die Superoxyd-Dismutase erinnert (siehe H. Stern, 1985 [15]). Winter-
bourne und Stern (1987) haben außerdem gezeigt, daß die Erythrocyten selbst

auch extracelluläre Radikale abfangen [16]. Es ist denkbar, daß ihre Bewegung durch ein post-ischaemisch perfundiertes Mikrozirkulationsgebiet im Prinzip dem gesamten Gewebe genau den gleichen Schutz vor oxydativem Schaden zukommen läßt, der für den intraerythrocytären Raum mit seinem immer hohen Sauerstoffgehalt längst allgemein akzeptiert ist. Es liegt aber auf der Hand, daß diese Radikalfängerfunktion nur bewegten, also folglich nur solchen Erythrocyten zugeschrieben werden kann, die selbst nicht durch oxydative Schäden rigidifiziert wurden. Mit anderen Worten: kommen Erythrocyten in einem postischaemisch unvollständig perfundierten Mikrozirkulationsgebiet mit überkritischen Konzentrationen von Radikalen für ausreichend lange Zeit in Kontakt, so kann dies zu einem Zirkulus vitiosus von lokaler Erythrocytenversteifung, Inhomogenität der Durchblutung, lokaler Radikalfreisetzung durch in der Endstrombahn festsitzende neutrophile Granulozyten und Verstärkung der Mikrozirkulationsstörung Anlaß geben (siehe Diskussion).

Aus diesen Überlegungen und den o. g. experimentellen Befunden sind kürzlich mitgeteilte antioxydative Effekte von Ginkgo-biloba-Extrakt (EGb 761) (Pincemail et al. [9], [10]), speziell getestet als „Superoxyd-Anion-Scavenger-Effekte" an Ratten-Microsomen), aber auch in tierexperimentellen Ischämie-Modellen [5], [14] von großem rheologischen Interesse. Die vorliegende Studie widmet sich daher zwei Fragen:

1. Kann mit dem hochempfindlichen System der photometrischen Monolayer-Elastometrie von Erythrocyten [1] in klinisch relevanten Dosen ein echter antioxydativer Effekt (im Sinne der Verhinderung einer Erythrocyten-Versteifung) nachgewiesen werden?
2. Kann mit der mikroskop-photometrischen Monolayer-Technik ein im echten Sinne „membran-protektiver" Effekt durch Ginkgo-biloba-Extrakt von einem „Radikal-Fänger"-Effekt unterschieden werden, der von Komponenten ausgeht, die im Plasma gelöst sind?

Materialien und Methoden

Die Untersuchungen wurden mit menschlichen Erythrocyten durchgeführt, die in üblicher Weise in die Strömungskammer des Erythrocyten-Viskoelastometers nach Artmann [1] plaziert wurden. Die Erythrocyten wurden mit einem glukosehaltigen und auf pH 7 und 290 mOsmol/l eingestellten Puffer, welcher 0,01 % Albumin enthielt, superfundiert; diesem Puffer wurde H_2O_2 in Konzentrationen zwischen 0,6 und 4 mmol/l hinzugefügt. Das System erlaubt nun, den Einfluß der Konzentration, der Expositionszeit und der Experimental-Temperatur auf die Ruheform und die viskoelastischen Eigenschaften der eingebrachten Erythrocyten kontinuierlich zu messen. Ferner bietet es die Möglichkeit, die artifiziell induzierte Alteration der Erythrocyten rückgängig zu machen. Wie geschildert, werden Indikatoren für die Ruheform, die Steifigkeit der Erythrocyten-Membran (gemessen am photometrischen Compliance-Parameter) erfaßt. In dynamischen Relaxations-Experimenten, die die Geschwindigkeit der elastischen Rückstellung bestimmen, kann man mit dem photometrischen Fluiditätsparameter die „Fluidität" der Zell-Membran und des Zytosols erfassen. In Experimenten, wie den hier geschilderten, erweist es sich als pragmatischer Vorteil, daß in einzelnen Strömungskammern immer die gleiche Erythrocytenpopulation wiederholten Tests unterzogen werden kann. Ferner kann in parallelgeschalteten Kammern der antioxydative Effekt bzw. der protektive Effekt durch den untersuchten Ginkgo-biloba-Extrakt in verschiedenen Dosen simultan erfaßt werden.

In den vorliegenden Experimenten wurde im wesentlichen mit Konzentrationen gearbeitet, von denen in früheren Versuchen (siehe Fischer 1989 [7]) eine eindeutige Erythrocyten-Rigidifizierung nachgewiesen werden konnte. Für das verwandte H_2O_2 gilt, daß bei Konzentrationen deutlich über 1 mmol und Expositionszeiten oberhalb von 15 Minuten mit mikrorheologischen Testsystemen sehr einfach diskrete Rigidifizierungs-Effekte nachweisbar werden, die sich dem Nachweis mit anderen, vor allem biochemischen Mitteln noch entziehen. Es sei in diesem Zusammenhang darauf hingewiesen, daß für die vorliegenden Studien zum protektiven Effekt von Ginkgo biloba auf die Blockierung der Glutationreduktase durch Jodacetat bzw. durch Acid-Zugabe bewußt verzichtet wurde (siehe [7] für Einzelheiten dieser Problematik).

Ergebnisse

Mit Hilfe des geschilderten Versuchsaufbaus läßt sich die Kinetik der oxydativen Schädigung von Erythrocyten bequem erfassen. In Abb. 1 (modifiziert nach maximaler Zell-Compliance) ist die Abhängigkeit der Compliance-Einbuße als Funktion der Zeit bei zwei H_2O_2-Konzentrationen dargestellt: die in früheren Versuchen (Fischer et al. [7]) als Minimal-Dosis für Erythrocytenrigidifizierung gefundene Dosis von 1 mmol/l zeigt zeitabhängig eine rasch zunehmende Versteifung: diese hat nach 30 Minuten einen 20%igen Complianceverlust produziert, d. h. ein mit herkömmlichen Methoden eben meßbarer Effekt. Wie sich zeigt, wird nach

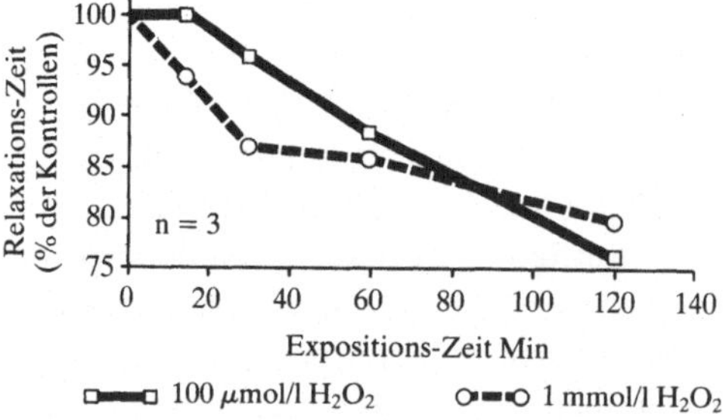

Abb. 1. Abnahme der Compliance als Funktion der Zeit durch oxydative Schädigung mittels H_2O_2

etwa 60 min ein Maximalwert erreicht, der sich bis 120 min nicht weiter steigern läßt. Demgegenüber findet sich bei 1/10 der bisher akzeptierten Minimaldosis bei 15 und 30 min zwar ein Effekt, er überschreitet jedoch einen Compliance-Verlust von 10 % nicht. Letzterer tritt jedoch bei Inkubationszeiten von 60 bzw. 120 min ein.

Der oxydative Schädigungseffekt ist, wie in Abb. 2 gezeigt wird, auch stark von der Inkubations- und Experimentaltemperatur abhängig: wird nur 15 min inkubiert, fällt bei 37°C die Compliance bereits bei 1 mmol/l auf 80 % des Kontrollwertes. Ganz analoge Verläufe des oxydativen Schadens mit H_2O_2 fanden sich, wenn aus der Relaxationszeit und dem Compliance-Parameter der Fluiditätsparameter errechnet wurde.

Wurden wesentlich höhere H_2O_2-Konzentrationen angeboten, kam es bei Dosen oberhalb 2 mmol/l und Expositionszeiten oberhalb von 15 min zu so starken Erythrozyten-Rigidifizierungen, daß keine nennenswerten Elongationen der Zellen mehr auftraten und damit keine photometrischen Signale (für Extension und Relaxation) mehr registriert werden können.

Die gleichzeitige Exposition des Erythrocytenmonolayers mit H_2O_2 und Ginkgo-biloba-Extrakt (Rökan) läßt erkennen, daß offenbar im Konzentrationsbereich zwischen 0,6 und 1,8 mmol/l H_2O_2 durch die Anwesenheit von Ginkgo biloba ein leichter, nicht dosisabhängiger additiver Rigidifizierungseffekt durch H_2O_2 ausgelöst wird (Abb. 3). Es fehlt in diesem Konzentrationsbereich des Ginkgo-biloba-Extrakts (der den Faktor 100 umschließt) ein funktionell signifikanter hemmender Einfluß auf die (bei den kurzen Expositionszeiten von 30 min bestehenden) leichten Rigidifizierungen (bzw. eine Beeinflussung der Fluiditätsparameter in einem Konzentrationsbereich zwischen 0,6 und 1,8 mmol/l). Bei hohen Dosen ist jedoch stets eine sehr starke Hemmung der Zellversteifung durch H_2O_2 feststellbar, d. h. es besteht ein indirekter antioxydativer Effekt. Die vorliegenden Daten (Abb. 3) zeigen, daß es sich hierbei mit großer Wahrscheinlichkeit um einen Radikal-Fänger-Effekt handelt, der im Suspensions-Medium und nicht in den Membranen selbst wirksam werden dürfte. Dies folgt aus der Tatsache, daß auch bei der sehr hohen Rökan-Dosis (330 μm/ml) zwischen 0,6 und 1,8 mmol/l H_2O_2 keine Hemmung des Rigidifizierungs-Effektes nachweisbar ist, während eine solche oberhalb von 2,4 mmol/l sehr deutlich – und vor allem klar dosisabhängig – auftritt.

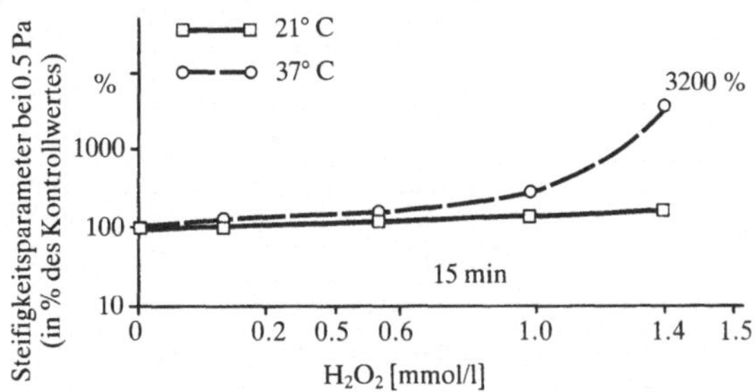

Abb. 2. Oxydative Schädigung der Erythrocyten in Abhängigkeit von der Inkubations- und Experimentaltemperatur

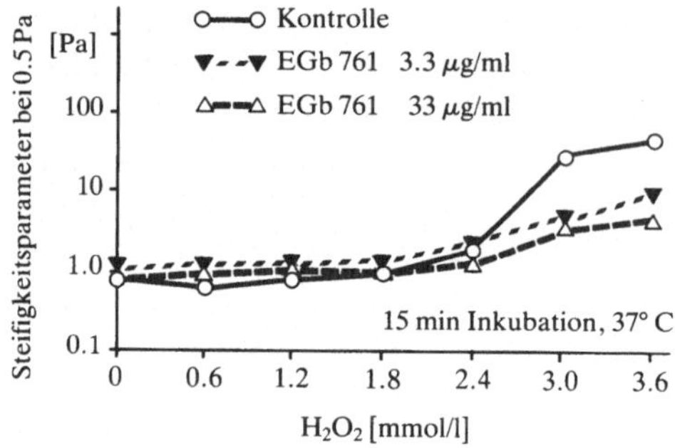

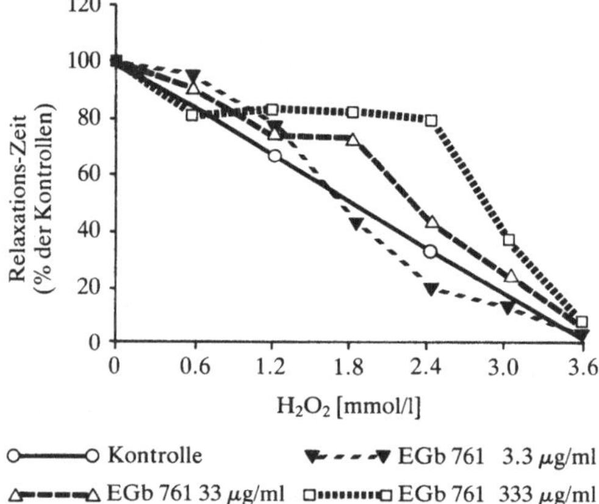

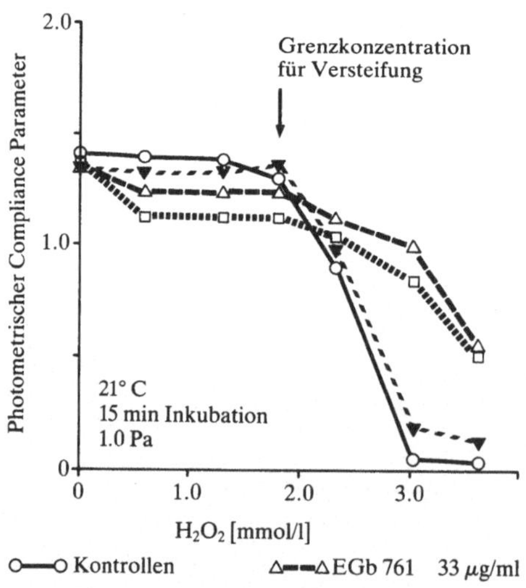

Abb. 3. Gleichzeitige Exposition des Erythrocytenmonolayers mit H_2O_2 und Ginkgo-biloba-Extrakt. Radikalfänger-Effekt von Rökan

Diskussion

Die vorliegenden Ergebnisse zeigen somit recht klar, daß in dem standardisierten Ginkgo-biloba-Extrakt 761 (Rökan) Substanzen vorliegen müssen, die normale menschliche Erythrocyten vor der Wirkung von Sauerstoff-Radikalen schützen. Dies hat allgemein-biologische Bedeutung, denn dieser Effekt dürfte auch für andere Zellen gelten, ist aber auch von hämodynamischer Relevanz, da er die Integrität der Mikrozirkulation erhält. Wiederum handelt es sich um einen Effekt, der vor allem die Fluidität der Erythrocyten konserviert, wenn dieselben biochemisch abnormen Umgebungsbedingungen ausgesetzt sind.

Im Gegensatz zu den direkt an den Zellmembranen einsetzenden protektiven Effekten von Rökan auf Erythrocyten, die in den Beiträgen von Grebe et al. und Artmann et al. beschrieben sind, liegt hier ein indirekter Effekt vor. Es zeigt sich, daß die Komponenten des Ginkgo-biloba-Extraktes wahrscheinlich keinen direkten antioxydativen Effekt auf die Komponenten der Erytrocytenmembran ausüben. Vielmehr existieren im Gesamtextrakt (nach Pincemail et al. [9, 10]) wahrscheinlich Diterpenoide und Flavonoide, die als Radikalfänger die Erythrocyten im vorliegenden Experiment, aber damit eben wahrscheinlich auch alle anderen Körperzellen in vivo vor oxydativen Schäden schützen. Hinweise für mehr globale „antioxydative Effekte" von Ginkgo biloba fanden Pincemail et al. am System der stimulierten neutrophilen Granulozyten, Spinnewyn et al. [14] und Doly et al. [5].

Welche Teilfunktion eines „gestörten" Organs durch oxydativen Schaden gestört wird, ist im Einzelfall nicht zu klären, da alle Zellen – und in ihnen Lipide und Proteine – pathologisch verändert sind. Aus unserer Sicht sind indes zirkulatorische – und damit rheologische – Faktoren sehr wichtig, weil Zusammenbrüche des Kreislaufs schwer rückgängig zu machen sind und Reparatur-Maßnahmen (also ärztlich induzierte Maßnahmen oder „Spontan-Heilungs-Vorgänge") nachhaltig unterbinden.

Die heute sehr populäre Vorstellung, daß Erythrocytenversteifung zu einer Störung der Mikrozirkulation in vivo führe, beruht im wesentlichen auf Plausibilitäts-Überlegungen, da bekannt ist, daß die nutritiven Kapillaren, als die Engstellen des Kreislaufsystems (Gefäßdurchmesser 4–5 μm) nur dann von Erythrocyten passiert werden können, wenn diese gut verformbar sind. Direkte Hinweise für diese Vorstellung gibt es nicht: weder mit klinischen, noch mit tierexperimentellen Befunden ließ sich bisher belegen, ob rheologische Veränderungen Ursache oder Folge einer chronischen oder akuten Funktionsstörung eines Gewebes sind. Die rheologischen Effekte einer oxydativen Schädigung von Erythrocyten sind dagegen gut untersucht. Unter allen Bedingungen eines induzierten „low flow states" führt durch Membranoxydation ausgelöste Erythrocyten-Rigidifizierung zu disseminierten Stillständen, d. h. einer schnell eintretenden Okklusion von Kapillaren durch rheologisch defekte Erythrocyten. Im mikrovaskulären Netzwerk wird dieser Effekt funktionell multipliziert durch die sog. „Exklusion" weiterer Austauschkapillaren, die deswegen nicht mehr perfundiert werden, weil in benachbarten bzw. stromaufwärts oder stromabwärts gelegenen Kapillaren eine rheologische Okklusion stattfindet [11]. Interessanterweise wird eine normale Mikrozirkulation, vermutlich wegen der in ihr herrschenden hohen Schubspannungen, auch durch sehr ausgeprägte Erythrocyten-Rigidifizierungen nicht signifikant gestört [1, 6]. Ob und wie wesentlich Erythrocyten-Rigidifizierung Ursache oder Folge von Kreislauf- bzw. Stoffwechsel-Störungen ist, muß also offenbleiben. Vielleicht ist sogar die Frage falsch gestellt: Neuere Vorstellungen aus der Chaos-Theorie (siehe hierzu [2] und [12]) legen einen Wirkmechanismus nahe, in dem sich biochemische und biomechanische Störgrößen in ihrer Wirkung auf die Stabilität biologischer Prozesse gegenseitig verstärken und zu – im einzelnen unvorhersagbaren – „Katastrophen-Reaktionen" führen [17].

Es kann nicht Sinn der vorliegenden Mitteilung sein, die ganze Problematik der Toxikologie freier Sauerstoff-Radikale zu rekapitulieren: es genüge der Hinweis, daß die in der „Radikal-Forschung" bisher weitgehend vernachlässigten „biomechanischen Effekte", also z. B. die rigidifizierende Wirkung auf Erythrocyten sowohl in vitro als auch in vivo besonders gründlich untersucht sind [9, 13]. Eine Wirkung im Sinne sich selbst verstärkender Perfusionshemmung bei postischaemisch inhomogen perfundierter Endstrombahn könnte zu „katastrophalen" Folgen führen und darüber entscheiden, ob eine postischaemische Re-Normalisierung der Mikrozirkulation in Normoxie zur Restitution (durch oxydative Phosphorylierung in Mitochondrien) oder Destruktion des Gewebes (durch Lipid- und Proteinoxydation) beiträgt.

Zum Abschluß ein methodischer Aspekt: die vorliegenden Ergebnisse zeigen vor allem, daß in der technisch einfachen photometrischen Erythrocyten-Monolayer-Elastometrie ein System zur Verfügung steht, mit dessen Hilfe es gelingt, verschiedene bisher unklare pharmakologische, und zwar sowohl pharmakokinetische wie auch pharmakodynamische Effekte von Ginkgo-biloba-Extrakt zu verifizieren. Die leichte und sehr kostengünstige Verfügbarkeit von menschlichen Erythrocyten, ihre leichte Handhabbarkeit im rheologischen Experiment, ferner die Tatsache, daß sie als kernfreie Zellfragmente im wesentlichen membranale Effekte widerspiegeln (wie sie von biologischen Noxen ausgehen, wie z. B. freie Radikale, aber auch Pharmaka-Effekte), wird in der Zukunft wesentlich detailliertere Untersuchungen der (bisher nur unzureichend bekannten) Wirkmechanismen vieler Phytopharmaka zulassen.

Literatur

1. Artmann, G. (1988)
   Monolayer-Photometrie zur Quantifizierung der Form und induzierter Formänderungen menschlicher Erythrozyten.
   Dissertationsschrift, Nat. Math. Fakultät der RWTH Aachen
2. Braquet, P., Paubert-Braquet, M., Bourgain, R. H., Brussolino, F., Hosford, D. (1989)
   PAF/Cytokine autogenerated feedback networks in microvascular immune injury: consequences in shock, ischemia and graft rejection.
   J. Lipid Med. 1: 75–112

3. Das, D. K., Essman, W. B. (Eds) (1990)
   Oxygen Radicals: Systemic Events and Disease Processes. Karger, Basel
4. Deuticke, B., Grebe, R., Haest, C. S. M. (1990)
   Action of Drugs on the Erythrocyte Membrane.
   In: Harris, H. (Ed.) Blood Cell Biochemistry, Vol. I. Plenum Press, London, pp. 475–529
5. Doly, M., Droy-Lefaix, M. T., Bonhomme, B., Braquet, P. (1986)
   Effet de l'extrait de Ginkgo biloba sur l'électrophysiologie de la rétine isolée de rat diabéti-
   que.
   Presse Méd. 15: 1480–1483
6. Driessen, G. K., Fischer, T. M., Haest, C. W. M, Inhoffen, W., Schmid-Schönbein, H. (1984)
   Flow behaviour of rigid blood cells in the microcirculation.
   Int. J. Microcirc. Clin. Exp. 3: 197–211
7. Fischer, T. M. (1990)
   Cross bonding and stiffening of the red cell membrane. Biochem. Biophys. Acta 985: 218–228
8. Flohé, L., Beckmann, R., Giertz, H., Loschen, G. (1985)
   Oxygen-Center Free Radicals as Mediators of Inflammation.
   In: Sies, H. (Ed.) Oxydative Stress. Academic Press, London, pp. 403–435
9. Pincemail, J., Thirion, A., Dupuis, M., Braquet, P., Drieu, K., Deby, C. (1987)
   Ginkgo biloba extract inhibits oxygen species production generated by phorbol myristate acetate stimulated human leucocytes.
   Experientia 43: 181–184
10. Pincemail, J., Dupuis, M., Nasr, C., Hans, P., Haag-Berrurier, M., Anton, R., Deby, C.
    (1989)
    Superoxide anion scavenging effect and superoxide dismutase activity of Ginkgo biloba ex-
    tract.
    Experientia 45: 708–712
11. Schmid-Schönbein, H. (1988)
    Fluid dynamics and Hemorheology in vivo.
    In: Lowe, G. D. O. (Ed.). Clinical Blood Rheology, Vol. I. CRC-Press, Boca Raton FL, pp.
    129–219
12. Schmid-Schönbein, H. (1990)
    Synergetic order and chaotic malfunctions of the circulatory systems in „multiorgan failure“:
    Breakdown of cooperativity of hemodynamic functions as cause of acute microvascular patho-
    logies. In: Vincent, J. L., Thijs, L. G. (Eds.)
    Update in Intensive Care and Emergency Medicine. Springer, Berlin, Heidelberg, New York,
    Tokyo, p. 11
13. Sies, H. (1985)
    Hydroperoxydes and Thiol Oxydants in the Study of Oxidative Stress in Intact Cells and
    Organs.
    In: Sies, H. (Ed.) Oxydative Stress. Academic Press, London, pp. 73–90
14. Spinnewyn, B., Blavet, N., Clostre, F., Braquet, P. (1988)
    Protective Effects of Ginkgolides in Cerebral Post-ischemic Phase in Mongolian Gerbils.
    In: Braquet, P. (Ed.) Ginkgolides-Chemistry, Biology, Pharmacology and Clinical Perspecti-
    ves. Prous Sci. Publ., Barcelona, pp. 665–680
15. Stern, A. (1985)
    Red cell oxydative damage.
    In: Sies, H. (Ed.) Oxydative Stress. Academic Press, London, pp. 331–349
16. Winterbourn, C., Stern, A. (1987)
    Human Red Cells Scavenge Extracellular Hydrogen Peroxide and Inhibit Formation of Hy-
    pochlorous Acid and Hydroxyl Radicals.
    J. Clin. Invest. 80: 1486–1491
17. Zeeman, E. C. (1972)
    A catastrophe machine.
    In: Waddington, C. H. (Ed.). Towards a theoretical Biology, Vol. IV. Edinburgh University
    Press, pp. 276–282

Wirkung von Rökan auf die Elektrophysiologie der isolierten Retina

Doly M., Droy-Lefaix M. T., Bonhomme B., Braquet P.

Zusammenfassung

In dieser Studie wurden die diabetes-induzierten Störungen der retinalen Funktionen sowie die protektiven Effekte von Rökan untersucht. Als experimentelles Modell diente ein isoliertes Retinapräparat der Albinoratte, das in einer Perfusionskammer am Leben gehalten wurde. Die retinalen Funktionen wurden anhand eines Elektroretinogramms nach einem definierten Lichtreiz beurteilt. Der Diabetes wurde bei den Ratten durch Injektion von Alloxan induziert. Einen Monat nach Diabetesinduktion war die Amplitude des Elektroretinogramms bei den diabetischen Ratten im Vergleich zu den Kontrolltieren signifikant kleiner. Nach zwei Monaten wurde eine weitere Verminderung der Amplituden beobachtet, was die Verschlechterung der retinalen Funktion bestätigte. Bei den mit Rökan behandelten Tieren war die Amplitude zwei Monate nach Diabetesinduktion signifikant größer als bei den unbehandelten. Diese Ergebnisse werden der spezifischen Wirkung der freien Sauerstoffradikale an der Retina diabetischer Ratten und den antiradikalen Eigenschaften von Rökan zugeschrieben.

Schlüsselwörter: Diabetes, Retinopathie, freie Radikale, Elektroretinogramm, Rökan.

Aufgrund der steigenden Lebenserwartung von Diabetikern nehmen die Prävalenz und der Schweregrad neurovaskulärer Komplikationen bei dieser Patientengruppe zu [6]. Prävention und Therapie stellen weiterhin bedeutende Probleme dar. In der Retina sind die vaskulären Komplikationen besonders ausgeprägt und für den irreversiblen Verlust der visuellen Funktion verantwortlich.

Bei der visuellen Wahrnehmung lassen sich im Bereich der Netzhaut zwei Phasen voneinander abgrenzen. Die erste beruht ausschließlich auf photochemischen Phänomenen. Die zweite Phase ist elektrophysiologischer Natur, sie entspricht der eigentlichen Netzhautstimulation und ist Ursprung eines spezifischen elektrischen Signals, dem Elektroretinogramm (ERG). Dieses ist ein direktes Abbild der photonen-induzierten Erregung der Retina und erlaubt eine zuverlässige Beurteilung der visuellen Funktion. Die vorliegende Studie wurde an der isolierten, durch Perfusion vital erhaltenen Retina durchgeführt. Diese experimentelle Technik, bei der die Retina vom Pigmentepithel getrennt wird, erlaubt die ausschließliche Prüfung der retinalen Funktion. Jede Beeinträchtigung des Netzhautmetabolismus wird unmittelbar im ERG abgebildet.

In dieser Studie wurden die protektiven Effekte des standardisierten Ginkgo-biloba-Extrakts 761 (Rökan) auf die Netzhaut untersucht. Die diabetesbedingten Netzhautschädigungen werden in experimentellen Modellen zum größten Teil auf die Entstehung von freien Radikalen zurückgeführt [2, 7, 8]. Vor dem Hintergrund dieser pathophysiologischen Vorgänge wird die retinaprotektive Wirkung von oral verabreichtem Rökan bei Netzhautschädigungen nach Induktion eines Diabetes mellitus im Tierexperiment untersucht.

Material und Methoden

Für die Untersuchungen wurde die Netzhaut von Albinoratten verwendet [3]. Da diese Spezies fast ausschließlich dunkelsehend ist, wird die Interpretation des ERG wesentlich erleichtert. Nach Tötung des Tieres wird das Auge entnommen, die Netzhaut seziert und wie eine Membran in einer Zelle aufgespannt. Die Zelle wird bei 37°C mit einer Nährlösung perfundiert und permanent mit Sauerstoff versorgt. Die Retina wird mit einem Photostimulator, der Blitze von weißem Licht (300 Lux, 1 ms) abgibt, gereizt. Die ERG-Registrierung erfolgt über zwei Silber-elektroden, die in die anteriore und posteriore Perfusionszelle eintauchen. Das Signal wird durch einen Mikroprozessor verstärkt und ausgewertet. Für die Quantifizierung des ERG wurde die Amplitude der b-Welle gewählt. Diese entsteht in den internen Retinaschichten [11] und spiegelt daher die intraretinale Erregungsübertragung und damit den Netzhautmetabolismus wider.

Der Diabetes mellitus wird bei den Versuchstieren (Ratten) durch Verabreichung von Alloxan induziert: 12 mg Alloxan i. v. in die Caudalvene bei 200 g Körpergewicht; eine Stunde nach der Injektion Verabreichung von 2 ml 5%iger Glukose per os; während 24 Stunden 10%ige Saccharoselösung über die Saugflaschen an den Tierkäfigen. Die Bestimmung des Blutzuckerspiegels erfolgt alle 48 Stunden. Der Blutzuckerspiegel wird durch Injektion von 1 I.E. oder 0,5 I.E. Insulin unter 30 mmol/l gehalten. Der Alloxan-Diabetes ist ein sehr gängiges Tiermodell zum Studium der Diabeteserkrankung. Alloxan führt in Gegenwart von Salzen der Ascorbinsäure und molekularem Sauerstoff zur Bildung von Peroxidradikalen, die besonders toxisch für die Zellen sind. Zielzellen, in denen Alloxan akkumuliert, sind die Beta-Zellen des Pankreas [2]. Die spezifische Zerstörung dieser insulin-sezernierenden Zellen führt zur Ausbildung eines Diabetes.

Die medikamentöse Behandlung besteht in einer morgendlichen Verabreichung von 100 mg/kg/d Rökan p. o. an die nüchternen Tiere. Die Behandlung wird 15 Tage vor der Diabetesinduktion begonnen und während der ganzen Studiendauer fortgesetzt.

Der Versuch wurde mit folgenden 4 Tiergruppen durchgeführt: eine Kontrollgruppe (n = 10); eine Gruppe diabetischer Ratten, 1 Monat Studiendauer (n = 3); eine Gruppe diabetischer Ratten, 2 Monate Studiendauer (n = 5); eine Gruppe diabetischer Ratten unter Rökan-Behandlung, 2 Monate Studiendauer (n = 4). Die experimentell ermittelten Ergebnisse der einzelnen Gruppen wurden durch Kovarianzanalyse verglichen.

Ergebnisse

Bei Stimulation der isolierten Retina der Albinoratte in regelmäßigen Intervallen (alle 5 Minuten) verändert sich die Amplitude der b-Welle im ERG mit fortschreitender Überlebensdauer. Die Kurven, die die Amplitude der b-Welle als Funktion der Zeit zeigen, „Überlebenskurven", haben alle denselben Kurvenverlauf. Die Phase der retinalen Adaptation an die experimentellen Bedingungen entspricht dem kontinuierlichen Anstieg der b-Welle, diese bleibt während einiger Stunden praktisch konstant, um schließlich gleichmäßig bis zum Überlebensende wieder abzufallen. Die mittlere Überlebenskurve der Kontrollgruppe (Abb. 1) dient als Referenz für diese Studie.

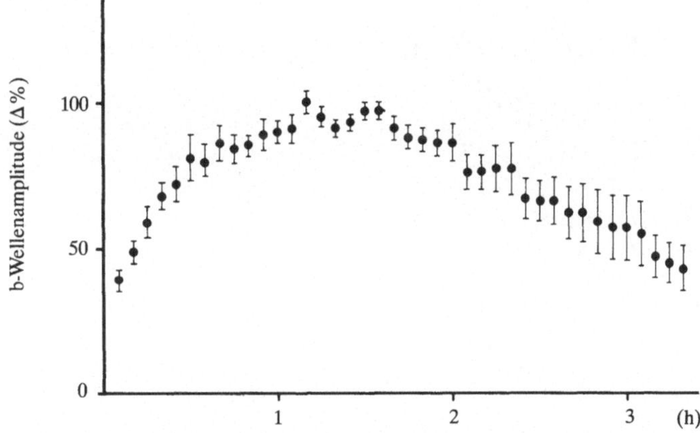

Abb. 1. Verlauf der b-Wellenamplitude des ERG der isolierten Retina der Albinoratte (n =10)

Die mittlere Retina-Überlebenskurve von diabetischen Ratten war nach einmonatiger Krankheitsdauer während der 1. Stunde praktisch identisch mit der Kurve der Kontrollgruppe. Danach sind die ERG-Amplituden bei den diabetischen Ratten im Vergleich zu den Kontrolltieren schwächer (Abb. 2). Die Differenz zwischen den beiden Überlebenskurven ist hochsignifikant (p < 0,001).

Die Überlebenskurven der diabetischen Ratten nach zweimonatiger Krankheitsentwicklung zeigen im Vergleich zur Referenzkurve von Beginn an eine niedrigere b-Wellenamplitude im ERG (Abb. 3). Die Kovarianzanalyse ergibt einen hochsignifikanten Unterschied zwischen den beiden Kurven (p < 0,001). Die mittlere maximale Amplitude geht bei den diabetischen Ratten nicht über ein Viertel

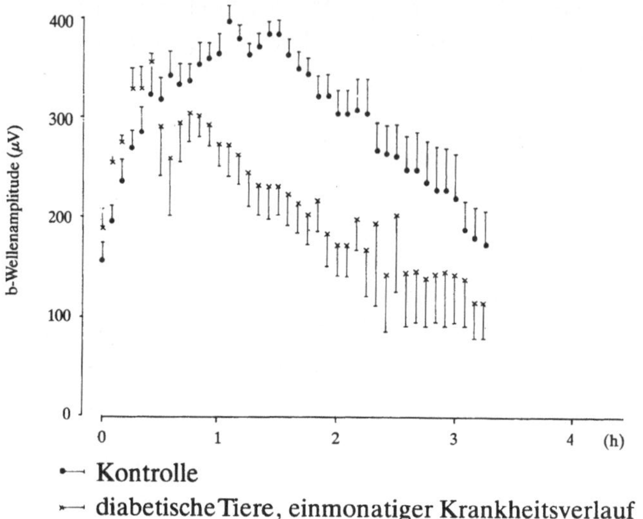

Abb. 2. b-Wellenamplitude des ERG der isolierten Retina bei gesunden Kontrolltieren (n = 10) und diabetischen Ratten nach einmonatigem Krankheitsverlauf (n = 3)

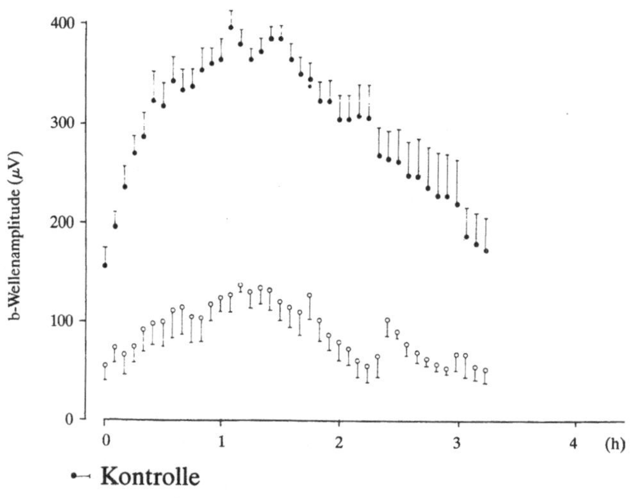

Abb. 3. b-Wellenamplitude des ERG der isolierten Retina bei gesunden Kontrolltieren (n = 10) und diabetischen Ratten nach zweimonatigem Krankheitsverlauf (n = 5)

des Referenzwertes hinaus. Abb. 4 zeigt die Retina-Überlebenskurven bei diabetischen Ratten nach ein- und zweimonatiger Krankheitsentwicklung. Der Unterschied bei der b-Wellenamplitude ist hochsignifikant (Kovarianzanalyse, p < 0,001).

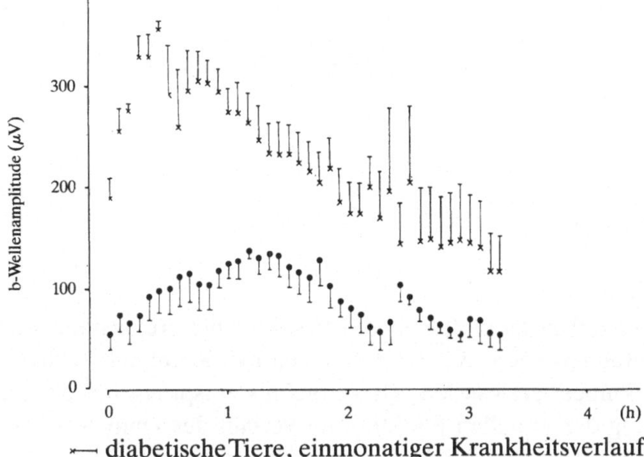

Abb. 4. b-Wellenamplitude des ERG der isolierten Retina bei diabetischen Ratten nach einmonatigem (n = 3) und zweimonatigem Krankheitsverlauf (n = 5)

Auch unter einer Behandlung mit Rökan weicht die mittlere Retina-Überlebenskurve bei diabetischen Ratten von der Referenzkurve ab. Um die protektiven Effekte bei diabetischer Retinopathie zu objektivieren, wurden die Überlebenskurven diabetischer Ratten nach zweimonatigem Krankheitsverlauf mit und ohne Behandlung in dieselbe Graphik eingezeichnet (Abb. 5). Die Kovarianzanalyse

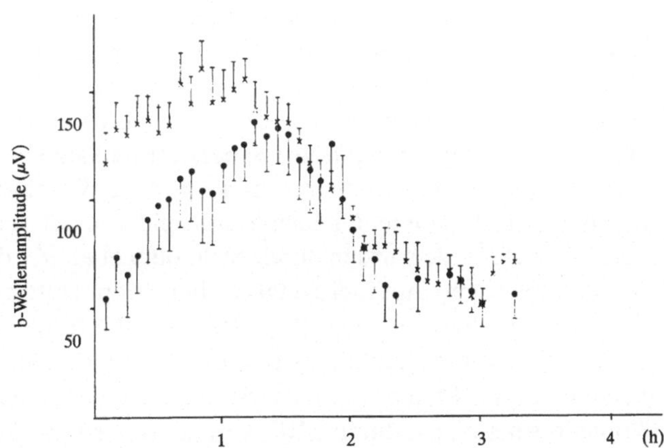

Abb. 5. b-Wellenamplitude des ERG der isolierten Retina bei unbehandelten diabetischen Ratten nach zweimonatigem Krankheitsverlauf (n = 5) und diabetischen Ratten, die mit 100 mg/kg/d Rökan behandelt wurden (n = 4), nach zweimonatigem Krankheitsverlauf

bezieht sich prinzipiell auf den gesamten Kurvenverlauf und zeigt einen hochsignifikanten Unterschied zwischen den zwei Kurven (p < 0,001). Nach Behandlung mit Rökan sind die ERG-Amplituden signifikant höher als bei den unbehandelten diabetischen Tieren.

Diskussion

Anhand dieser Untersuchungen sollten die irreversiblen diabetesbedingten ERG-Veränderungen, die mit zunehmendem Krankheitsverlauf ausgeprägter werden, dokumentiert werden. Das Ergebnis entspricht der progredienten Beeinträchtigung der visuellen Funktion im Verlauf des Diabetes. Das Elektroretinogramm entsteht im Bereich der Photoreceptorzellen, deren Membranen sich unter Lichteinwirkung hyperpolarisieren. Es ist ein spezifisches elektrophysiologisches Signal der Retina, das für die Codierung der visuellen Information verantwortlich ist. Jede minimale Veränderung der retinalen Funktion zeigt sich demnach durch eine Veränderung im ERG. Dies läßt sich an der isolierten Retina am einfachsten objektivieren. Im Frühstadium der diabetischen Retinopathie sind insbesondere die Oszillationspotentiale verändert. Diese treten im ERG unter bestimmten Stimulationsbedingungen während der Phase des b-Wellenanstiegs auf [12]. Trotz allem ist die Ursache dieser elektrischen Phänomene unbekannt, und sie erklären nicht die Beeinträchtigung der visuellen Funktion. Das Modell der isolierten Retina, bei dem ausschließlich neurosensorielles Gewebe verwendet wird, scheint somit die Aufdeckung visueller Wahrnehmungsstörungen bereits in diabetischen Frühstadien zu ermöglichen.

Die Ursache der Retinopathie bleibt weiterhin unklar. Im fortgeschrittenen Stadium der Erkrankung wird eine Ruptur der Blut-Retina-Schranke [1, 5], verbunden mit einer Erhöhung der Kapillarpermeabilität, beobachtet. Im experimentellen Alloxan-induzierten Diabetesmodell könnten diese Membranveränderungen durch die Reaktivität von freien Sauerstoffradikalen bedingt sein. So konnten Murata et al. [7] bei diabetischen Ratten eine enge Beziehung zwischen Netzhautdegradation und Zunahme der Membran-Lipidperoxidation aufstellen. Diese experimentellen Befunde wurden durch Nishimura et al. [8], die eine erhebliche Zunahme der retinalen Lipidperoxidation bei Streptozotocin-induzierten diabetischen Ratten nachwiesen, bestätigt. Bei den Photoreceptorzellen führt diese, durch Reaktion von freien Sauerstoffradikalen (vor allem Hydroxyl- und Superoxid-Radikale) mit Membranlipiden bedingte Lipidperoxidation zu irreversiblen Funktionsstörungen, die durch ERG-Veränderungen objektiviert werden können [4]. Für Nishimura et al. [8] ist es der Streptozotocin- oder Alloxan-induzierte permanent erhöhte Blutzuckerspiegel, der für die Zunahme der retinalen Lipidperoxidation verantwortlich ist. Darüber hinaus können die hinsichtlich der Lipidperoxidation physiologischen Schutzmechanismen, nämlich die Superoxiddismutase und Alpha-Tokopherol, unter solchen pathologischen Bedingungen insuffizient werden.

Benzopyrenheteroside bilden eine quantitativ bedeutende Fraktion von Rökan. Diese Moleküle inhibieren freie Sauerstoffradikale ausgesprochen stark. Die Radikalfänger-Eigenschaften der Benzopyrenheteroside sind durchaus mit denjenigen von Vitamin E oder Butylhydroxytoluol vergleichbar [10] und können auch in der Retina zum Tragen kommen. Die Injektion von Rökan in die Perfusionsflüssigkeit kann den destruktiven Effekten eines peroxidierenden Systems, wie die Assoziation von Fe^{2+} und Ascorbinsäuresalzen, entgegenwirken [4]. Für die Interpretation der Ergebnisse wird vorausgesetzt, daß die Substanz nach oraler Verabreichung in der Netzhaut die erforderlichen Konzentrationen erreicht, um eine antiradikale Wirksamkeit zu entwickeln. Dies würde das Ausmaß der Radikal-Membranperoxidation und der ERG-Veränderungen begrenzen. Diese Hypothese über den retinalen Wirkmechanismus von Rökan wäre durch weitere experimentelle Arbeiten, gestützt auf Messungen der freien Radikale, zu untermauern. Zwischen der wahrscheinlichen Ursache der diabetischen Retinopathie, nämlich die freien Sauerstoffradikale, und den pharmakologischen Eigenschaften von Rökan ergibt sich somit eine logische Verbindung.

Literatur

1. Blair, N. P., Tso, M. O. M., Dodge, J. T. (1984)
   Pathologic studies of the blood-retinal barrier in the spontaneously diabetic BB rat.
   Invest. Ophtalmol. Vis. Sci. 25: 302–311
2. Cohen, G. (1984)
   Oxy-radical production in alloxan-induced diabetes: an example of an in vivo metal-catalyzed Haber-Weiss reaction.
   In: Free Radicals in Molecular Biology, Aging and Disease. D. Armstrong et al. (Eds.).
   Raven Press, New York, pp. 307–316
3. Doly, M., Braquet, P., Bonhomme, B., Meyniel, G. (1984)
   Effects of lipid peroxidation on the isolated rat retina.
   Ophtalmic Res. 16: 292–296
4. Doly, M., Braquet, P., Droy, M. T., Bonhomme, B., Vennat, J. C. (1985)
   Effets des radicaux libres oxygénés sur l'activité électrophysiologique de la rétine isolée de rat.
   J. Fr. Ophtalmol. 8: 273–277
5. Ishibashi, T., Tanaka, K., Taniguchi, Y. (1980)
   Disruption of blood retinal barrier in experimental diabetic rats: an electron microscopic study.
   Exp. Eye Res. 30: 401–410
6. Leuenberger, P. M. (1976)
   Rétinopathie diabétique expérimentale: possibilités et limites. Ophtalmologica 172: 263–265
7. Murata, T., Nishida, T., Eto, S., Mukai, N. (1981)
   Lipid peroxidation in diabetic rat retina.
   Metab. Pediat. Ophthalmol. 5: 83–87
8. Nishimura, C., Kuriyama, K. (1985)
   Alterations in the retinal dopaminergic neuronal system in rats with streptozotocin-induced diabetes.
   J. Neurochem. 45: 448–455
9. Palmberg, P. F. (1977)

    Diabetic retinopathy.
    Diabetes 26: 703–711
10. Shvedova, A. A., Sidorov, A. S., Novikov, K. N., Galushchenko, I. V., Kagan, V. E. (1979)
    Lipid peroxidation and electric activity of the retina.
    Vision Res. 19: 49–55
11. Tomita, T., Yanagida, T. (1981)
    Origins of the ERG waves.
    Vision Res. 21: 1703–1707
12. Yonemura, D., Aoki, T., Tsuzuki, K. (1962)
    Electroretinogram in diabetic retinopathy.
    Arch. Ophthalmol. 68: 49–54

Antilipoperoxidative Effekte von Rökan am Modell der isolierten Retina

BRAQUET P., DOLY M., BONHOMME B., MEYNIEL G.

Zusammenfassung

Am Modell der isolierten Retina werden die Wirkungen einer Lipidperoxidation auf die elektrophysiologischen Parameter photosensorischer Sinneszellen sowie die antilipoperoxidativen Effekte von Rökan untersucht. Meßparameter ist die Amplitude der b-Welle im Elektroretinogramm als Funktion der Zeit. Nach Induktion der Peroxidation durch $FeSO_4$ und Natriumascorbat fällt die Amplitude der b-Welle, die Überlebenszeit ist auf ungefähr 1 h verkürzt. Die Zugabe von Rökan zur Perfusionslösung (10 mg/l) reduziert die Auswirkungen der Lipidperoxidation auf die elektrophysiologischen Phänomene in der Retina. Die Überlebenszeit der Retina wird um 1 h verlängert.

Schlüsselwörter: Diabetes, Lipidperoxidation, Retinopathie, Rökan, Radikalfänger.

Am Modell der isolierten Retina werden die Wirkungen einer Lipidperoxidation auf die elektrophysiologischen Parameter photosensorischer Sinneszellen untersucht. Die Wirkungen der Lipidperoxidation auf die Photoreceptoren werden anhand des Elektroretinogramms (ERG) quantifiziert. Da die Retina der Albinoratte ausschließlich Stäbchen als Photoreceptoren enthält, ist die Analyse des Elektroretinogramms entsprechend einfacher. Die Lipidperoxidation wird durch Zugeben von Eisensulfat- und Ascorbinsäure zur Nährlösung ausgelöst.

Mit demselben Versuchsansatz wird in einem zweiten Schritt die antilipoperoxidative Wirkung von Rökan (EGb 761) untersucht. In Rökan enthaltene Flavonoide mit antiradikalem Wirkspektrum sind z. B. Quercetin und Kaempferol [1].

Material und Methoden

Isolierung der Retina

Albinoratten (300–400 g) werden während mindestens 2 Stunden in Dunkelheit gehalten und dann getötet. Nach Enukleation des Auges wird die Retina freipräpa-

riert und wie eine Membran in eine Perfusionskammer eingesetzt. Die Perfusionslösung ist wie folgt zusammengesetzt : 121,5 mM NaCl ; 3,1 mM KCl ; 0,4 mM
$CaCl_2$; 0,6 mM $MgSO_4$; 24,4 mM $NaHCO_3$; 0,5 mM NaH_2PO_4 ; 0,5 mM Natrium-
glutamat ; 28 mM Glucose, 3 % lyophilisiertes Humanplasma. Die Perfusionslösung wird auf 37°C temperiert. O_2 und CO_2 sind in einem konstanten Mischungs-
verhältnis von 95 % O_2 zu 5 % CO_2. Entnahme und Lebendpräparierung der Retina finden in einem abgedunkelten Raum statt, der nur durch schwaches Rotlicht
erhellt wird.

Stimulation der Retina

Die Lichtreize erfolgen mit Hilfe eines Photostimulators (ECEM S5R), der Weiß-
lichtblitze von 600 lux Intensität und 1 ms Dauer aussendet. Der Stimulus wird
über eine optische Faser, deren Abschwächungskoeffizient ungefähr 50 % des
Spektrums des ausgesandten Lichts beträgt, an die Innenseite der Retina geleitet.

Elektroretinogramm (ERG)

Die retinalen Aktionspotentiale werden mit zwei semizirkulären Silberelektroden
von beiden Seiten der Retina abgeleitet, jeweils eine Elektrode befindet sich im
vorderen bzw. hinteren Teil der Perfusionskammer. Beide Elektroden werden mit
einem Verstärker verbunden (Mingograph 34, Siemens). Aufgezeichnet wird mit
0,3 s und 0,5 bis 10 Hz.

Induktion der Lipidperoxidation

Die Lipidperoxidation wird durch $FeSO_4$/Natriumascorbat induziert. Die Stamm-
lösungen werden frisch zubereitet und haben folgende Konzentration : 6,25 mM
$FeSO_4$; 0,25 mM Natriumascorbat. Die Rökan-Stammlösung wird ebenfalls frisch
in einer Konzentration von 1 g/l zubereitet.

Ergebnisse

Aktionspotential der Retina

Das Elektroretinogramm der isolierten Retina stellt ein biphasisches elektrophysiologisches Signal dar (Abb. 1). Entsprechend der Terminologie gibt es eine negative a-Welle, eine positive b-Welle, gefolgt von einer ausgeprägten, langsamen und negativen Potentialschwankung, der PIII-Welle. Die elektrophysiologischen Phänomene über die Zeit werden anhand der Amplitude der b-Welle quantitativ beurteilt. Dieses Signal entsteht nicht an den Photoreceptoren und ist somit ein sensibler Parameter der intraretinalen Nervenübertragung und des retinalen Metabolismus.

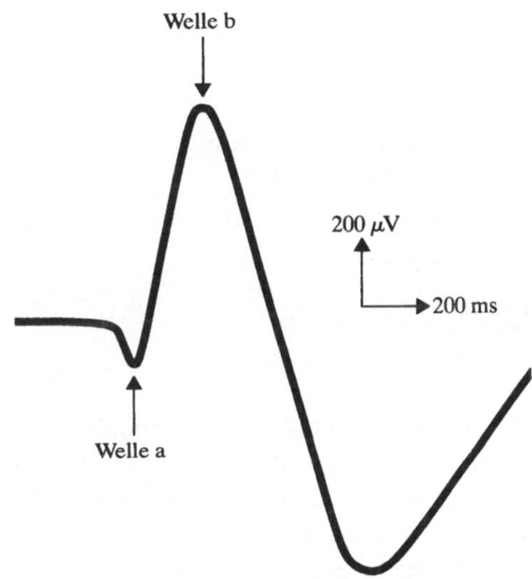

Abb. 1. Elektroretinogramm der isolierten Retina (Ratte) nach Stimulation mit Weißlicht

Überlebenszeit der isolierten Retina

Die Amplitude der b-Welle der isolierten Retina verändert sich in Abhängigkeit von der Zeit. Die graphische Darstellung der b-Wellenamplitude als Funktion der Zeit wird als Überlebenskurve bezeichnet (Abb. 2). Es können drei Phasen voneinander abgegrenzt werden. Die ersten 30 min sind durch eine schwache Amplitude gekennzeichnet. In dieser Phase adaptiert die Retina an das Milieu. Dann verstärkt sich das Signal, und nach ca. 1 bis 1½ Stunden kommt es zu einer Stabilisierung auf einem Maximum. Schließlich nimmt die Amplitude allmählich wieder ab, da das Retinapräparat denaturiert. Der Vorteil dieses Modells für experimentelle Studien ist, daß nicht einzelne Meßsignale, sondern der gesamte Kurvenverlauf einer Meßserie ausgewertet wird. Im folgenden Versuch wurde der Verlauf der b-Wellenamplituden nach Stabilisierung auf dem Maximum verglichen. Dieses Niveau wurde als Referenzwert (100 %) festgelegt.

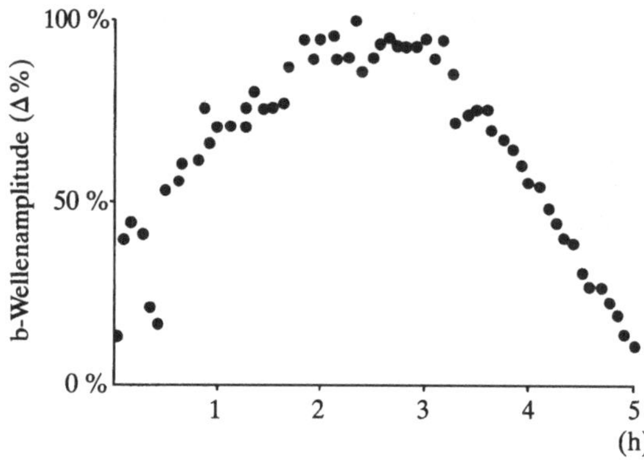

Abb. 2. Verlauf der b-Wellenamplitude im ERG der isolierten Retina (Ratte), Stimulation mit Weißlicht (100 % = 480 mV)

Lipidperoxidation

Sobald die Amplitude den Maximalwert erreicht hat, wird die Lipidperoxidation durch Injektion von 10 ml einer 6,25 mM-FeSO$_4$-Lösung und 10 ml einer 0,25 mM-Natriumascorbat-Lösung in die Perfusionsflüssigkeit (1 Liter) induziert. Alle 5 min wird mit Weißlicht stimuliert, bis die Amplitude an der unteren Grenze des Meßbereiches angelangt ist ($< 10 \mu V$).

Die Amplitude der Welle b nimmt nach der Injektion über ca. 1 h 10 min kontinuierlich ab. Der Abfall setzt unmittelbar ein, ist irreversibel und hat eine beträchtliche Verkürzung der Lebensdauer, ungefähr 2 h gegenüber 4–6 h, zur Folge (Abb. 3).

Antilipoperoxidative Wirkung von Rökan

10 ml einer 6,25 mM-FeSO$_4$- und 10 ml 0,25 mM Natriumascorbat-Lösung plus 10 ml Rökan-Stammlösung (Konzentration 10 g/l) werden der Perfusionsflüssigkeit (1 Liter) zugesetzt, wenn die b-Amplitude den Maximalwert erreicht hat. Die Rökan-Konzentration in der Perfusionslösung beträgt damit 10 mg/l. Die Reize

mit weißem Licht erfolgen alle 5 min. Abb. 3 zeigt den Verlauf der Überlebenskurve der Retina im Vergleich zur unbehandelten·Kontrolle. Die Überlebenszeit der Retina ist deutlich verlängert. Diese Differenz beträgt mindestens 1 Stunde.

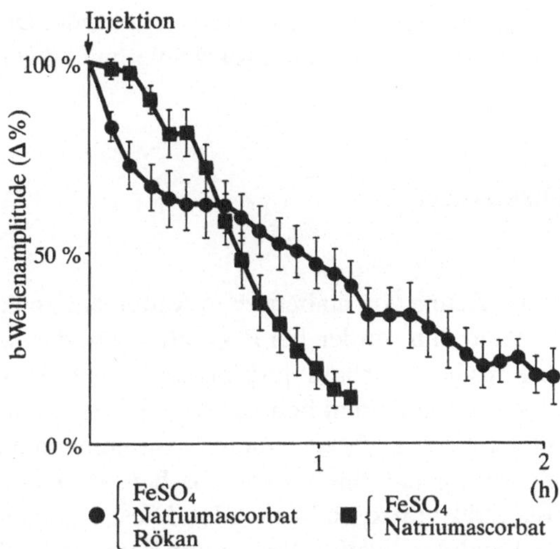

Abb. 3. Verlauf der b-Wellenamplitude nach Induktion der Lipidperoxidation (62,5 mM FeSO4 + 25 mM Natriumascorbat); Vergleich Rökan (10 mg/l) gegenüber Kontrolle

Der anfänglich niedrigere Kurvenverlauf unter Verum erklärt sich durch das Absorptionsverhalten der Substanz. Abb. 4 zeigt die Absorption in Abhängigkeit

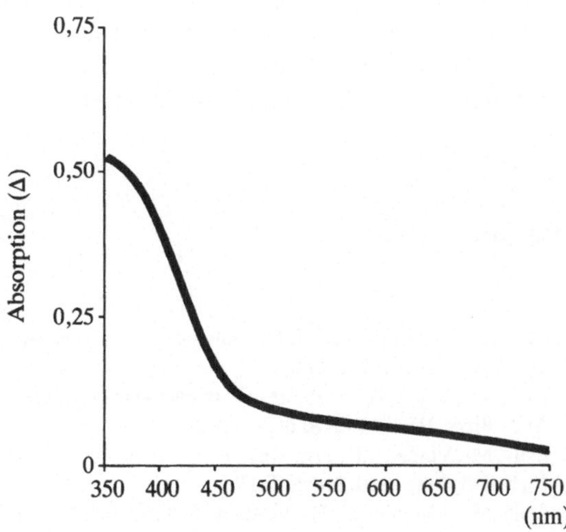

Abb. 4. Absorptionsspektrum der Perfusionslösung nach Zugabe von Rökan, bezogen auf den Kontrollwert

von der Wellenlänge bezogen auf den Leerwert (Perfusionslösung ohne Rökan). Die Empfindlichkeit der Retina von Albinoratten ist bei 500 nm hoch. In diesem Wellenlängenbereich beträgt die Transmission ungefähr 80 %, d. h. 20 % des einfallenden Lichts werden durch die Testsubstanz absorbiert. Aus dem abgeschwächten Lichtreiz resultiert eine reduzierte Reizantwort der Photoreceptoren und dementsprechend eine kleinere b-Wellenamplitude. Dieses Phänomen ist im wesentlichen für den initial niedrigeren Kurvenverlauf im Verumansatz verantwortlich.

Diskussion

In der Retina von diabetischen Ratten laufen verstärkt Peroxidationsvorgänge ab [5]. Weiterhin wurden bei Erkrankungen, die durch eine gestörte Sauerstoffverteilung im Gewebe charakterisiert sind, wie z. B. Diabetes mellitus [6], Anomalien im Elektroretinogramm beobachtet [7]. Dies könnte mit der Bildung von reaktionsfähigen Sauerstoffverbindungen zusammenhängen. Bei der Reperfusion und damit Reoxigenierung der hypoxischen Retina entstehen Superoxidradikalanionen $O_2\cdot^-$ und Hydroxylradikale $OH\cdot$. Diese Radikale könnten in einer Kettenreaktion zur Lipidperoxidation führen und dadurch die Membranen der Nerven- und Sinneszellen schädigen.

Die am isolierten Lebendpräparat der Retina von Albinoratten registrierten Daten zeigen eine deutliche Veränderung der elektrophysiologischen Vorgänge nach Lipidperoxidation. Sobald letztere durch $FeSO_4$ und Natriumascorbat induziert wird, fällt die Amplitude der b-Welle im Elektroretinogramm; die Überlebenszeit ist auf ungefähr 1 h verkürzt.

Nach Zugabe von Rökan zur Perfusionslösung sind die Auswirkungen der Lipidperoxidation auf die elektrophysiologischen Phänomene in der Retina unter gleichen Versuchsbedingungen abgeschwächt. 30 min nach Induktion der Peroxidation liegt die Überlebenskurve unter Einwirkung von Rökan deutlich über der Kontrollkurve. Die Überlebenszeit der Retina wird um mindestens 1 h verlängert.

Literatur

1. Braquet, P., Monboisse, J. C., Salvayre, R., Douste-Blazy, L., Borel, J. P., J. E. P. Toulouse, 1er octobre 1982
2. Doly, M., Veyre, A., Isabelle, D. B., Meyniel, G., Gaillard, G. (1974) Ann. Phys. Biol. Med. 8: 65
3. Doly, M., Vincent, P., Fourthin, B., Isabelle, D. B., Gaillard, G., Meyniel, G. (1979) J. Fr. Biophys. Med. Nucl. 2: 111
4. Doly, M., Isabelle, D. B., Vincent, P., Gaillard, G., Meyniel, G. (1980) Rad. Res. 82: 93
5. Murata, T., Nishida, T., Eto, S., Mukai, N. (1981)

Med. Ped. Ophtalmol. 5: 83
6. Ditzel, J. (1980)
   Acta Endocrinol. 94, suppl. 238: 39
7. Dehon, P. (1980)
   Bull. Soc. Belge Ophtalmol. 188–9: 113

Protektive Wirkung von Rökan auf das vestibuläre sensorische Epithel, morphologische Untersuchungen an der Maus

RAYMOND J.

Zusammenfassung

In dieser Studie wurden die Wirkungen von Rökan in bezug auf die Erhaltung der empfindlichsten Ultrastrukturen des vestibulären sensorischen Epithels während der Fixierung durch vaskuläre Perfusion bei der Maus untersucht.

Rökan (EGb 761) verbesserte nach oraler und parenteraler Verabreichung die Ultrastruktur des vestibulären sensorischen Epithels. Die beobachteten protektiven Effekte beruhen wahrscheinlich auf der positiven Wirkung von Rökan auf die Kapillarpermeabilität und die Mikrozirkulation. Von diesen beiden Parametern hängt die Eindringgeschwindigkeit des Fixiermittels ab. Darüber hinaus könnten weitere Wirkmechanismen von Rökan, die im Zellstoffwechsel ansetzen oder die mit membranprotektiven Effekten in Verbindung stehen, verantwortlich sein.

Schlüsselwörter: Rökan, Ultrastruktur, vestibuläres sensorisches Epithel, Protektion.

Die Methoden zur Präparation von Innenohrreceptoren für morphologische und ultrastrukturelle Untersuchungen variieren je nach untersuchter Spezies. Die Methoden zur Fixierung von Membranstrukturen sind jedoch in allen Fällen, bei Labortieren und autoptischen Entnahmen am Menschen, grundsätzlich gleich. Um die Gewebsstrukturen zu erhalten, d. h. um ultrastrukturelle Alterationen durch postmortale Anoxie zu vermeiden, muß das Fixiermittel schnell mit dem Gewebe in Kontakt kommen.

Die Fixierung durch vaskuläre Perfusion erfüllt prinzipiell diese Bedingungen aufgrund des schnellen und gleichmäßigen Eindringens des Fixiermittels in alle Gewebe vor der Selbstauflösung. Mit dieser Methode werden die zentralen Nervenstrukturen im allgemeinen gut fixiert [6, 9]. Dies ist anders für die Innenohrreceptoren. Diese sind in flüssige Kompartimente eingeschlossen, ihre Blutversorgung ist schwach und wird durch extrem feine Kapillaren sichergestellt [10]. Die Strukturen des membranösen Labyrinths bestehen aus nur wenigen Zellschichten. Demnach erlaubt eine schnelle Fixierung durch Eintauchen des Gewebes – dies ist die einzige brauchbare Technik für Untersuchungen post mortem beim Menschen – ein gutes Eindringen des Fixiermittels. Man beobachtet, unabhängig von der Fixierungstechnik, eine Variabilität in der Erhaltung der sensorischen Epithelzellen. Bestimmte Gewebe sind gegenüber Anoxie besonders vulnerabel. Diese Vulnerabilität wird insbesondere bei postmortalen Entnahmen am Menschen deutlich [7].

Der standardisierte Ginkgo-biloba-Extrakt 761, Rökan, besitzt nachweisbare vasoregulatorische Effekte auf Arterien, Venen und Kapillaren. Eine große Fraktion des Präparats wird von spezifischen Terpenen und Flavonheterosiden gebildet. Dies sind Wirkstoffe mit ausgeprägten Radikalfänger-Eigenschaften [2]. Rökan führt zu einer globalen Zunahme der Gewebsdurchblutung und einer Verbesserung der Mikrozirkulation. Daraus ergibt sich insbesondere eine spezifische Indikation bei neurosensorischen Störungen im HNO-Bereich, bei denen in vielen Fällen eine ischämische und/oder metabolische Genese angenommen wird [4, 5, 8]. Darüber hinaus deuten neuere Ergebnisse auf eine membranprotektive Wirkung hin, die für die positiven Effekte von Ginkgo-biloba-Extrakt 761 verantwortlich sein könnten.

Material und Methoden

24 Mäuse (Gewicht ca. 20 g) wurden in 4 Gruppen eingeteilt:

- Kontrollgruppe A: 6 Mäuse, Fixierung durch vaskuläre Perfusion;
- Gruppe B: 6 Mäuse, Fixierung wie bei Gruppe A, jedoch unter Zugabe von Rökan (1g/100 ml) ins Fixiermittel;
- Gruppe C: 6 Mäuse, achttägige Vorbehandlung mit Rökan (2 mg/kg per os), Fixierung wie bei Gruppe A;
- Gruppe D: 6 Mäuse, achttägige Vorbehandlung mit IPS 200 (lyophylisierter Ginkgo-biloba-Extrakt 761 zur Injektion, 40 mg/kg intraperitoneal), Fixierung wie bei Gruppe A.

Nach Anästhesie der Tiere mittels Pentobarbital-Natrium (Nembutal, Abbott), erfolgte die vaskuläre Perfusion. Das Fixiermittel (100 ml) wurde in ca. 10 Minuten durch die Aorta ascendens mittels Kanüle und Perfusionspumpe infundiert. Das Fixiermittel bestand aus 2,5 %igem Glutaraldehyd (TAAB) in einem 0,1 M Kakodylpuffer (pH 7,2).

Die vestibulären Receptoren wurden unter dem Operationsmikroskop einzeln entnommen und in einer 1 %igen Osmiumtetroxidlösung in 0,1 M Kakodylpuffer 1 Stunde lang nachfixiert, in 70–100 %igem Ethanol dehydratisiert und in Araldit eingeschlossen. Die ultrafeinen Schnitte wurden im Ultramikrotom mittels Diamantschneider angefertigt. Die Schnitte wurden mit Uranylacetat und Bleicitrat angefärbt. Alternierend mit den Ultrafeinschnitten wurden halbfeine Schnitte angefertigt, die nach Färbung mit Toluidinblau ein globales Bild der verschiedenen vestibulären Receptoren gaben.

Ergebnisse

Die morphologischen und ultrastrukturellen Aspekte des vestibulären Epithels wurden durch Vergleich zwischen den verschiedenen Tiergruppen analysiert. Dabei wurden die ampullären Receptoren und die Maculae utriculi beurteilt. Diese Analyse bezog sich vor allem auf die sensorischen Ziliarzellen und die angrenzenden Nervenfasern und Nervenendigungen. Besondere Aufmerksamkeit wurde auf folgende Aspekte gelegt: Schwellung oder Retraktion des Cytoplasmas; Protrusion des Cytoplasmas an der Oberfläche der sensorischen Zellen; Erweiterung der Nervenendkölbchen in der Umgebung der sensorischen Zellen vom Typ I; Fein-

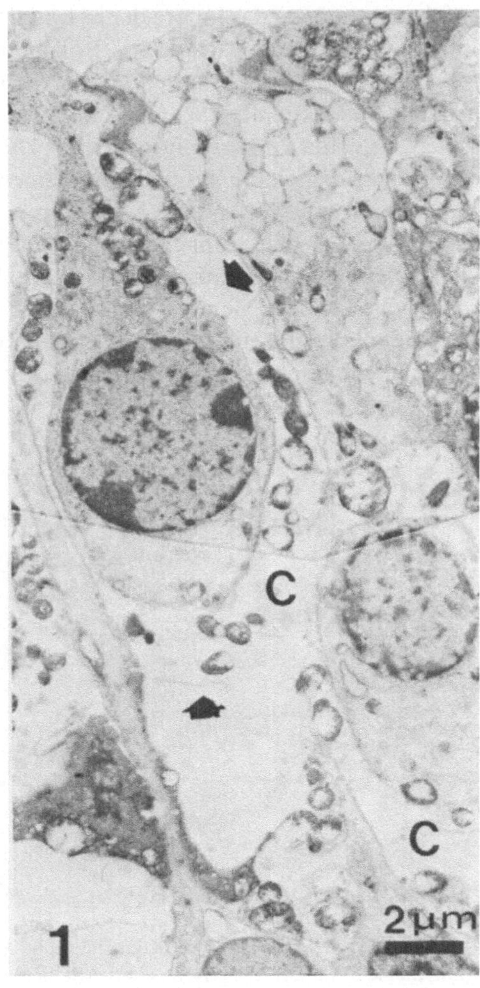

Abb. 1. Vestibuläres sensorisches Epithel, Kontrollgruppe A. Man beachte das Zerplatzen von Nervenendkölbchen (C) und zahlreichen Mitochondrien

struktur von Zell- und Kernmembran; Mitochondrien; endoplasmatisches Retikulum; Anordnung von intracellulären Vesikeln; Aspekt des Myelins; afferente und efferente Nervenendigungen.

Bei Fixierungen nach der klassischen Methode (Gruppe A) blieben die sensorischen Zellen, die Zell- und Kernmembranen und die intracellulären Organellen gut erhalten, allerdings waren Veränderungen im ultrastrukturellen Bereich häufig. In Abb. 1 sind Modifikationen der Elektronendichte des Cytoplasmas mit Vakuolisierung oder Verdichtung von gewissen Zellstrukturen sichtbar. Die Nervenendkölbchen in der Umgebung von sensorischen Zellen vom Typ I sind stark erweitert, und sie haben manchmal ihr Cytoplasma verloren. Außerdem finden sich oft geplatzte Mitochondrien mit fragmentierten Cristae mitochondriales. Im Bereich der afferenten myelinhaltigen Nervenbündel unter dem sensorischen Epithel (Abb. 2) sind die Strukturen gut erhalten, jedoch wird zum Teil eine Retraktion von Axoplasmen in das Innere der Markscheide festgestellt.

In der Gruppe B (Zugabe von Rökan ins Fixiermittel) beobachtet man keine bessere Erhaltung der empfindlichsten Strukturen des vestibulären sensorischen Epithels. In bestimmten Schnitten zeigt sich eine Schrumpfung von sensorischen Zellen, begleitet von sehr ausgeprägter Dilatation der Nervenendkölbchen. Die Mitochondrienmembranen sind im allgemeinen gut erhalten.

In der Gruppe C (2 mg/kg/d Rökan p. o.) findet sich eine reproduzierbare Abschwächung der bei Gruppe A beobachteten Veränderungen. Die intracellulären Organellen, endoplasmatisches Reticulum, Neurofilamente, Mitochondrien, synaptische Vesikel und Membranen, sind sehr gut erhalten. Im allgemeinen sind die Nervenendkölbchen nicht oder nur minimal dilatiert (Abb. 3, 4, 5). In keinem Präparat sind die Axoplasmen in das Innere der Markscheide retrahiert.

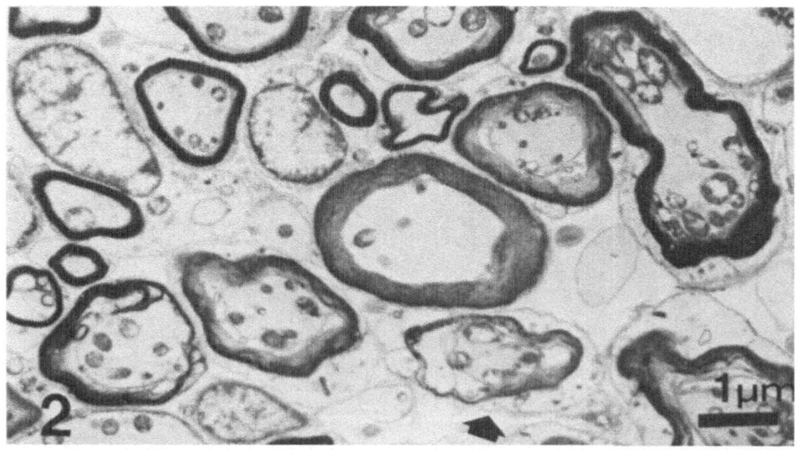

Abb. 2. Ampulläre Nervenfasern, Kontrollgruppe A. Bestimmte Axoplasmen sind ins Innere der Markscheide retrahiert, diese ist an einigen Stellen gerissen

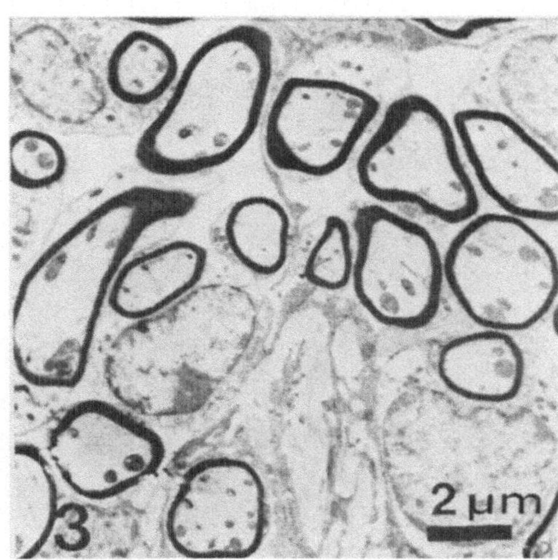

Abb. 3. Ampulläre Nervenfasern, Gruppe C

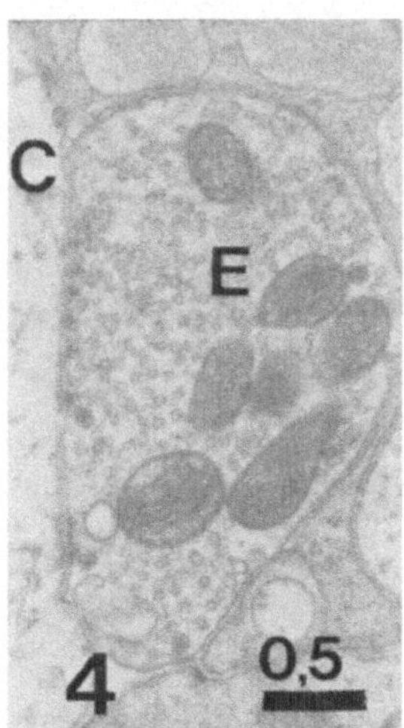

Abb. 4. Efferente vestibuläre Nervenendigung (E) in Kontakt mit einem Nervenendkölbchen (C). Man beachte die Erhaltung der Mitochondrien und der synaptischen Konturen

In der Gruppe D (40 mg/kg/d Rökan i. p.) zeigen die vorläufigen Beobachtungen eine ausgezeichnete Erhaltung des vestibulären sensorischen Epithels; die Doppelmembranen, Cristae mitochondriales und alle Organellen des Cytoplasmas stellen sich sehr gut dar (Abb. 6).

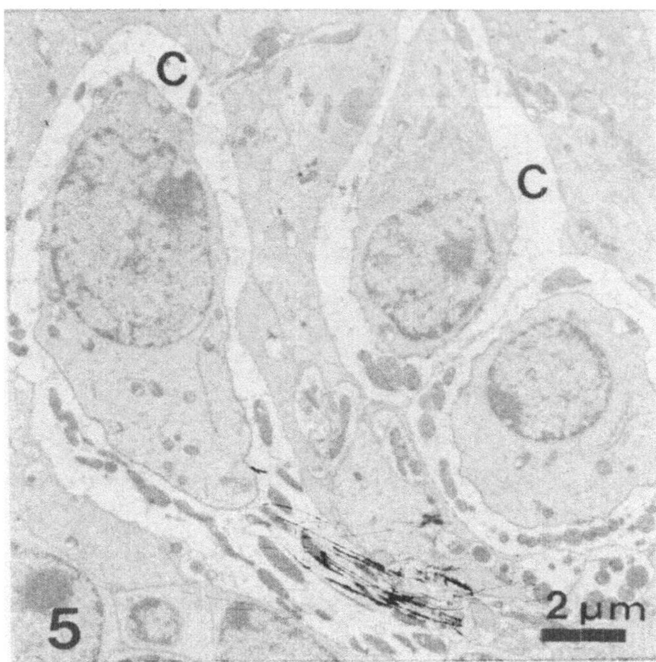

Abb. 5. Vestibuläres sensorisches Epithel, Gruppe C

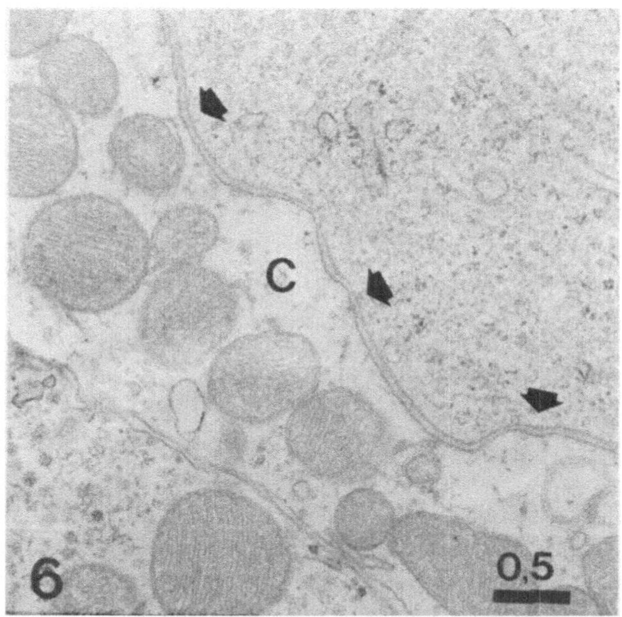

Abb. 6. Sensorische Zelle und Nervenendkölbchen, Gruppe D. Man beachte die präzise Darstellung der Membranen zwischen der sensorischen Zelle und dem afferenten Nervenendkölbchen (C) und diejenigen der Cristae mitochondriales

Schlußfolgerungen

Die Verabreichung von Ginkgo-biloba-Extrakt 761 per os oder injiziert scheint die ultrastrukturellen Aspekte des vestibulären sensorischen Epithels bei Fixierung mittels vaskulärer Perfusion zu verbessern. Ergänzende Untersuchungen an sehr alten Tieren werden gegenwärtig durchgeführt. Dabei fällt es gelegentlich schwer, zu unterscheiden, ob die Anomalien durch die Alterungsprozesse der nervalen und sensorischen Strukturen oder durch das Fixieren bedingt sind. Die beobachteten positiven Effekte unter der Behandlung mit Rökan könnten auf einer Verbesserung der Mikrozirkulation und der kapillären Permeabilität beruhen. Darüber hinaus könnten komplexere Wirkungen auf den Zellstoffwechsel und membranprotektive Effekte verantwortlich sein.

Literatur

1. Anniko, M., Lundquist, P. G. (1980)
   Temporal bone morphology after systemic arterial perfusion or intralabyrinthine in situ immersion. I. Hair cells of the vestibular organs and the cochlea.
   Micron. 11: 73–83
2. Auguet, M., Hellegouarch, A., Delaflotte, S., Baranès, J., DeFeudis, F.V., Clostre, F., Braquet, P., Drieu, K. (1984)
   Effects of Ginkgo biloba extract on rabbit isolated blood vessels.
   In: Cerebral Ischemia. Bes, A., Braquet, P., Paoletti, R., Siesjö, B.K. (Eds.). Excerpta Medica, Amsterdam, pp. 347–354
3. Favre, D., Sans, A. (1983)
   Technical proposition for a better ultrastructural preservation of nerve endings in the vestibular sensory epithelium. A.T.E.M. and X-ray micro-analysis study.
   Micron Micr. Acta 14: 319–327
4. Guerrier, Y., Bassères, F., Artières, J. (1978)
   Le Tanakan dans le traitement des vertiges. A propos de 26 observations.
   Cahiers O.R.L. 13: 421–428
5. Igounet, J., Negrevergne, M. (1976)
   Le Tanakan dans les troubles vasculaires de l'oreille interne. Insuffisances circulatoires et vasorégulation artérielle, capillaire et veineuse.
   Colloque pluridisciplinaire (Paris) GG. (Ed.).
6. Karlsson, U., Schultz, R. L. (1965)
   Fixation of the central nervous system for electron microscopy. I. Preservation with aldehyde perfusates versus direct perfusion with osmium tetroxide with special reference to membranes and the extracellular space.
   J. Ultrastruct. Res. 12: 160–186
7. Nadol, J. B., Burgess, B. (1985)
   A study of post- mortem autolysis in the human organ of Corti.
   J. Comp. Neurol. 237: 333–342
8. Post, A. (1978)
   Troubles neurosensoriels d'expression otologique: apport de l'extrait de Ginkgo biloba. A propos de 255 cas.
   Thèse. Université Paris VII- Faculté de Médecine Xavier Bichat.

9. Schultz, R. L., Case, N. M. (1970)
   A modified aldehyde perfusion technique for preventing certain artifacts in electron micros-
   copy of the central nervous system.
   J. Microsc. 92: 69–84
10. Wersall, J. (1956)
   Studies on the structure and innervation of the cristae ampullares in the guinea pig.
   Acta Otolaryngol. (Stockh.), Suppl. 126: 1–85

Wirkungen von Rökan in zwei Modellen zur Myokardischämie

GUILLON J. M., ROCHETTE L., BARANÈS J.

Zusammenfassung

Rökan (EGb 761) enthält mit den Cumarinestern potente Radikalfänger. In den beiden Ischämie-Reperfusions-Modellen in vitro am Ratten- und Meerschwein-chenherz reduzierte Rökan signifikant die Intensität des Kammerflimmerns während der Reperfusionsphase. In vivo reduzierte Rökan beim normotrophen und hypertrophen Herzen die ischämiebedingten, elektrokardiographischen Störungen. Im Experiment zeigte sich bei generalisierter und fokaler Ischämie mit und ohne Reperfusion eine Abnahme der Arrhythmien. Die hämodynamischen Parameter wurden nicht modifiziert.

Schlüsselwörter: Ischämie, Reperfusion, Arrhythmie, Rökan, Radikalfänger.

Unter physiologischen Bedingungen werden Sauerstoffzufuhr und myokardialer Sauerstoffverbrauch durch Autoregulation im Gleichgewicht gehalten. Bei Ischämie ist dieses Gleichgewicht gestört. Entweder sinkt die O_2-Zufuhr bei konstantem O_2-Verbrauch (Prinzmetal- Angina) oder der O_2-Verbrauch steigt bei unveränderter O_2-Zufuhr (Belastungsangina). In dieser Studie wurden die funktionellen Aspekte des ersten Pathomechanismus in unterschiedlichen Coronarocclusionsmodellen untersucht.

Pathophysiologie

Im Zentrum der ischämiebedingten Phänomene steht der quantitative und qualitative Sauerstoffverbrauch des Myokards. Die seit längerem bekannte Toxizität des Sauerstoffs beruht auf der Bildung von Radikalen wie das anionische Superoxidradikal ($O_2^-\cdot$) und das Hydroxylradikal ($OH\cdot$). Die Rolle dieser Radikale bei den funktionellen und metabolischen Störungen der Myokardischämie ist schwer abzugrenzen. Folgende Phänomene liegen den bei längerer Ischämie beobachteten elektrischen und kontraktilen Störungen zugrunde:

– Verarmung an Energievorräten (ATP),
– Calcium-Einstrom ins Zellinnere,

– Sarkolemm-Veränderungen,
– Schädigungen der Mikrogefäße.

Das ATP-Defizit führt zu einer Dissoziation des mitochondrialen Elektronentransports mit konsekutiver Freisetzung von Coenzym Q10 und Superoxid-Radikalen [5] sowie einer Erhöhung der Xanthin-Konzentration [3]. Im Verlauf der Ischämie bildet die Xanthin-Oxidase in Verbindung mit Xanthin und Hypoxanthin ein System, in dem Superoxid-Radikale und Wasserstoff-Superoxid entstehen. Letzteres führt über die Fenton- oder die Haber-Weiss-Reaktion (katalysiert durch eisenhaltige Ionen) zur Bildung von Hydroxyl-Radikalen, die aufgrund des starken Oxidationsvermögens extrem cytotoxisch sind [2].

Der Calcium-Einstrom bewirkt eine Aktivierung der Phospholipase. Dadurch wird der Arachidonsäure-Metabolismus stimuliert, wobei einige Zwischenprodukte freie Radikale bilden [8].

Die Reoxygenierung nach Ischämie löst einen explosionsartigen Anstieg der Produktion an freien Radikalen (H_2O_2-Derivate) aus [4]. Diese sind sehr reaktiv und greifen fast alle Moleküle, z. B. Saccharide, Proteine, Lipide, an. Die gleichzeitige Freisetzung mitochondrialer und cytosolischer Enzyme, Indikator für das Ausmaß der Myokardschädigung, ist bei Reperfusion wesentlich stärker.

Diese Hypothesen werden durch den pharmakologischen Einsatz von Radikalenfängern wie den standardisierten Ginkgo-biloba-Extrakt 761, Rökan, gestützt und besser verständlich.

Methoden

Die Eigenschaften von Rökan als Sauerstoffradikal-Fänger und Anti-Lipoperoxidans wurden an verschiedenen Myokardischämie-Modellen untersucht:

– Ischämie und Reperfusion in vitro bei der Ratte,
– totale Ischämie und Reperfusion in vitro beim Meerschweinchen,
– lokale Ischämie ohne Reperfusion in vivo bei der anästhesierten Ratte.

In-vitro-Modelle

Die kardialen Wirkungen von Rökan bei Ischämie und Reperfusion wurden am linksatrial perfundierten, arbeitenden Herzen der Ratte und des Meerschweinchens untersucht. Die Herzen wurden nach Entnahme sofort in eine Perfusionsflüssigkeit (modifizierte Krebs-Henseleit-Lösung, 0°C) gelegt und anschließend in einem speziellen Apparat, ähnlich dem nach Neely et al., montiert [6]. Initial wurden die Herzen retrograd durch die Aorta (Langendorff) mit einem Druck von 80 cm Wassersäule perfundiert. Nach einer 15minütigen Stabilisationsphase wurde die Ventrikelarbeit durch Öffnen des Kanals zwischen linkem Herzohr und Vorhof stimuliert. Die Vorlast betrug 10 cm Wassersäule, die Nachlast 80 cm Wassersäule.

Beim Rattenherz wurde nach 30 min Perfusion die lokale Ischämie durch Verschluß der linken Coronararterie [7] ausgelöst und für 10 min aufrechterhalten. Im Anschluß wurden während 10 min die Reperfusionsphänomene beobachtet.

Das Meerschweinchenherz weist einen kollateralen Kreislauf auf, so daß die Ligatur einer Coronararterie keine Ischämie auslöst. Eine globale Ischämie wurde hier mittels der „Zero-flow“-Methode [4] induziert. Dabei entzieht man dem Herzen für 10 min jegliche Nährflüssigkeit und sämtlichen Sauerstoff. Die Reperfusionsphänomene wurden ebenfalls während 10 min untersucht.

In beiden Modellen wurde der Perfusionsflüssigkeit ab 15 min vor der Ischämie bis zum Versuchsende Rökan zugesetzt, 1 mg/l bei der Ratte, 10 mg/l beim Meerschweinchen.

In-vivo-Modelle

Die lokale Myokardischämie wurde bei der anästhesierten Ratte (Nembutal-Urethan) durch Ligatur der linken Coronararterie ausgelöst. Nach Einleiten der künstlichen Ventilation (1,5 ml/100 g), Katheterisieren der Carotis und Eröffnen des Thorax in Höhe der vierten Rippe wurde das Herz durch einfachen Druck auf das Sternum (Tier in Rückenlage) luxiert. Die linke Coronararterie wurde mit dem Ligaturfaden umschlungen, anschließend wurde das Herz repositioniert. Die definitive Ligatur erfolgte 15 min später, so daß eine ausreichende Stabilisierungsphase gewährleistet war. Tiere, bei denen in dieser Phase Arrhythmien oder Blutdruckabfälle unter 70 mmHg auftraten, wurden von der Studie ausgeschlossen. Die Ischämiedauer betrug 30 min. Anhand des EKG (Ableitung II) wurden die durch diese lokale Ischämie verursachten Rhythmusstörungen, ventrikuläre Extrasystolen und Tachykardien, Kammerflimmern, quantitativ ausgewertet. Als Versuchstier wurde die Ratte eingesetzt, denn für diese Spezies ist charakteristisch, daß die ischämiebedingten Flimmerphasen spontan reversibel sind [1, 7].

Lyophilisiertes EGb 761 (50 mg/kg) wurde während 45 min (15 min Stabilisierung plus 30 min Ischämie) in die V. jugularis injiziert. Um jegliches Risiko einer Hypervolämie zu vermeiden, betrug das injizierte Volumen 0,02 ml/min.

Ischämie bei Myokardhypertrophie

Die Myokardhypertrophie, ein wichtiger Infarkt-Risikofaktor, wurde durch 14tägige Infusion von Angiotensin II (8 nmol/h) mittels osmotischer „Alzet“-Minipumpen induziert. Die resultierende arterielle Hypertonie führte zur kardialen Hypertrophie. Wahrscheinlich besitzt Angiotensin II darüber hinaus direkte kardiale Effekte, die an der Entwicklung der Hypertrophie beteiligt sind. Nach 14tägiger Angiotensin-II-Infusion wurde bei den Tieren eine Ischämie durch Ligatur ausgelöst. Die orale Behandlung mit Rökan (50 mg/kg/d) begann 6 Tage vor Implantation der Minipumpen und wurde während der 14tägigen Infusion fortgesetzt. Die Versuchstiere wurden in folgende 4 Gruppen eingeteilt:

- AII + physiologische Kochsalzlösung,
- AII + Rökan,
- Rökan,
- physiologische Kochsalzlösung.

Die Tiere wurden einzeln in Käfigen gehalten und bekamen Wasser sowie Standardnahrung ad libitum.

Ergebnisse

In-vitro-Modelle

Wirkung von Rökan (EGb 761) auf Coronarflow, Aortenflow und Herzminutenvolumen

Beim Rattenherz führt die Coronarligatur zu einer etwa 50 %igen Verminderung des Coronarflow. Während der Reperfusion lag der Coronarflow unter dem Ausgangswert (9,7 $\pm$ 2,3 ml/min gegenüber initial 18,4 $\pm$ 0,6 ml/min). In der Präischämie-, Ischämie- und Reperfusionsphase modifizierte Rökan (1 mg/l) nicht die verschiedenen Durchflußvolumina.

Beim Meerschweinchenherz zeigte Rökan (10 mg/l) keine Wirkung auf den präischämischen Coronarflow, dagegen wurde in der Reperfusionsphase eine signifikante Zunahme von 127 $\pm$ 6,8 % in der Verumgruppe gegenüber 99 $\pm$ 2,4 % in der Kontrollgruppe (p $<$ 0,01) beobachtet. Der präischämische Aortenflow wurde durch das Verum nicht verändert. In der Reperfusionsphase wurde unter Rökan eine Abnahme des Aortenflows (89 $\pm$ 2,7 % in der Verumgruppe gegenüber 98 $\pm$ 1,4 % in der Kontrollgruppe; p $<$ 0,01) beobachtet. EGb 761 hat demnach keinen Einfluß auf das HMV (Summe aus Aorten- und Coronarflow).

Herzfrequenz und Aortendruck

Beim Rattenherz bewirkte die Perfusion mit Rökan in der Präischämie- und Reperfusionsphase keine signifikanten Veränderungen der Herzfrequenz. Während der Ischämie lag der Aortendruck (in % des Initialwertes) in der Kontrollgruppe bei $62{,}4 \pm 5{,}5\,\%$. In der Rökan-Gruppe bestand eine positive Tendenz ohne statistische Signifikanz.

Beim Meerschweinchenherz modifizierte EGb 761 in der Präischämie- und Reperfusionsphase nicht die Herzfrequenz. Dagegen ergab sich bei globaler Ischämie eine leichte, aber nicht signifikante Erhöhung. In der Verumgruppe kam es nach 10minütiger Reperfusion zur vollständigen, in der Kontrollgruppe nur zur partiellen Normalisierung des Aortendrucks ($103\,\%$ in der Verumgruppe gegenüber $86\,\%$ in der Kontrollgruppe).

Arrhythmien während der Ischämie und Reperfusion

Rökan reduziert signifikant ($p < 0{,}05$) die Dauer des Kammerflimmerns während der Reperfusionsphase: $425{,}9 \pm 42{,}7$ s in der Kontrollgruppe gegenüber $252{,}3 \pm 66{,}8$ s in der Verumgruppe. Diese Abnahme des Kammerflimmerns führte verständlicherweise zur signifikanten Zunahme der ventrikulären Tachykardien.

In-vivo-Modelle

Die Anzahl der ventrikulären Extrasystolen sowie die Dauer von ventrikulären Tachykardien und Kammerflimmern während der 30minütigen Ischämie wurden varianzanalysiert. Für jedes pathologische Phänomen wurden sowohl Gesamtanzahl als auch Anzahl der Ereignisse nach Beginn der Ligatur in 5minütigen Intervallen verglichen.

Rökan (50 mg/kg i. v.) bewirkte einen signifikanten Rückgang der Gesamtzahl an ventrikulären Extrasystolen (Rökan: $152{,}4 \pm 22{,}0$; physiologische Kochsalzlösung: $307{,}6 \pm 56{,}9$; $p < 0{,}001$). Dieselben Befunde ergaben sich bei den Perioden 5–10 min und 10–15 min nach Ligatur, wobei dies die Zeitabschnitte mit den meisten Störungen sind (5–10 min: Rökan $23{,}7 \pm 10{,}9$; physiologische Kochsalzlösung $70{,}1 \pm 12{,}3$; $p < 0{,}05$; 10–15 min: Rökan $96{,}8 \pm 15{,}7$; physiologische Kochsalzlösung $140{,}4 \pm 33{,}9$; $p < 0{,}05$) (Abb. 1).

Die Gesamtdauer der ventrikulären Tachykardien wurde signifikant reduziert (Rökan: $29{,}6 \pm 13{,}4$ s; physiologische Kochsalzlösung: $59{,}0 \pm 21{,}2$ s; $p < 0{,}001$). Zudem war die Dauer der ventrikulären Tachykardien 10–15 min nach Ligatur in der Verumgruppe kürzer als in der Kontrollgruppe (Rökan: $11{,}1 \pm 4{,}7$ s; physiologische Kochsalzlösung: $40{,}8 \pm 12{,}9$ s; $p < 0{,}001$) (Abb. 2).

Bei Wistar-Ratten ist Kammerflimmern eine seltene Störung. Dies erklärt, warum in diesem Modell die Signifikanzschwelle nicht erreicht wurde. Trotzdem ergaben sich in allen Phasen für ventrikuläre Tachykardien und Extrasystolen in der Rökan-Gruppe prinzipiell günstigere Werte als in der Kontrollgruppe.

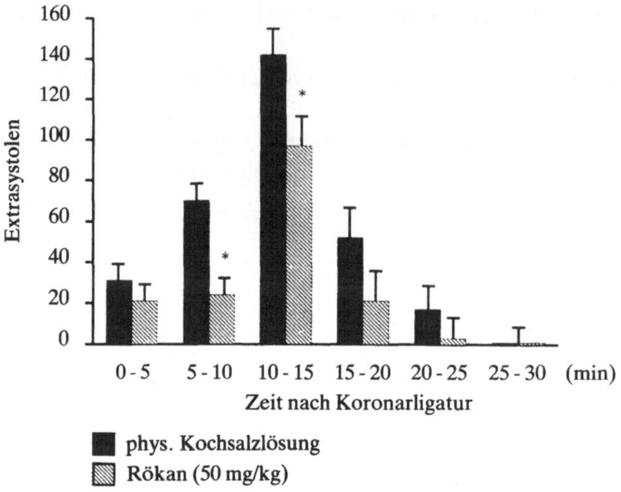

Abb. 1. Anzahl der Extrasystolen während Coronarligatur, Rökan-Perfusion 50 mg/kg (*p ≤ 0,05)

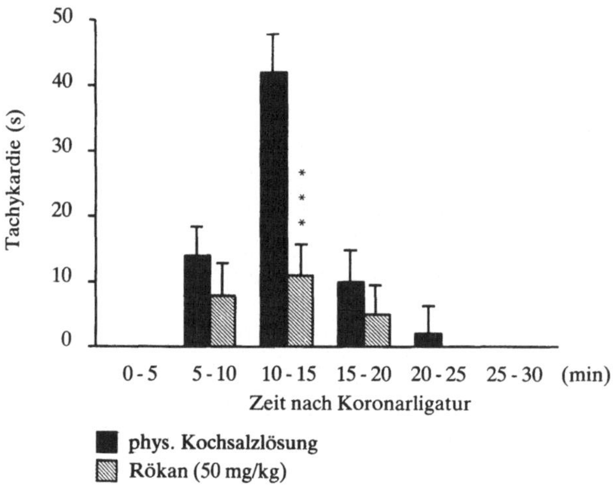

Abb. 2. Dauer der ventrikulären Tachykardie während Coronarligatur, Rökan-Perfusion 50 mg/ kg (***p ≤ 0,001)

Myokardischämie

Die Myokardhypertrophie wird nach dem Quotienten „Gewicht beider Ventrikel × 100/Körpergewicht" beurteilt. Die Wirkung von Angiotensin II ist hochsignifikant. Rökan hat keinen Einfluß auf die Angiotensin-II-induzierte Myokardhypertrophie.

Die Ligatur der linken Coronararterie führte bei den Ratten der AII-Gruppe nach $8,2 \pm 0,7$ min zum Tod, während in der AII + Rökan-Gruppe nur ein einziges Tier nicht überlebte (Mittelwert Gruppe 2: $20,2 \pm 1,8$ min). Die Gesamtdauer des Kammerflimmerns war in der AII + Rökan-Gruppe deutlich kürzer als in der AII-Gruppe (AII: $1325,6 \pm 45,5$ s; AII + Rökan: $162,0 \pm 18,7$ s; $p < 0,001$) (Abb. 3 und 4). Das hypertrophe Herz wird demnach durch Rökan sehr wirkungsvoll vor Kammerflimmern geschützt. Bei den anderen Störungen wurde eine partielle Normalisierung beobachtet. Am normotrophen Herzen fanden sich für EGb 761 bei lokaler Ischämie keine antiarrhythmischen Effekte.

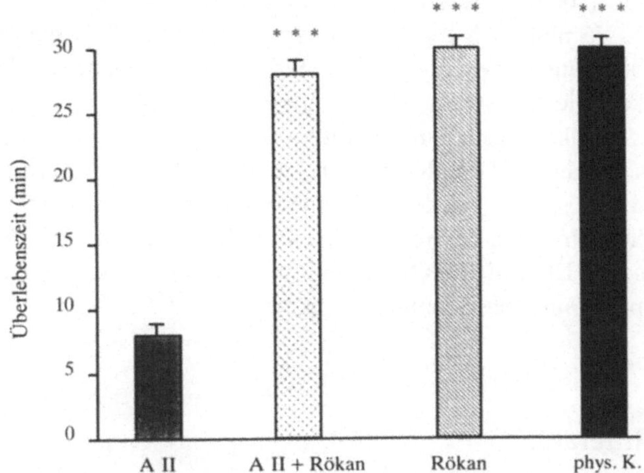

Abb. 3. Überlebenszeit nach Behandlung mit Angiotensin, Angiotensin plus Rökan, Rökan und physiologischer Kochsalzlösung (***$p \leq 0,001$)

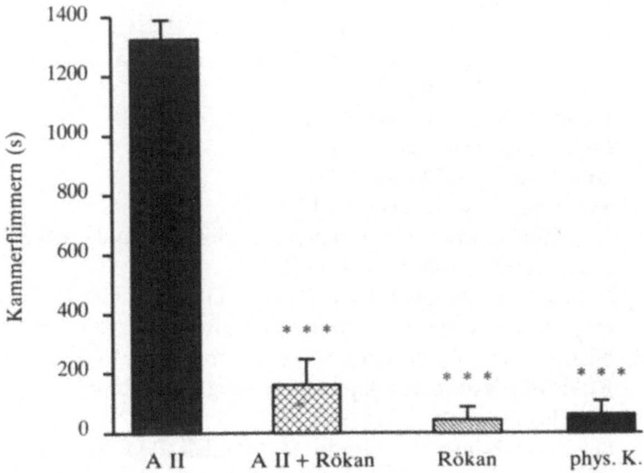

Abb. 4. Gesamtdauer des Kammerflimmerns nach Behandlung mit Angiotensin, Angiotensin plus Rökan, Rökan und physiologischer Kochsalzlösung (***$p \leq 0,001$)

Diskussion

Rökan (EGb 761) modifizierte in vitro nicht die hämodynamischen Parameter. Dagegen wurde beim Rattenherz die Intensität des Kammerflimmerns signifikant reduziert. In vivo ergaben sich am normotrophen Herzen protektive Effekte bei ischämiebedingten funktionellen Störungen. Dies gilt insbesondere für die kritischen Phasen 5–10 und 10–15 min nach der Ligatur. Beobachtet wurden: Reduktion der Gesamtzahl der ventrikulären Extrasystolen und der Gesamtdauer der ventrikulären Tachykardien, Reduktion der Prävalenz für ventrikuläre Extrasystolen in beiden Phasen sowie der Zeitdauer der ventrikulären Tachykardien während 10–15 min nach Ligatur. Rökan schützte das A-II-hypertrophe Herz vor reversiblem und irreversiblem Kammerflimmern, die anderen Parameter wurden partiell korrigiert.

Rökan besitzt starke antiradikale und antilipoperoxidative Effekte, die wahrscheinlich auf den Kaempferol- und Quercetin-Cumarinestern beruhen. Freie Radikale spielen bei den ischämiebedingten pathophysiologischen Phänomenen des hypertrophen Myokards eine wesentliche Rolle. Dies erklärt die antiarrhythmischen Effekte von Ginkgo-biloba-Extrakt 761 bei Myokardhypertrophie unter experimentellen Ischämiebedingungen.

Literatur

1. Clark, C., Foreman, M. I., Kane, K. A., Mc Donald, F., Paratt, J. R. (1980)
   Coronary artery ligation in anesthetized rats as a method for the production of experimental dysrhythmias and for the determination of infarct size.
   J. Pharmacol. Methods 3: 357–368
2. Halliwel, B., Gutteridge, J. M. C. (1984)
   Oxygen toxicity, oxygen radicals, transition metal and disease.
   Biochem. J. 219: 1–14
3. Jennings, R. B., Reimer, K. A. (1981)
   Lethal myocardial ischaemia injury.
   Am. J. Pathol. 102: 241–255
4. Manning, A. S., Hearse, D. J. (1984)
   Reperfusion-induced arrythmias: mechanisms and prevention.
   J. Mol. Cell. Cardiol. 16: 497–518
5. Nayler, W. G., Poole-Wilson, P. A., Williams, A. (1979)
   Hypoxia and Calcium. J. Mol. Cell. Cardiol. 11: 683–706
6. Neely, J. R., Libermeister, M., Battersby, E. J., Morgan, H. E. (1967)
   Effect of pressure development on oxygen consumption by isolated rat heart.
   Am. J. Physiol. 212: 804–814
7. Selye, H., Bajusz, E., Graslo, S., Mendell, P. (1960)
   Simple techniques for the surgical occlusion of coronary vessels in the rat.
   Angiology 11: 398–407
8. Vandervusse, I., Reneman, R. S. (1985)
   Pharmacological intervention in acute myocardial ischaemia and reperfusion.
   TIPS 6: 76–79

IV. Blut-Hirn-Schranke und antiödematöse Effekte

Protektive Effekte von Rökan bei Störungen der Blut-Hirn-Schranke

GROSDEMOUGE C., LE PONCIN-LAFITTE M., RAPIN J. R.

Zusammenfassung

In den ersten Stunden nach akuten Blutdruckkrisen und cerebralen Ischämien wird die Blut-Hirn-Schranke für niedermolekulare Substanzen, wie z. B. Angiotensin, permeabel. Dagegen tritt noch keine Extravasation von Albumin und anderen großmolekularen Proteinen ein, die Ödembildung ist vernachlässigbar gering. Rökan senkt den cerebralen Angiotensin-Bindungsindex bei hypertensiven Tieren. Diese Wirkung ist proportional zur verabreichten Dosis. Dieselben Effekte sind im Tierexperiment nach Embolisierung einer Hirnhemisphäre zu beobachten. Dieser Mechanismus steht in Zusammenhang mit der membranstabilisierenden Wirkung.

Schlüsselwörter: Blut-Hirn-Schranke, Ödem, Rökan, Angiotensin-Bindungsindex.

Eine akute Ruptur der Blut-Hirn-Schranke (BHS) kann durch eine sehr starke Erhöhung des arteriellen Drucks [5,7] oder Verabreichung einer Substanz, welche einen osmotischen Schock auslöst, induziert werden [6,13]. In diesen Fällen treten Proteine unmittelbar durch die Blut-Hirn-Schranke (nachweisbar mittels Evans-Blau oder Jod-Albumin), und es kommt zur Ödembildung. Dagegen rupturiert die BHS in der präkomatösen Phase einer Encephalopathie nicht, obwohl verstärkt niedermolekulare Polypeptide die Blut-Hirn-Schranke passieren [1, 3].

Beim unilateralen Ischämiemodell bildet sich das cerebrale Ödem sehr langsam, 6 Stunden nach Embolisation aus, während die hämodynamischen und metabolischen Störungen sofort auftreten [8,9]. Daher sind Untersuchungen über die Passage kleiner Moleküle wie das Polypeptid Angiotensin in der präödematösen Phase einer Ischämie von besonderer Bedeutung. In dieser Arbeit wird auch über den Angiotensintransfer bei mittlerer Hypertonie ohne Ruptur der BHS berichtet.

Anhand dieser Modelle wurden die protektiven Effekte des standardisierten Ginkgo-biloba-Extrakts 761, Rökan, bei cerebraler Ischämie, über die bereits im Zusammenhang mit cerebraler Mikroembolisation [10,11] und Membranstabilisierung geschrieben wurde [4], untersucht.

Material und Methoden

Als Versuchstiere dienten männliche Sprague-Dawley-Ratten (Lessieux), Durchschnittsgewicht 250 ± 10 g. Das Gesamtkollektiv wurde auf drei Gruppen randomisiert: Eine Kontrollgruppe erhielt 7 Tage lang p. o. 0,4 ml NaCl (9 g/l); zwei Verumgruppen erhielten über 7 Tage 50 bzw. 100 mg/kg Rökan. Das cerebral gebundene Angiotensin II wurde quantitativ gemessen.

Hypertensive Krise

Die Tiere der Kontroll- und Verumgruppe wurden mit Chloral (360 mg/kg) anästhesiert. Während 4 Stunden wurden entweder physiologische Kochsalzlösung (9 g/l) oder Angiotensin II (7,5 mg/kg min) über die Vena jugularis infundiert (1,5 ml/h).

Die Blutdruckmessung erfolgte unblutig. Nach 4 Stunden erhielten die Tiere ^{125}Jod-markiertes Angiotensin II i. v. 3 Minuten nach der Injektion wurden die Tiere durch Dekapitation getötet. Eine Blutfraktion diente zur radioimmunologischen Bestimmung der Angiotensin-II-Plasmakonzentration. Nach rascher Entnahme des Cerebrums wurde die cerebrale Radioaktivität mit Hilfe eines Geigerzählers (Packard-Instrumente, Zählfenster auf der photoelektrischen ^{125}Jod-Bande) bestimmt. Der prozentuale Wassergehalt des Gehirns ergab sich aus der Differenz zwischen Feucht- und Trockengewicht.

Cerebrale Ischämie

Am 7. Behandlungstag wurden die Ratten mit Chloral anästhesiert, die internen und externen Karotiden freigelegt und 2000 ^{85}Strontium-markierte Mikrosphären, Durchmesser 50 μm, innerhalb von 30 Sekunden über die Carotis externa in die Carotis interna injiziert. Es folgte die Ligatur der Carotis externa. Unter diesen Versuchsbedingungen veränderte sich der Blutfluß der Carotis interna nur geringfügig. Unmittelbar nach Eintritt der Ischämie wurde eine vierstündige Infusion (NaCl 9 g/l; 1,5 ml/h) angelegt.

Nach Beendigung der Infusion erhielten die Tiere i. v. ^{125}Jod-markiertes Angiotensin II und wurden 3 Minuten danach durch Dekapitation getötet. Das Cerebrum wurde in die beiden Hemisphären zerlegt. Die Radioaktivität von ^{125}Jod und ^{85}Strontium wurde in zwei verschiedenen Fenstern gezählt und entsprechend den Reinjektionen korrigiert. Ausgehend vom Zählergebnis für ^{85}Strontium wurde die Anzahl an embolisierenden Mikrosphären berechnet. Sie betrug in allen Fällen 420 ± 30 in der embolisierten und 35 ± 5 in der kontralateralen Hemisphäre. In beiden Hemisphären wurde das Ödem anhand des Wassergehaltes (Feucht- und Trockengewicht) bestimmt.

Ergebnisse

Normotonie

Abb. 1 zeigt die innerhalb von 3 Minuten cerebral gebundene Konzentration an Angiotensin für die Verum- und die Kontrollgruppen. Die Ergebnisse sind in Prozent der Gesamtmenge an verabreichtem Angiotensin angegeben. Unmittelbar vor dem Tod betrug der systolische Blutdruck 110 ± 10 mmHg. Dieser relativ niedrige arterielle Blutdruck erklärt sich dadurch, daß die Tiere während der NaCl-Injektion narkotisiert waren. Die Behandlung mit Rökan reduzierte die Permeabilität der Blut-Hirn-Schranke für Angiotensin II. Die Plasmakonzentrationen von markiertem und nichtmarkiertem Angiotensin II wurden nicht verändert. Bei diesem Versuchsmodell zeigte sich eine dosisabhängige Wirkung von Rökan auf die Permeabilität der BHS für Polypeptide.

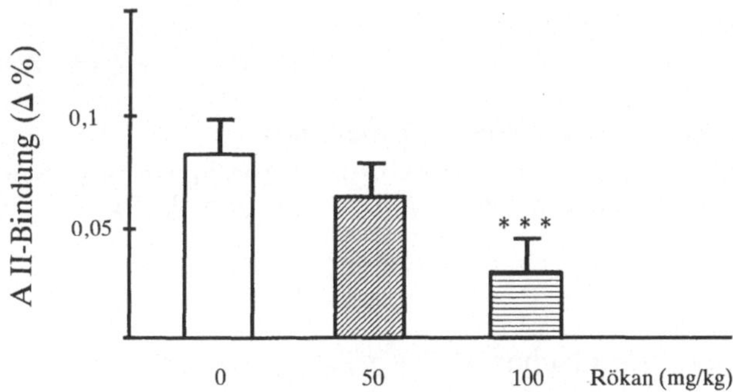

Abb. 1. Cerebrale Angiotensin-II-Bindung bei normotensiven Ratten; Angabe der Ergebnisse in Prozent der verabreichten Angiotensindosis (n = 10; M $\pm$ SD; *** p $\leq$ 0,001)

Hypertonie

Eine vierstündige Infusion mit Angiotensin II erhöht beim anästhesierten Tier den systolischen Blutdruck auf 140 mmHg. Mit diesem Blutdruckanstieg erhöht sich gleichzeitig die Plasmakonzentration von nichtradioaktivem Angiotensin um 300 %. Dadurch wird die spezifische Radioaktivität von Angiotensin II zum Zeitpunkt der Tracer-Verabreichung reduziert, während die Gesamtradioaktivität im Plasma nicht variiert. Im Cerebrum kam es trotz verminderter spezifischer Plasma-

Radioaktivität zu einem bedeutenden Anstieg an gebundenem Angiotensin (Abb. 2). Letztlich ist die spezifische Radioaktivität nicht relevant, da es sich um zwei Substanzen (Angiotensin II oder Jod-Angiotensin II) mit unterschiedlichen cerebralen Transferkonstanten handelt. Allerdings bedingt die Kompetition von radioaktiven und nichtradioaktiven Molekülen eine Unterdosierung des cerebral gebundenen Angiotensins. Darüber hinaus wurde kein Ödem festgestellt, das mit einer Ruptur der BHS in Verbindung steht. Der prozentuale Wassergehalt des Gehirns lag in allen Fällen bei 76,6 ± 0,2 %. Die Vorbehandlung mit Rökan (100 mg/kg) reduzierte die cerebrale Angiotensin-II-Bindung. Wie bei normotensiven Versuchstieren war die Wirkung dosisabhängig.

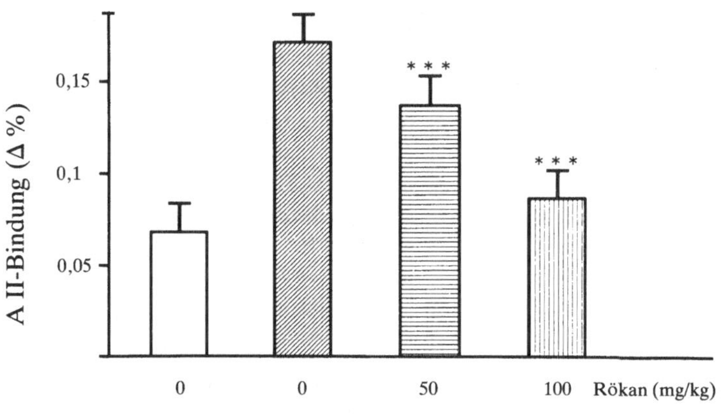

Abb. 2. Cerebrale Angiotensin-II-Bindung bei hypertensiven Ratten; Angabe der Ergebnisse in Prozent der verabreichten Angiotensindosis (n = 10; M ± SD; *** p ≤ 0,001)

Cerebrale Ischämie

Die Injektion von 2000 Mikrosphären in die Carotis führte zu einer Embolisierung der ipsilateralen Hemisphäre, während die Anzahl der Embolien in der kontralateralen Hirnhälfte limitiert war. 4 Stunden nach Versuchsbeginn hatte sich noch kein cerebrales Ödem entwickelt (Wassergehalt 76,8 ± 0,3 % auf der kontralateralen Seite und 77,2 ± 0,3 % auf der ipsilateralen Seite). Der cerebrale Blutfluß war nur in der embolisierten Hemisphäre stark verringert.

Die Embolisierung führte zu keiner Veränderung der Konzentration an zirkulierendem Angiotensin, modifizierte aber die cerebrale Angiotensin-Bindung (Abb.3). Angiotensin wurde sowohl in der embolisierten wie auch in der nichtembolisierten Hemisphäre signifikant stärker gebunden. Dennoch war die Zunahme in der embolisierten Hemisphäre ausgeprägter. Die Behandlung mit Rökan senkte die cerebrale Angiotensin-Bindung in beiden Hemisphären dosisabhängig.

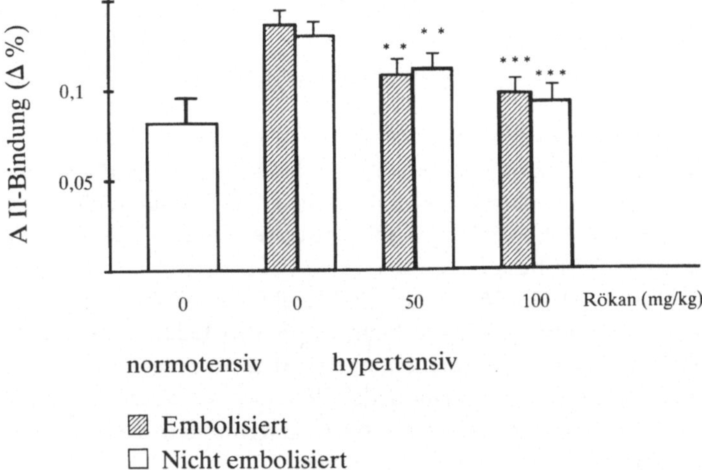

Abb. 3. Cerebrale Angiotensin-II-Bindung nach experimenteller Ischämie bei der Ratte; Angabe der Ergebnisse in Prozent der verabreichten Angiotensindosis; E = embolisierte Hemisphäre, NE = nichtembolisierte Hemisphäre (n = 10; M ± SD; ** p ≤ 0,01; *** p ≤ 0,001)

Diskussion

Die Ruptur der Blut-Hirn-Schranke kann auf bestimmte Moleküle mit niedrigem oder mittlerem Molekulargewicht wie Angiotensin beschränkt bleiben. Angiotensin passiert die Blut-Hirn-Schranke praktisch nicht, abgesehen vom physiologischen Durchtritt im Bereich des Durstzentrums, wo die BHS besondere Eigenschaften aufweist [14]. Der Brain-Uptake-Index von Angiotensin liegt bei 5–6 % [14]. Er wird durch die gleichzeitige Gabe von markiertem Angiotensin und eines schnell diffundierenden Indikators (Tritium) ermittelt. Dies ist, verglichen mit lipophilen oder schnell diffundierenden Substanzen, ein relativ niedriger Wert.

Der akute Blutdruckanstieg unter experimentellen Bedingungen bewirkte keine Ruptur der Blut-Hirn-Schranke. Dies wurde durch Gabe von Evans-Blau verifiziert und durch das Ausbleiben eines Ödems bestätigt. Weiterhin ist dieser Blutdruckanstieg zu schwach, um den cerebralen Blutfluß zu verändern [15]. Dieser wird durch Autoregulationsmechanismen [2] konstant gehalten. Demnach spricht die Erhöhung an cerebral gebundenem Angiotensin für eine Veränderung der Permeabilität der BHS während einer hypertensiven Krise.

Im Ischämiemodell konnten bezüglich einer Erhöhung der Angiotensinbindung ähnliche Beobachtungen gemacht werden, und dies trotz einer bedeutenden Verminderung des cerebralen Blutflusses in der embolisierten Hemisphäre [12]. Die emboliebedingte Reduktion des Blutflusses in der ischämischen Hemisphäre ergibt sich aus der lokalen Abnahme in den ischämischen Zonen und der lokalen Zunahme in den reaktiv hyperämischen Zonen. Erst 6 Stunden nach Embolisierung waren eine Ödembildung und Ruptur der BHS zu erkennen, während sich die

Permeabilität für Angiotensin sofort änderte. Dies gilt sowohl für die embolisierte wie für die nichtembolisierte Hemisphäre, ohne daß diese Phänomene erklärt werden könnten. Diese Ergebnisse entsprechen den Befunden bei präkomatösen Zuständen, bei denen die Permeabilität für Substanzen wie Angiotensin oder Insulin stark erhöht, diejenige für Albumin und großmolekulare Proteine aber nicht verändert ist [3]. Dies könnte einen bei allen Encephalopathien von der Genese unabhängigen, konstanten Faktor darstellen. Ein Zusammenhang könnte mit Veränderungen der Ionenströme, vielleicht in Verbindung mit Alterationen des Energiestoffwechsels, bestehen.

Rökan (EGb 761) kann als Membranstabilisator angesehen werden. Über seine präventiven Effekte beim cerebralen Ödem wurde bereits berichtet [11]. Rökan senkte die Permeabilität der BHS für Angiotensin in der Kontrollgruppe und bei den Pathologiemodellen. Wahrscheinlich ist die Membranstabilisierung der Hauptwirkmechanismus von Rökan, auf dem die Verminderung traumatisch und ischämisch bedingter Ödeme beruht.

Literatur

1. Bloch, P., Delorme, M. L., Rapin, J. R., Granger, A., Boschat, M., Opolon, P. (1978)
   Reversible modifications of neurotransmitters of the brain in experimental acute hepatic coma.
   Surg. Gynecol. Obstet. 146: 551–558
2. Boisvert, D. P., Jones, J. V., Harper, A. M. (1977)
   Cerebral blood flow autoregulation to acutely increasing blood pressure during sympathetic stimulation.
   Acta Neurol. Scand. 56: 46–47
3. Crinquette, J. F., Faguer, P., Delorme, M. L., Boschat, M., Rapin, J. R., Opalon, P. (1979)
   Modifications précoces de la perméabilité de la barrière hématoméningée après anastomose portocave (APC) et ischémie hépatique (IH) chez le rat.
   Gastroenterol. Clin. Biol. 3: 94–96
4. Etienne, A., Baranès, J., Hecquet, F., Hellegouarch, A., Clostre, F. (1980)
   Effet stabilisateur de membrane d'un extrait de Ginkgo biloba.
   Planta Medica 39: 237
5. Haggendal, E., Johanson, B. (1971)
   Pathophysiological aspects of the blood brain barrier change in acute arterial hypertension.
   Eur. Neurol. 72: 24–28
6. Hardebo, J. E., Nilsson, B. (1980)
   Hemodynamic changes in brain caused by local infusion of hyperosmolar solutions, in particular relations to blood brain barrier opening.
   Brain Res. 181: 49–59
7. Johansson, B. B., Martinsson, L. (1980)
   The blood-brain barrier in adrenaline-induced hypertension. Circadian variations and modification by beta-adrenoreceptor antagonists.
   Acta Neurol. Scand. 62: 96–102
8. Kogure, K., Busto, R., Scheinberg, P., Reinmuth, O. M. (1974)
   Energy metabolites and water content in rat brain during the early stage of development of cerebral infarction.
   Brain 97: 103–114

9. Lageron, A., Le Poncin-Lafitte, M., Rapin, J. R., Saffroy, M., Bulach, C. (1979)
   Brain rat histoenzymological changes induced by microsphere injection during ischemia.
   Acta Histochem. 64: 184–190
10. Larsen, R. G., Dupeyron, J. P., Boulu, R. G. (1978)
   An experimental model of cerebral ischemia induced by microspheres in the rat. Effect of 2 Ginkgo biloba extracts and of naftidrofuryl.
   Therapie 33: 651–660
11. Le Poncin-Lafitte, M., Rapin, J., Rapin, J. R. (1980)
   Effects of Ginkgo biloba on changes induced by quantitative cerebral microembolization in rats.
   Arch. Int. Pharmacodyn. Ther. 243: 236–244
12. Rapin, J. R., Grosdemouge, C., Le Poncin-Lafitte, M. (1980)
   Pathophysiology and Pharmacotherapy of cerebrovascular disorders. Betz, Grote (Eds.) Witzstrock, Baden-Baden, pp. 163–166
13. Rapoport, S. I., Hori, M., Klatzi, I. (1972)
   Testing of a hypothesis for osmotic opening of the blood-brain-barrier.
   Am. J. Physiol. 223: 323–331
14. Simpson, J. B., Routtenberg, A. (1973)
   Subfornical organ: site of drinking elicitation by angiotensin.
   Science 181: 1772–1775
15. Symon, L., Held, K., Dorsch, N. W. C. (1973)
   A study of regional autoregulation in the cerebral circulation to increased perfusion pressur in Normocapnia and Hypercapnia.
   Stroke 4: 139–147

Rökan beim experimentellen Hirnödem

Etienne A., Hecquet F., Clostre F.

Zusammenfassung

Das Hirnödem ist sowohl eine der wesentlichen Komplikationen der cerebralen Ischämie als auch aggravierender Faktor. Die erste Ödemphase verläuft intracellulär und cytotoxisch; der Energiemangel bedingt eine Insuffizienz der Ionenpumpen, was zu schweren Elektrolytstörungen führt. Charakteristisch ist ein intracellulärer Kaliumverlust und eine Akkumulation von H_2O, Na^+, Cl^- und Ca^{2+} in den Zellen des ischämischen Gebiets. Die zweite, vasogene Phase entspricht einer Anreicherung von Lactat, anorganischen Phosphaten und freien, mehrfach ungesättigten Fettsäuren, insbesondere Arachidonsäure. Diese Verbindung ist Ausgangspunkt von Membranaggressoren, wobei vor allem freie Radikale eine wichtige Rolle spielen. Rökan wirkt einer cerebralen Ödembildung entgegen und reduziert die neurologischen Funktionsdefizite. Die positiven Effekte wurden bei cytotoxischer und vasogener Ödemgenese beobachtet.

Schlüsselwörter: Hirnödem, cerebrale Ischämie, cytotoxische Phase, vasogene Phase, Membranaggressoren, Rökan.

Ischämie führt zu Störungen im Bereich der Zellmembranen und subcellulären Strukturen, insbesondere der Mitochondrien, und damit konsekutiv zu Verschiebungen von Ionen sowie Stoffwechselprozessen. Als Folge dieser Veränderungen kommt es zum Gewebsödem. Das cerebrale Ödem ist eine schwerwiegende Komplikation der Ischämie. Es ist zugleich Folge und aggravierende Ursache. Das Hirnödem entsteht in zwei Phasen [9]. Die frühe cytotoxische Phase verläuft intracellulär. Sie ist dem Ausmaß des Energiemangels proportional. Die zweite, extracelluläre Phase ist von besonderer klinischer Bedeutung; denn entwickelt sich in der perifokalen Randzone zu dem bestehenden Energiemangel ein Ödem, kann das Gewebe vom Stadium der funktionellen Reversibilität in dasjenige der schweren, irreversiblen metabolischen Störungen mit konsekutiver Nekrose übertreten.

Das Hirnödem ist ein entscheidendes Stadium im Verlauf einer cerebralen Ischämie. Für seine Entstehung sind sowohl hämodynamische als auch Ionen- und Stoffwechsel-Mechanismen verantwortlich (Abb. 1).

STADIUM I

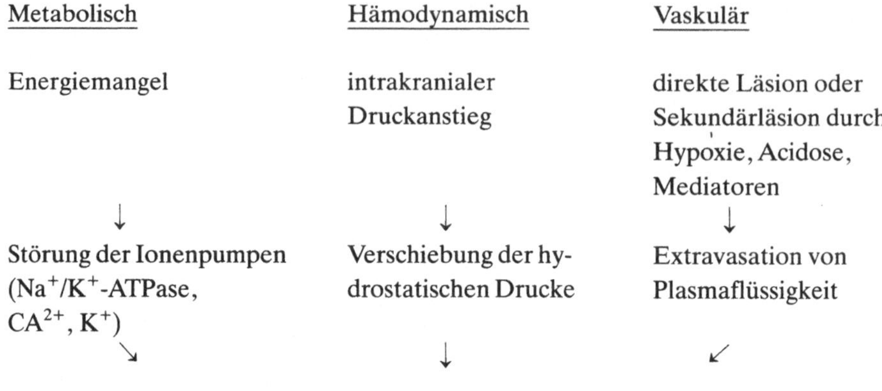

Metabolisch	Hämodynamisch	Vaskulär
Energiemangel	intrakranialer Druckanstieg	direkte Läsion oder Sekundärläsion durch Hypoxie, Acidose, Mediatoren
↓	↓	↓
Störung der Ionenpumpen (Na^+/K^+-ATPase, CA^{2+}, K^+)	Verschiebung der hydrostatischen Drucke	Extravasation von Plasmaflüssigkeit

STADIUM II

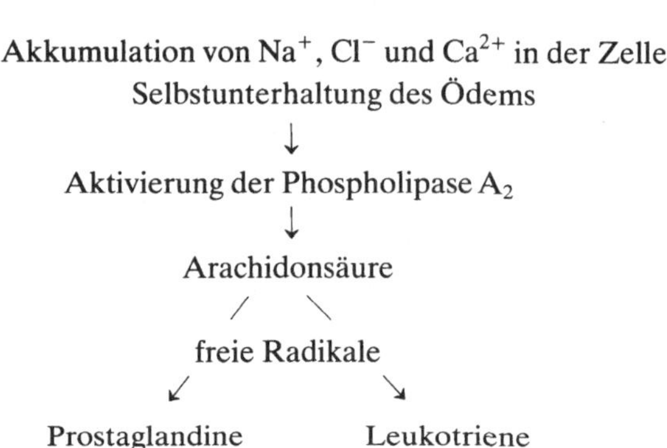

cerebrales Ödem

Akkumulation von Na^+, Cl^- und Ca^{2+} in der Zelle
Selbstunterhaltung des Ödems
↓
Aktivierung der Phospholipase A_2
↓
Arachidonsäure
↓
freie Radikale

Prostaglandine   Leukotriene

Abb. 1. Die zwei Phasen beim Hirnödem

Grundlegende Mechanismen des ischämischen Hirnödems

Das ischämische Ödem verläuft biphasisch bzw. triphasisch, wenn es zu späten Störungen der BHS kommt. Die erste Phase ist eine unmittelbare Folge der mangelnden Energiezufuhr mit konsekutivem Versagen der Ionenpumpen: Extracelluläres Na^+ dringt massiv in die Zelle, intracelluläres K^+ fließt in den Extracellulärraum. Dieser Kaliumaustritt bedingt einen an die extracelluläre K^+-Konzentration gekoppelten, passiven Cl^--Einstrom, gefolgt von einem osmotischen Äquivalent H_2O [18]. Dies führt ab einer bestimmten Membran-Depolarisationsschwelle zu einem Ca^{2+}-Einstrom. Der Ca^{2+}-Einstrom verstärkt die Ischämie und addiert sich zu den osmotischen Folgeerscheinungen des Ödems hinzu [24]. Dieses Ionenungleichgewicht bewirkt eine Wasserverlagerung ins Zellinnere (Abb. 2).

<u>Arterielles Capillarende</u>   <u>Venöses Capillarende</u>

+ 30 mmHg	hydrostatischer Druckunterschied (Δ P)	+ 10 mmHg
− 20 mmHg	onkotischer Druckunterschied ($\Delta \pi$)	− 20 mmHg
+ 10 mmHg		− 10 mmHg

Abb. 2. Triebkräfte von Filtration und Resorption durch die cerebrale Capillarwand

Zunächst handelt es sich nur um eine Umverteilung des Gewebewassers, aber nach 5 bis 6 Stunden führt die beginnende Produktion von stark vasogenen Metaboliten zur Selbstunterhaltung des Gewebsödems.

An der zweiten Phase sind zahlreiche, unterschiedliche Faktoren beteiligt:

- Lactat mit konsekutiver Acidose [22];
- cytodestruktive Lysosomen-Proteasen;
- intracelluläre Akkumulation anorganischer Phosphate, Ursache für eine osmotisch bedingte Schwellung der Mitochondrien;
- freie, mehrfach ungesättigte Fettsäuren, insbesondere Arachidonsäure, verantwortlich für die Entstehung von membranaggressiven Faktoren [5, 6, 23].

Die Produktionskaskade dieser toxischen Metaboliten läßt sich kurzgefaßt so darstellen: Ca^{2+}, in der Initialphase des Ödems intracellulär akkumuliert, aktiviert die Phopholipase A_2, so daß Arachidonsäure in großer Quantität aus Membran-Phospholipiden gebildet wird. Dies wiederum führt zu folgenden wesentlichen Konsequenzen:

- Aktivierung des Cyclooxigenase-Weges mit Bildung von Endoperoxiden, Quelle freier Sauerstoffradikale, und Thromboxan A_2;
- Aktivierung des Lipoxigenase-Weges mit Bildung von Hydroperoxiden, Ausgangsverbindungen für freie Radikale und Leukotriene (LTC_4 und LTD_4), welche einen Plasmaaustritt durch Capillar-Hyperpermeabilität induzieren [27];
- Entkoppelung der Atmungskette mit konsekutiver Permeabilitätsstörung der Mitochondrienmembranen, so daß selektive Ionen-Austauschvorgänge stark beeinträchtigt werden.

Zu Störungen der Blut-Hirn-Schranke (BHS) kommt es erst später. Sie manifestieren sich allerdings um so früher, je länger die Ischämiephase dauert. Die Zerstörung der Capillarstruktur der BHS führt zu einem Austritt von Plasmaproteinen und Wasser in das angrenzende cerebrale Gewebe. Daraus resultiert eine Verschlechterung des Hirnödems in der vasogenen Phase [1].

Rökan beim experimentellen Hirnödem

Jede Schädigung des Gehirns führt, unabhängig von der Genese, z. B. Ischämie, Hypoxie, Trauma, toxische Einwirkungen, zur Ausbildung eines cerebralen

Ödems. Daher werden die einzelnen Verlaufsparameter dieses Phänomens in den meisten Modellen mit experimenteller Schädigung des Cerebrums (Ligatur, Hypoxie, Embolisation) gemessen, um die Wirksamkeit einer Therapie zu objektivieren.

Spezifische Modelle zur Induktion eines experimentellen Ödems haben den Vorteil, die Phänome besser zu erfassen und die auslösenden Mechanismen eindeutiger zu lokalisieren. Dazu gehören das unilaterale traumatische Ödem nach Entfernung der Dura mater beim Kaninchen [2], aber vor allem das Triethyl-Zinn-Ödem (TEZ). Letzteres bewirkt selektiv ein Ödem im ZNS. Die zugrundeliegenden Mechanismen sind partiell bekannt (Hemmung der Na^+/K^+-ATPase, Entkoppelung der oxidativen Phosphorylierungen) und kommen den pathophysiologischen Prozessen beim Menschen nahe. Darüber hinaus können die beobachteten intracerebralen Ionenstörungen mit den Verhaltensbeobachtungen, z. B. über den neurologischen Index, korreliert werden [3].

Ginkgo-biloba-Extrakt 761, Rökan, verringert bei der Ratte nach Embolisation einer Hemisphäre mit geeichten ^{85}Sr-markierten Mikrosphären die Ödemphase [19]. Es wirkt antiödematös und reduziert Ionenstörungen in der ischämischen Hemisphäre nach unilateraler Ligatur bei der Springmaus, wie z. B. die intracelluläre Na^+-Akkumulation und den K^+-Ausstrom [25]. Darüber hinaus wurden die Effekte von Rökan in folgenden Modellen untersucht: unilaterales traumatisches Ödem beim Kaninchen [4], Triethyl-Zinn-Ödem bei der Ratte [3, 15].

Unilaterales traumatisches Ödem

Beim Kaninchen bewirkt die unilaterale Entfernung der Dura mater in der traumatisierten Hemisphäre ein Ödem, das sich im Elektroencephalogramm durch folgende Störungen manifestiert:

– pathologische Veränderungen der physiologischen Wachrhythmen (θ- und ß-Wellen),
– Zunahme der langsamen α-Wellen,
– vor allem Auftreten von δ-Wellen, Zeichen einer cerebralen Schädigung und Verschlechterung der Hirnfunktion.

Bei den unbehandelten Kaninchen der Kontrollgruppe ist der Quotient „θ + ß$/\alpha$ + δ", insbesondere nach traumatischem Ödem, vermindert, dies vor allem durch einen starken Anstieg der δ-Wellen und eine Abnahme der θ- und ß-Wellen. Rökan bewirkte bei kurativer Behandlung 18 Stunden nach dem Trauma (12,5; 25 und 50 mg/kg p. o.) einen vollständigen Rückgang der Störungen im Elektroencephalogramm. Die pathologischen δ-Wellen wurden reduziert ohne Modifikation der physiologischen θ-Wellen. Dies deutet auf eine direkte Wirkung auf das Hirnödem hin, welches für die aufgetretenen elektrischen Störungen ursächlich verantwortlich ist (Tabelle 1).

	Stunden		Rökan (mg/kg; p.o.)		
		Kontrolle (n = 10)	12,5 (n = 10)	25 (n = 10)	50 (n = 10)
Ausgangswert		$51 \pm 4{,}6$	$43 \pm 5{,}2$	$44 \pm 3{,}9$	$38 \pm 2{,}8$
	1	$-3 \pm 3{,}0$	$-1 \pm 3{,}8$	$+3 \pm 3{,}3$	$+7 \pm 3{,}8*$
	2	$-4 \pm 3{,}1$	$-1 \pm 3{,}1$	$+2 \pm 4{,}4$	$+5 \pm 3{,}9$
Differenz zum	3	$-1 \pm 2{,}8$	$+3 \pm 4{,}3$	$-1 \pm 3{,}8$	$+8 \pm 3{,}5*$
Ausgangswert	4	$-6 \pm 3{,}1$	$+2 \pm 4{,}9$	$0 \pm 3{,}3$	$+12 \pm 5{,}6*$
	5	$-2 \pm 3{,}1$	$+3 \pm 4{,}4$	$+1 \pm 3{,}7$	$+10 \pm 3{,}4*$
	6	$-4 \pm 3{,}6$	$+4 \pm 3{,}8$	$-1 \pm 3{,}3$	$+12 \pm 4{,}9*$

Tabelle 1. Unilaterales traumatisches Hirnödem beim Kaninchen; Verlauf des $\theta + ß/\alpha + \delta$-Quotienten in der Kontrollgruppe und den Behandlungskollektiven (n = 10; * p $\leq$ 0,05, Student-t-Test); nach [4]

Triethyl-Zinn-Ödem

Das Hirnödem wurde bei Sprague-Dawley-Ratten durch zweiwöchige orale Gabe einer wäßrigen TEZ-Lösung (0,002 %) als ausschließliches Getränk induziert. Das neurologische Defizit wurde anhand des Grenzwinkels des Gitterbodens bestimmt. Als Grenzwinkel gilt die Neigung des Gitters, bei der sich das Tier noch fortbewegen kann. Dem Gangindex wurde folgende Bewertung zugrunde gelegt: 10 = normale Gangart, 8 = Gang auf der Fußspitze, 2 = Gang mit muskulärer Hypertonie bei gespreizten Pfoten, 0 = halbseitiges Aufliegen.

Dieser Index wurde am 10. und 15. Behandlungstag bestimmt. Nach der letzten Beurteilung wurden die Ratten getötet, das Ödem über den prozentualen Wasser-

Gruppe	Rökan (mg/kg)	n	Cerebrale Konzentration			Gang-index		Grenz-winkel	
			%	mmol/kg					
			H_2O	Na^+	K^+	D 10	D 15	D 10	D 15
Kontrolle	–	15	$78{,}3 \pm 0{,}10$	$201 \pm 1{,}8$	$382 \pm 7{,}7$	10	10	90	90
TEZ	–	15	$80{,}5 \pm 0{,}17^{\times}$	$290 \pm 5{,}3^{\times}$	$373 \pm 8{,}2$	$4{,}1^{\times}$	$0^{\times}$	$30^{\times}$	$0^{\times}$
TEZ + Rökan	10	15	$79{,}7 \pm 0{,}18*$	$249 \pm 6{,}0*$	$372 \pm 4{,}9$	$9{,}7*$	$9{,}7*$	$90*$	$90*$
TEZ + Rökan	30	15	$78{,}6 \pm 0{,}14*$	$209 \pm 3{,}5*$	$377 \pm 6{,}7*$	$10*$	$10*$	$90*$	$90*$
TEZ + Rökan	90	15	$78{,}4 \pm 0{,}07*$	$202 \pm 2{,}4*$	$390 \pm 4{,}3$	$10*$	$10*$	$90*$	$90*$

Tabelle 2. Elektrolyt- und Wassergehalt des Cerebrums sowie Gangindex und Grenzwinkel in Kontrollgruppe, TEZ-Gruppe, Verumgruppen 10 und 15 Tage (D10, D15) nach Versuchsbeginn ($^+$p $\leq$ 0,001 gegenüber der Kontrollgruppe; * p $\leq$ 0,001 gegenüber der TEZ-Gruppe)

gehalt (Wiegen des Gehirns im Feucht- und Trockenzustand) quantifiziert sowie die Na^+- und K^+- Konzentrationen mittels Flammenphotometrie bestimmt.

Die Ergebnisse der Arbeiten von Borzeix [4] mit dem standardisierten Ginkgo-biloba-Extrakt 761, Rökan, sind in Tabelle 2 zusammengestellt. Bei einer Dosierung von 10, 30 und 90 mg/kg p. o. über 2 Wochen führte Rökan zu einem vollständigen Rückgang der TEZ-bedingten neurologischen Störungen. Bestätigt wurden diese Ergebnisse durch die Normalisierung des cerebralen Wasser- und Elektrolytgehalts bei Dosen von 30 und 90 mg/kg.

In den beiden experimentellen Ödem-Modellen, vor allem beim TEZ-Ödem, wirkte Rökan antiödematös, reduzierte die begleitenden Ionenstörungen und verminderte die funktionellen Defizite [21].

Wirkmechanismen

Folgende pharmakodynamische Eigenschaften erklären die protektiven Effekte von Rökan beim Hirnödem und den konsekutiven neurofunktionellen Defiziten: hämodynamische und vaskuläre Wirkung im Sinne der Aufrechterhaltung einer effektiven Gewebsperfusion und verbesserten Energiezufuhr [7, 8]; antagonistische Wirkung in bezug auf die capilläre Hyperpermeabilität [20].

Allerdings greifen die meisten der ödematogenen Faktoren die Membranen an, und zwar in den zwei aufeinanderfolgenden Phasen. Die erste ionische Phase ist die direkte Folge der mangelnden Energiezufuhr. Der Aktivitätsverlust der Na^+/K^+-ATPase führt zu einem Kalium-Ausstrom und Calcium-Einstrom. In der zweiten Phase kommt es zur Bildung von membranaggressiven Metaboliten aus Membran-Phospholipiden (Arachidonsäure, Leukotriene, freie Sauerstoffradikale). Dadurch wird das Ödem unterhalten, und der Schweregrad nimmt aufgrund vasogener Mechanismen weiter zu. Auf dieser Ebene greifen die für die antiödematösen Effekte verantwortlichen Hauptwirkmechanismen. Rökan erhöht unter experimentellen Bedingungen in vitro und in vivo den osmotischen Widerstand der Erythrozyten-Membranen [13], stabilisiert die Lysosomen-Membranen [26] und hemmt gewisse Proteasen [20] sowie die Entkoppelung der mitochondrialen oxidativen Phosphorylierung [16]. Zum Wirkprofil gehören weiterhin: Radikalfänger-Eigenschaften [11], z. B. freie Sauerstoffradikale; Inhibition der Peroxidation von Membran-Phospholipiden, nachgewiesen an Hirnhomogenaten von Ratten und Mäusen durch Hemmung der Malonaldehyd-Bildung; antiödematöse Effekte beim induzierten entzündlichen Adriamycin-Ödem in vivo, dem eine entzündliche Reaktion, bedingt durch Membran-Lipoperoxidation, zugrunde liegt [12,14].

Demnach besitzt Rökan protektive Effekte beim cytotoxischen (Triethyl-Zinn) und vasogenen (unilateral-traumatischen) cerebralen Ödem, und zwar sowohl in bezug auf die Ionenstörungen als auch auf die konsekutiven neurofunktionellen Defizite. Die antiödematösen Wirkungen sind eine indirekte Folge der vaskulären und metabolischen Effekte. Sie beruhen darüber hinaus wesentlich auf den direkten Wirkungen von Rökan auf Zellmembranen und subcelluläre Strukturen.

Literatur

1. Baron, J. C. (1983)
   Phénomènes physiopathologiques au cours de l'ischémie focale aiguë du cerveau.
   Revue Méd. 38: 1853–1863
2. Borzeix, M. G., Labos, M., Cahn, J. (1972)
   A propos d'un modèle expérimental d'œdème cérébral pour l'étude des substances agissant
   sur le débit sanguin et/ou le métabolisme cérébral.
   Agressologie 13: 257–26
3. Borzeix, M. G., Weber, S., Akimjak, J. P. (1978)
   Cerebral edema induced by triethyltin (TET) in the rabbit and in the rat.
   In: Proc. of the 7th international Congress of Pharmacology, Satellite Symposium of Reims,
   1978
4. Borzeix, M. G. (1985)
   Effect of Ginkgo biloba extract on 2 types of cerebral edema.
   In: Effects of Ginkgo biloba extract on Organic Cerebral Impairment. Agnoli, A., Rapin, J.
   R., Scapagnini, V., Weitbrecht, W. V. (Eds.).
   John Libbey, London, pp. 51–56
5. Braquet, P., DeFeudis, F. V., Deby, C., Braquet, M. (1984)
   Involvement of oxygen free radicals in biologic and pathologic processes.
   In: Cerebral Ischaemia. Bes, A., Braquet, P., Paoletti, R., Siesjö, B. K. (Eds.). Excerpta Me-
   dica, Amsterdam, pp. 265–283
6. Braquet, P., Braquet, M., Deby, C. (1983)
   Oxidative damages induced by cerebral ischemia: protective role of some radical scavengers
   and related drugs.
   J. Cerebral Blood Flow and Metabolism 3, suppl. 1: 564–565
7. Chatterjee, S. S., Gabard, B. (1981)
   Protective effect of an extract of Ginkgo biloba and other hydroxyl radical scavengers against
   hypoxia.
   8. International Congress of Pharmacology, 1981, Tokyo, Abstract 866
8. Chatterjee, S. S. (1985)
   Effects of Ginkgo biloba extract on metabolic processes.
   In: Effects of Ginkgo biloba extract on Organic Cerebral Impairment. Agnoli, A., Rapin,
   J. R., Scapagnini, V., Weitbrecht, W. V. (Eds.).
   John Libbey, London, pp. 5–15
9. Cohadon, F. (1983)
   Physiopathologie de l'œdème cérébral ischémique.
   Circulation et Métabolisme du Cerveau 1, pp. 45–54
10. DeFeudis, F. V., Auguet, M., Delaflotte, S., Hellegouarch, A., Baranès, J., Chapelat, M.,
    Braquet, M., Etienne, A., Drieu, K., Clostre, F., Braquet, P. (1985)
    Some in vitro and in vivo actions of an extract of Ginkgo biloba (GBE 761)
    In: Effects of Ginkgo biloba extract on Organic Cerebral Impairment. Agnoli, A., Rapin, J.
    R., Scapagnini, V., Weitbrecht, W. V. (Eds.)
    John Libbey, London, pp. 17–29
11. Doly, M., Braquet, P., Droy, M. T., Bonhomme, B., Vennat, J.C. (1985)
    Effets des radicaux libres oxygénés sur l'activité électrophysiologique de la rétine isolée de
    rat.
    J. Fr. Ophtalmol. 8
12. Etienne, A., Baranès, J., Hecquet, F., Hellegouarch, A., Clostre, F. (1980)
    Effet stabilisateur de membrane d'un extrait de Ginkgo biloba.
    Planta Medica 39: 327
13. Etienne, A., Chapelat, M., Braquet, M., Clostre, F., Drieu, K., DeFeudis, F. V., Braquet, P.
    (1984)
    In vivo studies of free radical scavenging activity; relation to cerebral ischaemia.

In: Cerebral Ischaemia. Bes, A., Braquet, P., Paoletti, R., Siesjö, B. K. (Eds.). Excerpta Medica, Amsterdam, pp. 379–384

14. Etienne, A., Hecquet, F., Clostre, F., DeFeudis, F. V. (1982)
Comparaison des effets d'un extrait de Ginkgo biloba et de la chlorpromazine sur la fragilité osmotique in vitro d'érythrocytes de rat. J. Pharmacol. 13: 291–298

15. Gabard, B., Chatterjee, S. S.
Cerebral edema induced by triethyltin in the rat: Effects of an extract of Ginkgo biloba.
Naunyn Schmiedeberg's Arch. Pharmacol. 311, (suppl.) R 68

16. Karchel, I., Zagermann, P., Krieglstein, J. (1984)
Effect of an Extract of Ginkgo biloba on rat brain energy metabolism in hypoxia.
Naunyn-Schmiedeberg's Arch. Pharmacol. 327, pp. 31–35

17. Kariman, K. (1985)
Mechanisms of cell damage in brain ischemia: a hypothesis.
Life Sciences 37: 71–73

18. Kimelberg, H. K.
Glial enzymes and ion transport in brain swelling.
In: Seminar in neurological surgery. In: Neural trauma. Pepp, A.J., Bourke, R. S., Melson, L. R., Kimelbert, M. K. (Eds.).
Raven Press, New York, pp. 137–155

19. Le Poncin-Lafitte, M., Rapin, J. R. (1980)
Effects of Ginkgo biloba on changes induced by quantitative cerebral microembolization in rats.
Arch. Int. Pharmacodyn. 243: 236–244

20. Marcy, R. (1980)
Dossier d'AMM Tanakan. Rapport d'expertise pharmacologique.

21. Otani, M., Chatterjee, S. S., Gabard, B., Kreutzberg, G. W. (1986)
Effect of an extract of Ginkgo biloba on triethyltin-induced cerebral edema.
Acta Neuropathol. 69: 54–65

22. Overgaard, J. (1984)
Cerebral blood flow brain edema.
Circulat. Métabol. Cerveau 2: 11–22

23. Pickard, J. D., Walker, V.
Current concepts of the role of prostaglandins and other eicosanoids in acute cerebrovascular disease.
In.: Lers, vol. 2 Mackenzie E.T. (Eds.).
Raven Press, New York, pp. 191–218

24. Siesjö, B. K. (1981)
Cell damage in the brain: A speculative synthesis.
J. Cereb. Blood Flow Metabol. 1: 155–185

25. Spinnewyn, B., Blavet, N., Clostre, F. (1986)
Effets du Ginkgo biloba sur l'ischémie cérébrale expérimentale chez la gerbille.
Presse Méd. 15: 1511–1515

26. Van Caneghen, P. (1972)
Influence of some hydrosoluble substances with vitamin P activity on the fragility of lysosomes in vitro.
Biochem. Pharm. 21: 1543–1548

27. Williams, T. J., Jose, P. J., Wedmore, C. V., Peck, M. J., Forrest, M. J.
Mechanisme underlying inflammatory œdema: The importance of synergism prostaglandins, leukotrienes and complement derived peptides.
In: Advances in Prostaglandin, Thromboxane, and Leukotriene Research, 11. Samuelsson, B., Paoletti, R., Ramwell, P. (Eds.).
Raven Press, New York, pp. 33–37

Rökan bei der cerebralen Ischämie der Springmaus

Spinnewyn B., Blavet N., Clostre F.

Zusammenfassung

Die Wüstenspringmaus ist wegen der besonderen anatomischen Verhältnisse –
diese Species besitzt keine cerebrobasilären Gefäße – ein Modell der Wahl für experimentelle Studien der akuten cerebralen Ischämie. Eine unilaterale Ligatur der
Carotis bedingt eine cerebrale Ischämie. Die neurologischen Symptome sind gut
quantifizierbar. Die metabolischen, insbesondere mitochondrialen Störungen,
und die Ausbildung des cerebralen Ödems kommen der menschlichen Pathophysiologie sehr nahe. Unter den beschriebenen experimentellen Bedingungen normalisierte Rökan die mitochondriale Atmung, reduzierte das cerebrale Ödem und
korrigierte die begleitenden Elektrolytstörungen. Die fast vollständige Normalisierung des neurologischen Index deutet auf eine Wiederherstellung der neuronalen Funktionen.

Schlüsselwörter: Wüstenspringmaus, Carotisligatur, cerebrale Ischämie, Ödem,
Rökan, Stroke-Index.

Beim Menschen führt die cerebrale Ischämie, unabhängig von der Genese
(Thrombose, Spasmus, Hypertension, intrakranielle Druckerhöhung), zu einer
Reihe von vaskulären und metabolischen Phänomenen, die im Tierexperiment in
ihrer Komplexität schwer reproduzierbar sind. Zahlreiche Modelle wurden vorgeschlagen. Die Hypoxiemodelle sind in der Durchführung einfach, haben aber den
Nachteil, eine unspezifische, generalisierte Hypoxie des Cerebrums zu bewirken.
Eine Ischämie kann durch Ligatur oder Mikroembolisation induziert werden.
Fieschi und Lenzi [4] beschreiben 25 verschiedene Modelle an Ratte, Katze,
Hund, Affe und Springmaus. Allerdings bestehen große anatomische Unterschiede zwischen Mensch einerseits und Ratte, Katze und Hund andererseits.
Beim Hund beruht die cerebrale Gefäßversorgung beispielsweise fast ausschließlich auf den vertebralen Arterien. Eine Extrapolation auf den Menschen erscheint
in diesem Fall schwierig.

Die Springmaus weist folgende Besonderheit auf. Bei 40–60 % der Tiere besteht keine Verbindung zwischen dem Carotis- und dem Vertebralissystem [8, 12].
Eine einseitige Ligatur der A. carotis communis führt daher zu einer ausschließlich
ipsilateralen cerebralen Ischämie [3]. Springmäuse sind kleine Nagetiere, die im
Sand leben. Sie sind in Afrika und Asien beheimatet, ihre Größe liegt zwischen der
einer Maus und der eines Hamsters. In dieser Studie wurde mit mongolischen

Springmäusen (Meriones unguiculatus Taminoto K, 1943) gearbeitet. Ein erwachsenes Männchen wiegt zwischen 80 und 90 g, ein Weibchen zwischen 70 und 80 g. Zuchtstationen wurden zuerst in Japan aufgebaut, seit 1954 in den USA und seit einigen Jahren auch in Europa [15]. Springmäuse können sich aufgrund physiologischer und morphologischer Eigenschaften sowie Nahrungsgewohnheiten an schwierige klimatische Bedingungen anpassen. Besonders bemerkenswert ist ihr perfekt organisiertes Sozialverhalten [17].

Die Springmaus besitzt für das experimentelle Ischämiemodell zwei Vorteile: Studien zur Pathologie, Biochemie und Elektrophysiologie haben gezeigt, daß die bei Ischämie beobachteten Störungen bei der Springmaus denjenigen beim Menschen nahekommen. Weiterhin werden die zahlreichen charakteristischen Verhaltensmerkmale dieser Tierart im Gegensatz zu Ratte, Hund und Katze durch künstliche Lebensbedingungen im Labor nicht modifiziert oder beeinträchtigt [16].

In dieser Untersuchung wurde bei Springmäusen eine cerebrale Ischämie durch unilaterale Carotisligatur induziert. In der Folge kam es zu neurologischen Symptomen, die mit der Skala nach C. P. Mac Graw [13] quantifiziert wurden, zu Störungen der Mitochondrien mit charakteristischen Veränderungen des respiratorischen Index (RCR = Respiratory Control Ratio), zur Ausbildung eines cerebralen Ödems mit Gewichtszunahme der ischämischen Hemisphäre sowie zu einem K^+-Ausstrom und einer intracellulären Na^+-Akkumulation.

Die parallele Beobachtung dieser 3 Parameter während desselben Versuchs ermöglicht die verschiedenen pathologischen Phänomene, die initial und im Verlauf der cerebralen Ischämie bei der Springmaus auftreten, zu korrelieren. Vor allem aber können dadurch Substanzen mit spezifischen vaskulären und/oder metabolischen Effekten von solchen mit breiterem Wirkspektrum unterschieden werden.

Material und Methoden

Untersucht wurden 180 Springmäuse zwischen 50 und 80 g. Hierzu wurden 9 Gruppen zu je 20 Tieren gebildet.

Induktion der Ischämie

15 Tage vor Beginn der Untersuchung wurden die Tiere selektiert. Ausgeschlossen wurden Tiere, bei denen nach Abklemmen der linken Carotis für 10 Sekunden eine linksseitige Ptosis auftrat. Anschließend wurden die Tiere auf 9 Gruppen randomisiert. Unter Ketamin-Anästhesie (80 mg/kg i. p.) wurde die rechte A. carotis sorgfältig unter Beachtung benachbarter Nervenfasern verschlossen. Die Kontrolltiere wurden derselben Behandlung, aber ohne Verschluß der Carotis unterzogen (Sham-Operation).

Parameter	Punktwert
Aufrichten der Haare, Zittern	1
Gleichgewichtsverlust	1
Langsame Bewegungen	1
Ptosis	2
Epilepsie	2
Inklination des Kopfes	3
Ständig geöffnetes Auge	3
Spreizung der hinteren kontralateralen Pfote	3
Kreisförmiges Rotieren	3
Krämpfe	3
Koma	6
Tod	34

Tabelle 1. Mac-Graw-Skala; die Summe der Punktwerte ergibt den Stroke-Index

Bestimmung des Stroke-Index

Zwischen der zweiten und der sechsten Stunde nach Eintritt der Ischämie wurden die Springmäuse einzeln in Käfige (48 × 38 × 19 cm) untergebracht. Während 3 Minuten wurde der Stroke-Index nach C. P. Mac Graw [13] beurteilt (Tabelle 1).

Quantifizierung des cerebralen Ödems

Unmittelbar im Anschluß an die Bestimmung des Stroke- Index wurden die Springmäuse getötet und das Cerebrum schnell in 3 Teile zerlegt. Der rechte und linke Occipitallappen wurde gewogen und hiernach zur Bestimmung von Hirnödem und Elektrolyten getrocknet. Anhand des rechten Frontoparietallappens wurde die mitochondriale Atmung beurteilt.

Der Wassergehalt berechnet sich nach folgender Gleichung [7] :

$$\text{Wassergehalt} (\%) = \frac{\text{Feuchtgewicht} - \text{Trockengewicht}}{\text{Feuchtgewicht}} \times 100$$

Anschließend wurden die Occipitallappen mit 3 ml einer 3n-Salpetersäure-Lösung behandelt. Natrium- und Kaliumgehalt wurden mittels Flammenphotometrie bestimmt und in mEq/kg Trockengewicht angegeben.

Respiratory Control Ratio

Die Mitochondrien des rechten Frontoparietallappens wurden nach der Methode von D. Holtzman et al. [6], modifiziert nach J. P. Nowicki et al. [14], isoliert. Untersucht wurde in einer temperierten Zelle eines Gilson-Oxigraphen [14]. Die Respiratory Control Ratio (RCR) kennzeichnet den Wirkungsgrad der mitochondrialen Atmung und ergibt sich aus dem Quotienten: O_2-Verbrauch im Stadium 3 (Pyruvat + Malat im Inkubationsmilieu mit ADP) / O_2-Verbrauch im Stadium 4 (Pyruvat + Malat im Inkubationsmilieu ohne ADP) [1].

Medikation

Es wurden 3 Substanzen in Form einer siebentägigen Vorbehandlung vor Beginn der Ischämie getestet:

- Vincamin, 10 mg/kg i. p.;
- Nicergolin, 10 mg/kg p. o.;
- Rökan, 10 mg/kg i. p. und 50 mg/kg p. o.

Ergebnisse

Hirnödem und Na^+-/K^+-Gehalt

Alle drei Substanzen reduzierten das Hirnödem in der ischämischen Hemisphäre. Die ischämiebedingten Störungen des Elektrolythaushalts, K^+-Verlust und Na^+-Akkumulation in der ischämischen Hemisphäre, wurden durch eine Behandlung mit Rökan oder Vincamin deutlicher korrigiert als durch Verabreichung von Nicergolin (Tabelle 2).

Respiratory Control Ratio

Ischämie führt zu einer starken Abnahme der ATP-Synthese infolge Entkoppelung der mitochondrialen Funktionen. Der O_2-Verbrauch ist im Stadium 3 reduziert, aber im Stadium 4 erhöht. Dadurch fällt die Respiratory Control Ratio (RCR) deutlich ab. Nicergolin, Vincamin und Rökan (Reihenfolge in zunehmender Wirksamkeit) verhinderten signifikant den Abfall der RCR. Diese Substanzen normali-

Behandlung	H$_2$O-Gehalt		Na (mÄq/kgTrockengewicht)		K (mÄq/kgTrockengewicht)	
	re. Hemisphäre	li. Hemisphäre	re. Hemisphäre	li. Hemisphäre	re. Hemisphäre	li. Hemisphäre
Kontrolle	78,3 0,06	78,2 0,07	203,9 7,19	210,9 6,26	480,4 0,21	475,7 0,22
Ischämie	79,7 0,60 ♦♦♦ ***	78,3 0,08	317,8 3,08 ♦♦♦ ***	206,6 8.66	430,2 2,26 ♦♦	466,2 1,24
Rökan 10 mg/kg i.p.	79,0 0,32 ♦ *	78,2 0,06	282,4 2,21 ♦♦ *	220,6 5,66	428,9 1,45 ♦♦ *	475,9 0,32
Rökan 50 mg/kg p.o.	79,1 0,25 ♦♦ *	78,4 0,20	287,1 2,34 ♦♦♦ **	219,1 5,37	447,6 2,11	477,8 0,80
Vincamin 10 mg/kg i.p.	79,3 0,32 ♦♦ *	78,5 0,11	296,9 2,33 ♦♦♦ **	224,7 4,35	434,2 1,40 ♦ *	480,1 0,35
Nicergolin 10 mg/kg p.o.	79,2 0,32 ♦ **	78,1 0,9	350,3 2,65 ♦♦♦ ***	240,3 6,10	395,6 1,92 ♦♦♦ ***	478,6 0,45

Tabelle 2. Hirnödem und Na$^+$-/K$^+$-Gehalt 6 Stunden nach Ligatur der rechten Carotis bei der Springmaus.(* bzw. ♦, ** bzw. ♦♦ und *** bzw. ♦♦♦ stehen für p $\leq$ 0,05; p $\leq$ 0,01 und p $\leq$ 0,001; * rechte ischämische Hemisphäre / linke nichtischämische Hemisphäre; Δ rechte ischämische Hemisphäre/ rechte nichtischämische Hemisphäre Kontrollgruppe)

sierten die respiratorische Aktivität der Mitochondrien in der ischämischen Hemisphäre und ermöglichten damit eine ausreichende ATP-Synthese (Abb. 1).

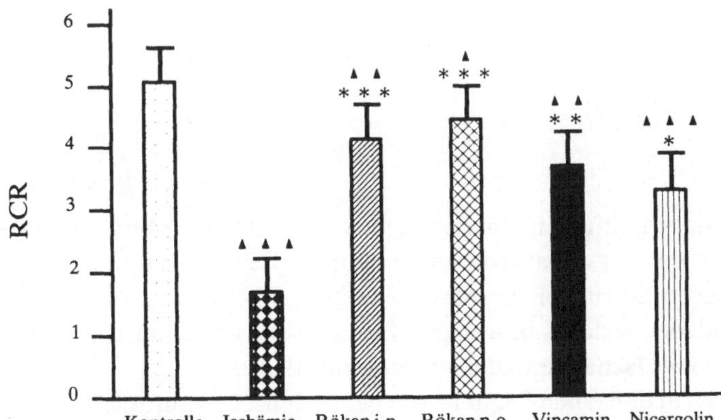

Abb. 1. Respiratory Control Ratio 6 h nach cerebraler Ischämie bei der Springmaus (* bzw. Δ, ** bzw. ΔΔ und *** bzw. ΔΔΔ für p $\leq$ 0,05; p $\leq$ 0,01 und p $\leq$ 0,001; * Vergleich Ischämie plus Verumbehandlung gegenüber Ischämie ohne Behandlung; Δ Vergleich Ischämie plus Verumbehandlung gegenüber nicht-ischämische Kontrolltiere; Varianzanalyse)

Stroke-Index

Bei cerebraler Ischämie beträgt der Stroke-Index nach 6 Stunden im Mittel 9,2. Nicergolin verringerte diesen geringfügig, aber statistisch nicht signifikant. Dagegen verbessern Vincamin und Rökan, letzteres unabhängig von der Applikationsform, den Stroke-Index deutlich. Zwischen der Rökan- Gruppe und der nichtischämischen Kontrollgruppe bestand in bezug auf den Stroke-Index kein signifikanter Unterschied (Abb. 2).

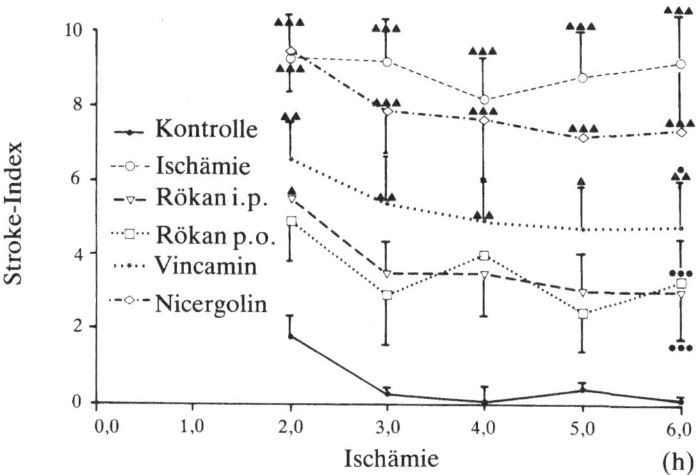

Abb. 2. Stroke-Index nach cerebraler Ischämie bei der Springmaus (* bzw. Δ, ** bzw. $\Delta\Delta$ und *** bzw. $\Delta\Delta\Delta$ für $p \leq 0,05$; $p \leq 0,01$ und $p \leq 0,001$; *Vergleich Ischämie plus Verumbehandlung gegenüber Ischämie ohne Behandlung; Δ Vergleich Ischämie plus Verumbehandlung gegenüber nichtischämische Kontrolltiere; Varianzanalyse)

Diskussion

Die einseitige Ligatur der Carotis bewirkt bei der Springmaus ein cerebrales Ereignis mit gut quantifizierbaren neurologischen Symptomen, erheblichen biochemischen Störungen, insbesondere in den Mitochondrien, und Bildung eines Hirnödems, welches in wenigen Tagen zur Nekrose führt. Die Bedeutung dieses cerebralen Ischämiemodells liegt darin, daß die ischämiebedingten Folgeerscheinungen in derselben Sequenz wie beim Menschen auftreten. Die Ursache aller cellulären Störungen ist eine Beeinträchtigung der Membranintegrität, und zwar auf kapillärer (Ödem, Störungen des Ionenhaushaltes), mitochondrialer (Entkoppelung der oxidativen Phosphorylierungen) und neuronaler (neurofunktionelles Defizit) Ebene.

Die empfindlichsten Strukturen in bezug auf ischämische und/oder hypoxische Ereignisse sind die Mitochondrien. Eine Ischämie manifestiert sich zuerst in ultrastrukturellen und biochemischen Veränderungen in den Mitochondrien. In der Folge kommt es zu einer frühzeitigen Entkoppelung der oxidativen Phosphorylierung, konsekutiv steigt der Sauerstoffbedarf für die Produktion äquimolarer ATP-Mengen. Nach sechsstündiger Ischämie kommt es in der ischämischen Hemisphäre zu einem Zusammenbruch des Wirkungsgrades der Mitochondrien-Atmung, d. h. mehr als 50%iger Abfall des RCR, und zu einem Hirnödem mit Na^+-Akkumulation und K^+-Verlust. Weiterhin erreicht der Stroke-Index den Wert 9, was auf tiefgreifende neurologische Störungen hinweist.

In dem cerebralen Ischämiemodell der einseitigen Carotisligatur bei der Springmaus war die Wirkung von Nicergolin schwach. Dies gilt sowohl für die Störungen im Ionenhaushalt und in den Mitochondrien als auch für den Stroke-Index. Vincamin (10 mg/kg i. p.) beeinflußte statistisch signifikant alle pathologischen Phänomene: mitochondrialer RCR, Hirnödem sowie Störungen der Austauschvorgänge von Na^+ und K^+, Stroke-Index. Diese Ergebnisse bestätigen das dieser Substanz von B. Gotti et al. [5] entgegengebrachte Interesse. Vincamin reduzierte nach fokaler Ischämie signifikant den Infarktbereich. Rökan erwies sich als signifikant wirksam, und zwar unabhängig von der Applikationsform. Im einzelnen kam es nach Vorbehandlung mit Rökan zu einer Verbesserung des RCR sowie der Störungen im Ionengleichgewicht, zu einer Reduktion des Hirnödems und zu einer Normalisierung des Stroke-Index, d. h. der neurologischen Funktionen nach dem cerebralen Ereignis. Diese metabolischen und neurologischen Befunde bestätigen vorangehende Veröffentlichungen [9,10,11].

Literatur

1. Chance, B., Williams, G. R. (1955)
   The respiratory chain and oxydative phosphorylation.
   Nature 175: 1120–1121
2. Chatterjee, S. S. (1985)
   Effects of Ginkgo biloba extract on cerebral metabolic processes.
   In: Effects of Ginkgo biloba on organic cerebral impairment. Agnoli, A., Rapin, J. R., Scapagnini, V., Weitbrecht, W. V. (Eds.).
   John Libbey, London, pp. 5–15
3. Delbarre, B., Delbarre, G. (1984)
   La gerbille comme modèle d'ischémie cérébrale.
   J. Int. Médecine 9, Suppl. 50, pp. 11–14
4. Fieschi, C., Lenzi, G. L. (1984)
   Experimental models of focal cerebral ischemia.
   In: Cerebral Ischemia. Bes, A., Braquet, P., Paoletti, R., Siesjö, B.K. (Eds.).
   Excerpta Medica, Amsterdam, pp. 57–62
5. Gotti, B., Mackenzie, E.T., Nowicki, J. P., Young, A. R. (1983)
   Pharmacothérapie de l'ischémie cérébrale focale.
   Actua. Clin. Ther. 10: 114–124

6. Holtzmann, D., Lewinston, N., Herman, N. M., Desantel, M., Brewer, E., Robin, E. (1978)
   Effects of osmolar changes on isolated mitochondria of brain and liver.
   J. Neurochem. 30: 1409–1419

7. Ito, U. (1979)
   Brain edema during ischemia and after restoration of blood flow. Measurement of water, sodium, potassium content and plasma protein permeability.
   Stroke 10: 542–547

8. Kahn, K. (1972)
   The natural course of experimental cerebral infarction in the Gerbil. Neurology 22: 510–515

9. Karcher, L., Zagermann, P., Krieglstein, J. (1984)
   Effect of an extract of Ginkgo biloba on rat brain energy metabolism in hypoxia.
   Naunyn-Schmiedeberg's Arch. Pharmacol. 327: 31–35

10. Larssen, R. G., Dupeyron, J. P., Boulu, R. G. (1978)
    Modèle d'ischémie cérébrale expérimentale par microsphères chez le rat. Etude de l'effet de deux extraits de Ginkgo biloba et du naftidrofuryl.
    Thérapie 33: 651–660

11. Le Poncin-Lafitte, M., Martin, P., Lespinasse, P., Rapin, J. R. (1982)
    Ischémie cérébrale après ligature non simultanée des artères carotides chez le rat: effet de l'extrait de Ginkgo biloba.
    Sem. Hôp. Paris 58: 403–406

12. Levines, S., Payan, H. (1966)
    Effects of ischemia and other procedures on the brain and retina of the gerbil (Meriones unguiculatus).
    Exp. Neurol. 16: 255–262

13. Mac Graw, C. P. (1977)
    Experimental cerebral infarction. Effects of pentobarbital in mongolian gerbils.
    Arch. Neurol. 34: 334–336

14. Nowicki, J. P., MacKenzie, E. T., Spinnewyn, B. (1982)
    Effects of agents used in the pharmacotherapy of cerebrovascular disease on the oxygen consumption of isolated cerebral mitochondria.
    J. Cerebral Blood Flow Metabolism 2: 33–40

15. Petter, F. (1975)
    La diversité des Gerbillidés.
    In: Rodents in desert environment, Junk W. (Ed.). The Hague, pp. 47–52

16. Petter, F. (1984)
    Les principales particularités du comportement des rongeurs de la famille des gerbillidés.
    Sci. Techn. Anim. Lab. 9: 229–231

17. Tanimoto, K. (1943)
    Ecological studies on plague-carrying in Manchuria Dobutsugaku Zasski.
    Zool. Mag. Tokyo 55: 111–127

V. Neurotransmitter und Hirnstoffwechsel

Wirkung von Rökan auf Neurotransmitter beim cerebralen Alterungsprozeß

RACAGNI G., BRUNELLO N., PAOLETTI R.

Zusammenfassung

In dieser Studie wurden die zentralen Wirkungen von Rökan auf den cerebralen Alterungsprozeß untersucht. Das untersuchte Pharmakon zeigte eine spezifische Wirkung auf das noradrenerge System und die Beta-Receptoren im Cerebrum. Gegenüber α_2-Receptoren sowie dem Serotonin-Uptake wurden keine Effekte festgestellt. Diese Wirkungen beruhen speziell auf der Reaktivierung des noradrenergen Systems in der Großhirnrinde.

Schlüsselwörter: Neurotransmitter, cerebraler Alterungsprozeß, Rökan, Serotonin-Uptake, noradrenerges System

Physiologie des Alterns

Hinsichtlich der verschiedenen cerebralen Transmittersysteme wurde in Tiermodellen eine mit dem Alter korrelierende Verminderung der Acetylcholintransferase nachgewiesen. Gleichzeitig waren die Muscarinreceptoren im Alter reduziert. Darüber hinaus wurden eine erniedrigte Aktivität der Catecholamine und der Tyrosinhydroxylase (Ratte, Mensch) beschrieben [5, 8]. Da die Aktivität der Tyrosinhydroxylase der geschwindigkeitslimitierende Schritt der Catecholaminsynthese ist, liegen hier vermutlich altersbedingte spezifische Wechselwirkungen zugrunde.

Untersuchungen am Menschen post mortem zeigten in Abhängigkeit vom Alter reduzierte Dopamin- (DA) und Noradrenalinspiegel (NA) [6]. Dagegen führte die Suche nach einer Korrelation zwischen Serotoninspiegeln (5HT) und Alter zu widersprüchlichen Ergebnissen. Beim Menschen sanken die Serotoninspiegel in der Hirnrinde, obwohl im Hirnstamm eine Erhöhung des 5HT-Spiegels beobachtet wurde [6]. In unserem Labor durchgeführte Studien ergaben eine Veränderung des molekularen 5HT-Bindungskomplexes während des Alterungsprozesses. Tatsächlich waren die Bindungsstellen für ^{3}H-Imipramin vermindert [3]. Dieser Befund entspricht Ergebnissen von Untersuchungen am Cortex des älteren Menschen. Zwischen Alter und Homovanillinsäure (HVA) bestand keine Korrelation. Für 5-Hydroindol-Essigsäure (5-HIAA) war sie im Nucleus caudatus, im Hippocampus, in der Hirnrinde, im Gyrus cinguli und im Kleinhirn positiv. Im Liquor cerebrospinalis korrelierten die Metaboliten von HVA und 5-HIAA mit dem Alter.

Die Aktivität der Monoaminooxidasen (MAO), die wichtigsten katabolischen Enzyme für die Monoamie, stieg mit dem Alter an [6]. Die Korrelation zwischen Alter und MAO-Aktivität war bei Messung mit Betaphenyläthylamin als Substrat (MAO-B) deutlicher als mit Serotonin (MAO-A). Darüber hinaus war die Aktivität der thrombocytären MAO im Alter erhöht [9]. Im Gehirn der Ratte nahm die Anzahl der GABA-Receptoren mit dem Alter, insbesondere in Kleinhirn, Substantia nigra, Hypothalamus und Corpus striatum, ab. Diese allgemeine Reduktion der Receptordichte war in Hirnrinde, Hippocampus, Rückenmark, Brücke und verlängertem Mark weniger deutlich.

Senile Demenz vom Alzheimer-Typ

Zahlreiche Studien haben gezeigt, daß die CAT-Aktivität bei der senilen Demenz vom Alzheimer-Typ erniedrigt ist [4]. Die Anzahl der Muscarinreceptoren war bei Patienten mit dieser Krankheit nicht vermindert. Dennoch scheint bei ihnen das cholinerge System, vor allem im präsynaptischen Bereich, verändert zu sein. Diese Veränderungen des acetylcholinergen Systems spielen bei der Pathogenese der senilen Demenz vom Alzheimer-Typ eine bedeutende Rolle. Allerdings ist es angesichts der ausgedehnten cerebralen Degenerationen bei dieser Krankheit unwahrscheinlich, daß nur ein einziger Neurotransmitter betroffen ist. Inzwischen sind Beeinträchtigungen von anderen Transmittersystemen bekannt. Bei Patienten mit seniler Demenz vom Alzheimer-Typ war die Konzentration des wichtigsten Dopamin-Metaboliten (HVA) in den Basalganglien reduziert [1,7]. Der HVA-Spiegel korrelierte mit dem Schweregrad der Demenz. Je größer die intellektuellen Defizite, desto niedriger waren die HVA-Spiegel. Dies wurde weder bei Patienten mit Multiinfarktdemenz noch bei Kontrollpersonen beobachtet. Darüber hinaus zeigte sich im Vergleich zu gleichaltrigen Gesunden, daß die Dopamin- (DA) und Noradrenalinspiegel (NA) in bestimmten cerebralen Regionen bei Patienten mit seniler Demenz vom Alzheimer-Typ ebenfalls erniedrigt sind. Dagegen scheint der Endmetabolit des NA-Stoffwechsels, das 3-Methoxy-4-Hydroxy-Phenylglycol, bei Patienten mit seniler Demenz vom Alzheimer-Typ erhöht zu sein. Im Liquor cerebro-spinalis waren die HVA- und 5-HIAA-Spiegel bei seniler Demenz vom Alzheimer-Typ gegenüber gleichaltrigen Kontrollen erniedrigt [7].

In diesem Zusammenhang wurde ein Folsäure- und Vitamin-B_{12}-Mangel vorgeschlagen [11], da Folsäure Coenzym beim geschwindigkeitslimitierenden Schritt der Catecholamin- und Serotoninsynthese (Hydroxylation einer Aminosäure) ist. Allerdings sprechen einige Befunde [10] gegen diese Hypothese.

Bei Patienten mit seniler Demenz vom Alzheimer-Typ waren bestimmte Enzymaktivitäten, z. B. von MAO und Superoxid-Dismutase, im Gehirn erhöht. Dieser Anstieg der Enzymaktivitäten spiegelt sicherlich pathogenetisch bedeutende Veränderungen im Cerebrum wider. Eine erhöhte MAO-Aktivität fand sich bei

Behandlung	NMN (pmol/mg pr)	Bindung von ^{3}H.DHA (fmol/mg pr)
physiologische Kochsalzlösung	0,43 ± 0,08	237,3 ± 19,4
EGb 761 (100 mg/kg), 7 Tage	0,34 ± 0,04	248,1 ± 16,8
EGb 761 (100 mg/kg), 14 Tage	2,13 ± 0,20	–
EGb 761 (100 mg/kg), 30 Tage	–	133,4 ± 12,1
EGb 761 (100 mg/kg), 60 Tage	–	167,6 ± 10,4

Tabelle 1. Wirkung von Rökan auf die Normetanephrin-Konzentration (NMN) und die Aktivität der cerebralen Receptoren (n = 10 pro Kollektiv)

der senilen Demenz vom Alzheimer-Typ nicht nur im Gehirn, sondern auch in den Thrombocyten, was auf einen generalisierten Prozeß deutet.

Zusammenfassend kann festgehalten werden, daß Untersuchungen über Modifikationen bestimmter cerebraler Transmitter und Receptoren für das Verständnis des progressiven Funktionsdefizits von grundlegender Bedeutung sind.

Wirkungen von Rökan

Neuere Untersuchungen in unserem Labor haben gezeigt, daß der Ginkgo-biloba-Extrakt 761, Rökan, bei senilen cerebralen Syndromen den NA-Turnover in der Hirnrinde erwachsener Ratten erhöht. Dieser Effekt tritt nach einer Langzeitbehandlung von 1–2 Monaten ein [2] und ist spezifisch für das noradrenerge System und die Beta-Receptoren. Für α_2-Receptoren und den Serotonin-Uptake wurden keine Veränderungen gefunden (Tabelle 1). Es handelt sich hierbei um die ersten Daten für die zentralen Wirkungen eines beim cerebralen Alterungsprozeß aktiven Therapeutikums. Der Wirkmechanismus beruht anscheinend auf der spezifischen Reaktivierung des noradrenergen Systems in der Hirnrinde.

Literatur

1. Adolfsson, R., Gottfries, C.-G., Roos, B. E., Winblad, B. (1979)
   Post mortem distribution of dopamine and homovanillic acid in human brain, variations related to age, and a review of the literature.
   J. Neural. Transm. 45: 81–105
2. Brunello, N., Racagni, G., Clostre, F., Drieu, K., Braquet, P. (1985)
   Effects of an extract of Ginkgo biloba on noradrenergic systems of rat cerebral cortex. Pharmacol. Res. Comm. 17: 1063–1072

3. Brunello, N., Riva, M., Volterra, A., Racagni, G. (1985)
   Age-related changes in 5HT uptake and ^{3}H-imipramine binding sites in rat cerebral cortex.
   Eur. J. Pharmac. 110: 393–394
4. Davies, P., Maloney, A. J. F. (1976)
   Selective loss of central cholinergic neurons in Alzheimer's disease.
   Lancet 2: 1403–1405
5. Finch, C. E. (1973)
   Catecholamine metabolism in the brains of ageing male mice.
   Brain Res. 52: 261–276
6. Gottfries, C. G. (1979)
   Monoamines and their metabolites and monoamine oxidase activity related to age and to some dementia disorders.
   In: Drugs and the Elderly. Perspective in geriatric clinical pharmacology. J. Crooks, I.H. Stevenson (Eds.).
   Proceed. of a Symposium held in Ninewells Hospital University of Dundee 13 and 14 September 1977. MacMillan, London, pp.189–197
7. Gottfries, C. G., Ross, B. E. (1973)
   Acid monoamine metabolites in cerebrospinal fluid from patients with pre-senile dementia (Alzheimer's disease).
   Acta Psychiatry Scand. 49: 257–263
8. McGeer, E. G. (1971)
   Aging and brain enzymes.
   Exp. Gerontol. 6: 391–396
9. Robinson, D. S., Nies, A., Davis, J. N., Bunney, W. E., Davis, J. M., Colburn, R. W., Bourne, H. R., Shaw, D. M. (1972)
   Ageing, monoamines and monoamines oxidase levels.
   Lancet 1: 290–291
10. Shaw, D. M. (1971)
    Folate and amine metabolites in senile dementia: a combined trial and biochemical study.
    Psycho. Med. 1: 166–171
11. Shulman, R. (1967)
    A survey of vitamin B_{12} deficiency in an elderly psychiatric population. Br.
    J. Psychiatry 113: 241–251

Wirkung von Rökan auf die spezifische Neurotransmitter-Receptorbindung

Taylor J. E.

Zusammenfassung

Männliche Fisher-344-Ratten erhielten während 28 Tagen 100 mg/kg/d Rökan. 24 Stunden nach der letzten Dosis wurden die Tiere durch Decapitation getötet. Anschließend wurden die Hirnregionen mit hoher Konzentration an spezifischen Receptoren entnommen. Die Gewebsproben wurden homogenisiert und zentrifugiert. Im Homogenat wurde unmittelbar im Anschluß die Receptorbindung mittels Radioliganden gemessen. Rökan bewirkte eine Zunahme der Muscarin-Receptorpopulation im Hippocampus von Fisher-344-Ratten. Dieses Phänomen war bei älteren Tieren stärker ausgeprägt. Der Wert von B_{max} entsprach nach 24monatiger Behandlung mit Verum demjenigen der Kontrollgruppe nach dreimonatiger Versuchsdauer.

Schlüsselwörter: Senile Demenz, Muscarinreceptoren, Radioliganden, Rökan.

Aufgrund zahlreicher Studien scheint gesichert, daß bestimmte Veränderungen der Neurotransmitteraktivität im zentralen Nervensystem mit dem Alterungsprozeß korrelieren [7, 14]. Zu den bedeutendsten und häufigsten zählen die Veränderungen des muscarin-cholinergen Systems. In verschiedenen Hirnregionen wurde bei Alzheimer-Patienten eine signifikante Abnahme der Acetylcholin-Transferase beobachtet [1, 3, 12]. Dieser Befund ergab sich auch bei älteren Nagern [1]. Trotz einiger negativer Ergebnisse [1] beschrieben mehrere Autoren eine verminderte Affinität der Muscarinreceptoren im Cortex und Hippocampus [1, 8, 10, 11, 13]. Andere beobachteten Veränderungen der adrenergen Receptoren sowie der Opiat-, Somatostatin- und Glutamatreceptoren [2, 5, 14]. Im folgenden werden die In-vitro-Effekte einer Langzeitbehandlung mit Ginkgo-biloba-Extrakt 761, Rökan, auf die Neurotransmitter-Receptorbindungen im Gehirn von jungen und alten Fisher-344-Ratten dargestellt.

Methoden

Medikamentöse Behandlung und Präparation der Gewebe

Männliche Fisher-344-Ratten (Charles River) erhielten mit dem Trinkwasser während 28 Tagen 100 mg/kg/d Ginkgo-biloba-Extrakt 761. 24 Stunden nach der letzten Dosis wurden die Tiere durch Decapitation getötet. Anschließend wurden die Hirnregionen mit hoher Konzentration an spezifischen Receptoren entnommen und bei $-80°C$ aufbewahrt. Die Gewebsproben wurden aufgetaut und in einer kalten Pufferlösung homogenisiert (Brinkmann-Polytron, 6–15 Sekunden). Nach zweimaligem zehnminütigen Zentrifugieren der homogenisierten Substanz bei 39000 g wurde der membranreiche Bodensatz in eine Pufferlösung gebracht und unmittelbar im Anschluß die Receptorbindung geprüft. Das für die ^{3}H-Kaininsäure-Versuche bestimmte Homogenat wurde durch dreimaliges Zentrifugieren gewaschen, die Membranen für die Versuche mit Dopamin 5-HT$_2$ und der μ-Opiatgruppe wurden vor der zweiten Zentrifugation vorinkubiert.

Bestimmung der Receptorbindung

Aliquote Teile der gewaschenen Membranpräparationen wurden in Reagenzgläser (12 × 75 mm) eingebracht, die den ^{3}H-markierten Liganden enthielten. Nach Inkubation bis zum thermischen Gleichgewicht und Filtration unter leichtem Druck durch einen Whatmann-Filter GF/B wurden jedes Reagenzglas und jeder Filter sofort dreimal mit 5 ml Pufferlösung gewaschen und die Radioaktivität der Filter durch Flüssigkeitsszintigraphie gemessen. Alle Versuche wurden zweimal durchgeführt. Die spezifische Receptoraffinität wurde definiert als die Differenz zwischen

Receptor	^{3}H-Ligand	Konzentration	Hirnregion	Inkubation (min/°C)
α_1-adrenerg	WB 4101	Phentolamin (1 μM)	Cortex	30/25
α_2-adrenerg	Clonidin	Phentolamin	Cortex	30/25
β-adrenerg	DHA	($\pm$) Propanolol (1 μM)	Cortex	30/25
Dopamin$_2$	Spiperon	(+) Butaclamol	Corpus striatum	15/37
5-HT$_2$	Spiperon	5-HT	front. Cortex	15/37
Opiat, μ	Naloxon	Levallorphan	Mesencephalon	60/25
Kaininsäure	Kaininsäure	Kaininsäure	Cortex	60/0-4
Muscarin	QNB	Atropin	Hippocampus	60/37

Tabelle 1. Parameter für die Bindung von radioaktiv markierten Liganden an die korrespondierenden Receptoren

der Bindung an den ^{3}H-markierten spezifischen Liganden und der Bindung in einer mit unbestimmten Receptoren gesättigten Lösung (Tabelle 1). Die Dissoziationskonstanten (Kd) sowie die Anzahl der maximalen Bindungsstellen (B_{max}) wurden mit der linearen Regression der Scatchard-Kurven bestimmt. Die Bindungskurven der Kaininsäure-Versuche (^{3}H) wurden durch nichtlineare Regression [9] analysiert. Die statistische Analyse der Daten wurde mit dem „Student-t-Test" durchgeführt.

Ergebnisse

In Tabelle 2 sind die Wirkungen der Langzeitbehandlung mit Rökan auf die Bindung von ^{3}H-markierter QNB an cholinerge Muscarinreceptoren im Hippocampus dargestellt. Bei alten Tieren zeigte sich im Vergleich zu jungen Tieren eine statistisch signifikante Verringerung (-20%) von B_{max}. Diese Resultate bestätigen vorangehende Befunde, nach denen die Anzahl der Muscarinreceptoren im Gehirn von Nagetieren mit fortschreitendem Alter abnimmt [6, 8, 10, 11, 14].

Unter Langzeittherapie mit Rökan wurde eine geringe Zunahme der Muscarinreceptoren in allen Altersgruppen beobachtet. Dieses Phänomen war bei den älteren Tieren stärker ausgeprägt und kann als signifikant angesehen werden. Der Wert von B_{max} entsprach nach 24monatiger Behandlung mit Verum demjenigen der Kontrollgruppe nach dreimonatiger Versuchsdauer. Demnach bewirkte eine Langzeitbehandlung bei alten Tieren anscheinend eine Normalisierung der Muscarin-Receptordichte.

Tabelle 3 zeigt die Effekte der Langzeitbehandlung mit Rökan auf die anderen cerebralen Neurotransmitter-Receptoren. Die Zahl der Beta-Receptoren nahm ab, während sich die Bindung der ^{3}H-markierten Kaininsäure mit dem Alter erhöhte. Diese Beobachtung ist vor allem deshalb interessant, weil Geddes et al. [4] eine Zunahme der Bindung von Kaininsäure im Hippocampus bei Patienten mit Morbus Alzheimer und im neurodegenerativen Tiermodell beschreiben. Rökan hatte keine Wirkung auf die Bindung an Beta-Receptoren. Allerdings wurde bei

Behandlungskollektiv	n	B_{max} (fmol/mg Gewebe)
Kontrolle; 3 Monate	8	$133{,}7 \pm 4{,}2$
Kontrolle; 24 Monate	5	$108{,}8 \pm 6{,}8^*$
EGb 761; 3 Monate	6	$140{,}9 \pm 3{,}5$
EGb 761; 24 Monate	6	$127{,}6 \pm 3{,}7$

* $p \leq 0{,}05$

Tabelle 2. Wirkung von Rökan auf die spezifische Bindung von ^{3}H-QNB an cholinerge Muscarinreceptoren des Hippocampus

Receptor	B_{max} (fmol/mg Gewebe)			
	Kontrolle (3 Monate)	Kontrolle (24 Monate)	EGB 761 (3 Monate)	EGB 761 (24 Monate)
α_1-adrenerg	8,9 ± 0,3	9,0 ± 0,6	9,7 ± 0,5	8,4 ± 0,9
α_2-adrenerg	5,6 ± 0,3	4,9 ± 0,6	6,0 ± 0,1	5,3 ± 0,4
β-adrenerg	8,1 ± 0,6	6,7 ± 0,3	9,3 ± 0,5	6,7 ± 0,9
Dopamin$_2$	16,1 ± 1,9	13,7 ± 1,0	12,0 ± 0,7	15,1 ± 0,7
5-HT$_2$	12,1 ± 1,2	11,0 ± 1,2	12,7 ± 1,1	11,5 ± 1,3
Opiat, μ	6,7 ± 0,5	6,7 ± 0,06	8,2 ± 0,9	10,9 ± 1,1
Kaininsäure	0,51 ± 0,14	2,6 ± 0,9	—	1,5 ± 0,7

Tabelle 3. Wirkung von Rökan auf adrenerge Receptoren sowie Serotonin$_2$-, μ-Opiat- und Kaininsäure-Receptoren

älteren, behandelten Tieren eine statistisch nicht signifikante Zunahme der Kaininsäurebindung (^{3}H) beobachtet. Weder das Alter noch eine Langzeitbehandlung mit Rökan modifizierten die Radioligandenbindung von: Alpha-, μ-Opiat-, Dopamin$_2$- und 5-HT$_2$-Receptoren.

Diskussion

Mehrere In-vitro- und In-vivo-Studien stützen die These, daß der Abfall der muscarin-cholinergen Aktivität mit gewissen kognitiven und mnestischen Defiziten im Alter korrelieren könnte [1,3,7]. Die vorliegenden Daten bestätigen, daß unter anderem Veränderungen im Bereich der postsynaptischen Receptoren für die Abnahme der cholinergen Funktion im Gehirn bei Älteren und Patienten mit seniler Demenz verantwortlich sind. Die orale Langzeitbehandlung mit Rökan bewirkte eine Zunahme der Muscarin-Receptorpopulation im Hippocampus von Fisher-344-Ratten. Weiterhin war die Bindung von ^{3}H-markierter Kaininsäure an Receptoren excitatorischer Aminosäuren aufgrund der möglichen Verbindung zwischen neurodegenerativen Erkrankungen und gesteigerter Aktivität excitatorischer Aminosäuretransmitter [15] von Interesse. Auf diesem Gebiet sind tiefergehende Untersuchungen gerechtfertigt. Die klinische Relevanz der Wirkungen auf die Neurotransmittersysteme ist schwer abzugrenzen, aber sie könnten den therapeutischen Effekten von Rökan partiell zugrunde liegen.

Literatur

1. Bartus, R.T., Dean, III R. L., Beer, B., Lippa, A. S. (1982)
   The cholinergic hypothesis of geriatric memory dysfunction.
   Science 217: 408–417
2. Beal, M. F., Mazurek, M. F.,Tran,V.T., Chattha, G., Bird, E. D., Martin, J. B. (1985)
   Reduced number of somatostatin receptors in the cerebral cortex in Alzheimer's disease.
   Science 229: 289–291
3. Davis, K. L.,Yamamura, H. I. (1978)
   Cholinergic under-activity in human memory disorders.
   Life Sci. 23: 1729–1734
4. Geddes, J.W., Monaghan, D.T., Cotman, C.W., Lott, I.T., Kim, R. C., Chui, H. C. (1985)
   Plasticity of hippocampal circuitry in Alzheimer's diseases.
   Science 230: 1179–1181
5. Greenamyre, J. T., Penny, J. B., Young, A. B., D'Amato, C. J., Hicks, S. P., Shoulson, I.
   (1985)
   Alterations in L-glutamate binding in Alzheimer's and Huntington's disease.
   Science 227: 1496–1499
6. James,T. C., Kanungo, M. S. (1976)
   Alterations in atropine sites of the brain of rats as a function of age.
   Biochem. Biophys. Res. Commun. 72: 170–175
7. McGeer, E. G. (1981)
   Neurotransmitter systems in ageing and senile dementia.
   Prog. Neuro-Psychopharmacol. 5: 435–445
8. Morin, A. M.,Westerlain, C. G. (1980)
   Aging and rat brain muscarinic receptors as measured by quinuclidinyl benzilate binding.
   Neurochem. Res. 5: 301–308
9. Munson, P. J., Rodbard, D. (1980)
   Ligands: A versatile computerized approach for characterization of ligand-binding systems.
   Annal. Biochem. 107: 220–239
10. Nordberg, A.,Wahlstrom, G. (1981)
    Cholinergic receptors and ageing.
    Abstr. Eight Int. Congr. Pharmacol. 827
11. Nordberg, A.,Windblad, B. (1981)
    Cholinergic receptors in human hippocampus: Regional distribution and variance with age.
    Life Sci. 29: 1937–1944
12. Perry,T. L., Gibson, P. H., Blessid, G., Perry, R. H.,Tomlinson, B. E. (1977)
    Neurotransmitter abnormalities in senile dementia.
    J. Neurol. Sci. 34: 247–265
13. Reisine,T. D., Pedigo, N.W., Meiners, C., Igbal, K.,Yamamura, H. I. (1980)
    Alzheimer's disease: Studies on neurochemical alterations in the brain.
    In: Ageing of the Brain and Dementia. Amaducc, L., Davidson, A.H., Antuono, P. (Eds.).
    Raven Press, NewYork, pp. 147–150
14. Roth, G. S., Hess, G. D. (1982)
    Changes in the mechanisms of hormone and neurotransmitter action during ageing: Current
    status of the role of receptor and post-receptor alterations.
    A review. Mech. Ageing Develop. 20: 175–194
15. Schwartz, R., Meldrum, B. (1985)
    Excitatory amino acid antagonists provide a therapeutic approach to neurological disorders.
    Lancet 2: 140–143

Wirkung von Rökan auf die cerebrale Glucose-Utilisation

RAPIN J. R., LE PONCIN-LAFITTE M.

Zusammenfassung

Desoxyglucose wird, wie Glucose, vom Blut zu den Nervenzellen transportiert.
Nach Phosphorylierung akkumuliert Desoxyglucose intracellulär. Diese Akkumulation korreliert mit der cerebralen Glucose-Utilisation. In dieser Studie wurden
der cerebrale Desoxyglucose-Uptake und die cerebrale Glucose-Utilisation mittels quantitativer Autoradiographie unter normobarer Hypoxie und nach beidseitiger Carotisligatur bestimmt. Bei normobarer Hypoxie waren sowohl der Desoxyglucose-Uptake als auch die Glucose-Utilisation reduziert. Dagegen sank die cerebrale Glucose-Utilisation bei der beidseitigen Carotisligatur wesentlich stärker als
der Desoxyglucose-Uptake. Vorbehandlung mit Rökan erhöhte in beiden Modellen die cerebrale Glucose-Utilisation.

Schlüsselwörter: Cerebrale Hypoxie, Glucose-Uptake, Glucose-Utilisation,
Rökan.

Roy und Sherington haben die Hypothese einer lokalen Regulation des Blutflusses in Abhängigkeit vom cerebralen Metabolismus vorgeschlagen [8]. Dieser
Zusammenhang zwischen cerebralem Blutfluß und Metabolismus wurde seither
sowohl am Tier als auch am Menschen vielfach bestätigt. Bei der Ratte korrelierte
der Blutfluß mit der Sauerstoff- und Glucose-Utilisation unter verschiedenen Versuchsbedingungen, wie z. B. Hypo- und Hyperthermie, Anästhesie, Immobilisa-
tionsstreß sowie Behandlung mit Barbituraten, Psychostimulanzien und Convul-
siva [3]. Die lokale Glucose-Utilisation gab Aufschluß über den cerebralen Metabolismus, da zwischen mittlerer Sauerstoff- und mittlerer Glucose-Utilisation
eine stöchiometrische Beziehung bestand [9].

Das Verhältnis zwischen Sauerstoff- und Glucose-Utilisation, beim Menschen
5,5 und bei der Ratte 5,7, bleibt unter den meisten pathologischen Bedingungen
unverändert, solange Glucose nur partiell durch Ketonkörper ersetzt wird und der
anaerobe Glucoseabbau nicht überwiegt [7]. Nach Verabreichung von Desoxyglucose und Freilegung des Cerebrums wurde die lokale Glucose-Utilisation beim wa-
chen Tier anhand der Sokoloff-Technik [4] autoradiographisch gemessen. Der Desoxyglucose-Uptake vom Blut in die Glia- und Nervenzellen verläuft unter denselben Bedingungen wie der Glucose-Uptake. Es folgt wie bei Glucose die Phosphorylierung von Desoxyglucose durch die Hexokinase zu Desoxyglucose-6-phos-
phat, das weder metabolisiert noch eliminiert werden kann und in den Zellen

akkumuliert. Die intracelluläre Konzentration an Desoxyglucose-6-phosphat ist repräsentativ für die Zellaktivität. Somit ist die Berechnung der lokalen Glucose-Utilisation möglich, wenn die Kinetik der Plasmaelimination von Desoxyglucose und der Blutzuckerspiegel bekannt sind (Abb. 1).

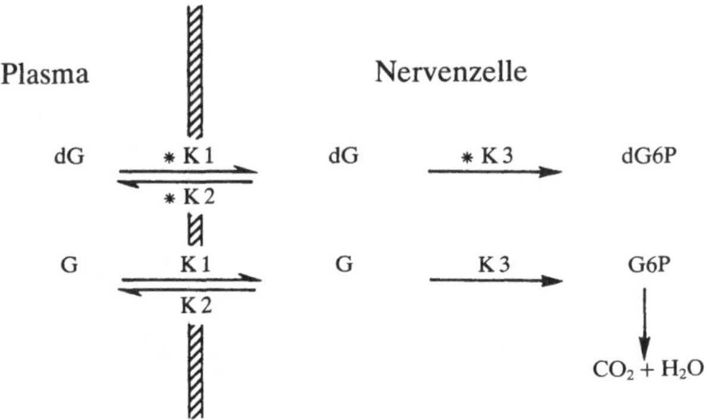

Abb. 1. Modell der cerebralen Glucose-Utilisation. Intravenös injizierte, markierte Desoxyglucose (dG) konkurriert mit zirkulierender Glucose (G) um den Transfer durch die Blut-Hirn-Schranke. In Glia- und Nervenzellen werden Desoxyglucose und Glucose durch die Hexokinase zu den 6-Phosphat-Derivaten phosphoryliert (nach Sokoloff)

Während der ersten 3 Minuten nach intravenöser Gabe von markierter Desoxyglucose repräsentiert die cerebrale Radioaktivität im wesentlichen den Desoxyglucose-Transport. In der darauffolgenden Zeit akkumuliert Desoxyglucose-6-phos-

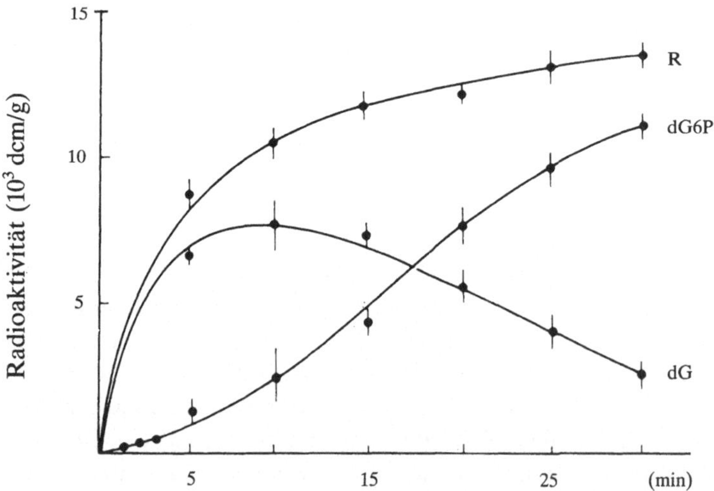

Abb. 2. Cerebraler Uptake und Transformation von Desoxyglucose nach intravenöser Applikation von 10 μCi/kg (dG = Desoxyglucose, dG6P = Desoxyglucose-6-phosphat, R = Gesamtradioaktivität)

phat, und der Gehalt an Desoxyglucose nimmt ab [5]. Zwei Parameter sind von besonderem Interesse: die Geschwindigkeit der Passage durch die Blut-Hirn-Schranke, gemessen unmittelbar nach Applikation, und die Konzentration an akkumulierten phosphorylierten Derivaten (Abb. 2).

Unter physiologischen Bedingungen sind diese beiden Parameter miteinander verbunden. Dagegen tritt bei pathologischen Zuständen, besonders bei Hypoxie, eine Dissoziation dieser beiden Parameter auf; es kommt zu einer relativen Reduzierung der Glucose-Phosphorylierung bei gleichzeitig hohem Glucose-Uptake. Daher ist es interessant, diese beiden Parameter an verschiedenen Ischämiemodellen zu studieren und wirksame Präparate für die Therapie cerebro-vasculärer Erkrankungen zu untersuchen. In diese Substanzklasse fällt der standardisierte Ginkgo-biloba-Extrakt 761, Rökan, für den sowohl in experimentellen [1,6] wie auch in klinischen Untersuchungen [10] bei cerebralen Ischämien positive Effekte gefunden wurden.

Experimentelle Modelle

Für die Studie über Glucose-Uptake und - Utilisation wurden zwei experimentelle Modelle gewählt.

Modell der normobaren Hypoxie: Long-Evans-Ratten, 300 g Körpergewicht, 4 Monate alt, wurden entweder bei Normoxie oder Hypoxie während 2 Stunden in einem Käfig gehalten. Die Hypoxie wurde durch Ventilation mit einem Gasgemisch, 12 % Sauerstoff und 88 % Stickstoff, erzeugt. Über einen venösen Dauerkatheter wurden 50 Ci ^{3}H-markierter Desoxyglucose verabreicht und die Ratten entweder nach 3 oder 30 Minuten getötet. Arterielles Blut wurde mittels arteriellem Dauerkatheter 1, 2, 5, 10, 20 und 30 Minuten nach Verabreichung der Desoxyglucose entnommen.

Modell der Carotisligatur [2]: Die gleichzeitige Ligatur beider Carotiden hat bei Long-Evans-Ratten eine Mortalität von 100 % zur Folge. Deshalb wurde zwischen der ersten und zweiten Ligatur eine Zeitspanne von 72 Stunden eingehalten. Die zweite Ligatur wurde unter Chloral-Anästhesie (360 mg/kg) durchgeführt. Bei dieser Versuchsanordnung überlebten 40 % der Tiere. Die Glucose-Utilisation wurde 3 Stunden nach der zweiten Ligatur unter denselben Bedingungen wie im ersten Modell gemessen.

Nach Tötung der Tiere wurde das Cerebrum rasch entnommen und in flüssigem Stickstoff tiefgefroren. Danach wurden 30iger Schnitte angefertigt. Diese wurden bei −30°C während 3 Stunden gefriergetrocknet und anschließend mit einem Röntgenfilm (Ultrofilm LKB) zur Belichtung 10 Tage in Kontakt gebracht. Nach der Entwicklung wurden die Aufnahmen durch Vergleich mit einer auf demselben Film befindlichen Standardskala quantitativ ausgewertet. Für den Uptake wurden die Ergebnisse als Prozent der injizierten Dosis pro Gramm Gewebe ausgedrückt. Für die Glucose-Utilisation wurden die Ergebnisse in μmol/min/100 g Gewebe unter Einbeziehung von Plasmakinetik der Radioaktivität und Blutzuckerspiegel (Formel nach Sokoloff [9]) angegeben.

Die Tiere in den Behandlungsgruppen erhielten während 5 Tagen oral 100 mg/kg Rökan im Trinkwasser (0,5 ml/100 g).

Ergebnisse

Normobare Hypoxie

Eine schwache Hypoxie bewirkte eine Reduktion von Glucose-Uptake und -Utilisation. Dieser Befund korrelierte mit einer Verringerung der spontanen Aktivität der Tiere. Dagegen war der Desoxyglucose-Uptake bei stärkerer Hypoxie erhöht, und die Glucose-Utilisation nahm in Abhängigkeit vom Schweregrad der Hypoxie zuerst zu, im weiteren Verlauf aber wieder ab. Das letztgenannte Phänomen wurde bei vorherrschend anaerober Stoffwechsellage beobachtet, wenn das akkumulierte Lactat die Zellaktivität hemmt (Tabelle 1).

Die Vorbehandlung mit Rökan bewirkte bei den untersuchten Tieren unter Hypoxie eine Zunahme von Desoxyglucose-Uptake und Glucose-Utilisation (Abb. 3).

Diese Daten sprechen für protektive Effekte bei cellulärer Hypoxie im Bereich der empfindlichsten cerebralen Strukturen wie Hippocampus, Corpus striatum und frontalem Cortex. Bei anderen cerebralen Strukturen wurden diese Effekte ebenfalls gefunden, erreichten in unseren Versuchen allerdings nicht das Signifikanzniveau.

	Uptake (%/g)		Utilisation (μmol/100 g/min)	
	Normoxie	Hypoxie	Normoxie	Hypoxie
Frontaler Cortex	0,64 ± 0,05	*0,51 ± 0,04	85 ± 6	*67 ± 5
Parietaler Cortex	0,81 ± 0,08	0,68 ± 0,04	101 ± 8	88 ± 9
Occipitaler Cortex	0,87 ± 0,07	*0,67 ± 0,05	106 ± 7	*86 ± 4
Hippocampus	0,53 ± 0,04	*0,41 ± 0,03	73 ± 5	*59 ± 4
Nucleus caudatus	0,68 ± 0,03	*0,52 ± 0,04	85 ± 6	*65 ± 4
Colliculus inf.	0,97 ± 0,07	*0,78 ± 0,05	126 ± 5	*98 ± 7
Colliculus sup.	0,68 ± 0,07	*0,52 ± 0,03	84 ± 7	*64 ± 6
Thalamus	0,67 ± 0,07	0,54 ± 0,04	83 ± 7	68 ± 7
Corpus geniculatum	0,84 ± 0,08	*0,62 ± 0,05	102 ± 8	*82 ± 6

Tabelle 1. Lokaler Glucose-Uptake und -Verbrauch unter Hypoxie bei Long-Evans-Ratten (Mittelwert ± SD; n = 5–7; * p ≤ 0,05; Multivarianzanalyse)

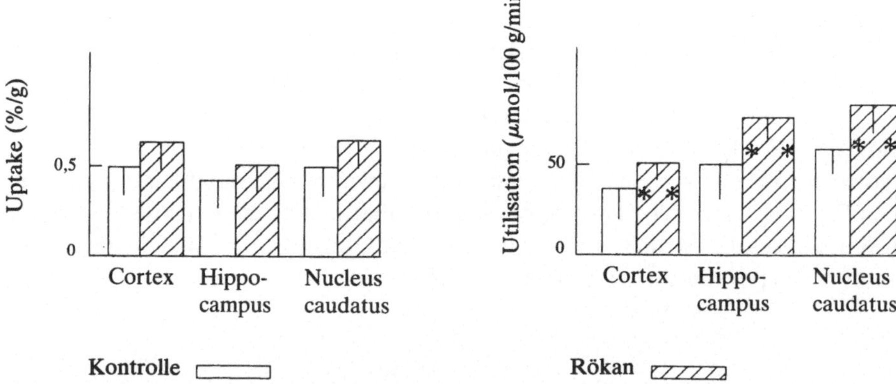

Abb. 3. Glucose-Uptake und -Utilisation im frontalen Cortex, Hippocampus und Nucleus caudatus bei der Ratte unter normobarer Hypoxie (O_2: 12%; N_2: 88%) nach fünftägiger Vorbehandlung mit Rökan, 100 mg/kg per os (n = 5–7, * p $\leq$ 0,05)

Carotisligatur

Eine Zeitspanne von 72 Stunden zwischen den Ligaturen erlaubte eine partielle Kompensation des cerebralen Blutflusses durch die vertebro-basilären Gefäße.

	Uptake (%/g)		Utilisation (μmol/100 g/min)	
	Kontrolle	Karotis-ligatur	Kontrolle	Karotis-ligatur
Frontaler Cortex	0,65 ± 0,05	**0,48 ± 0,04	85 ± 6	**36 ± 4
Parietaler Cortex	0,81 ± 0,08	**0,53 ± 0,04	101 ± 8	**47 ± 4
Occipitaler Cortex	0,87 ± 0,07	**0,58 ± 0,04	106 ± 7	**43 ± 5
Hippocampus	0,53 ± 0,04	**0,48 ± 0,03	73 ± 5	**48 ± 4
Nucleus caudatus	0,68 ± 0,07	**0,49 ± 0,04	85 ± 6	**54 ± 5
Colliculus inf.	0,97 ± 0,07	**0,68 ± 0,03	126 ± 5	**62 ± 4
Colliculus sup.	0,68 ± 0,07	*0,52 ± 0,03	84 ± 7	*41 ± 5
Thalamus	0,67 ± 0,07	0,58 ± 0,04	83 ± 7	**47 ± 4
Corpus geniculatum	0,84 ± 0,08	0,66 ± 0,05	102 ± 8	**57 ± 6

Tabelle 2. Lokaler Glucose-Uptake und -Verbrauch nach Ligatur beider Karotiden bei Long-Evans-Ratten; 72stündiges Intervall zwischen der ersten und zweiten Ligatur; Ergebnisse der zuletzt abgeklemmten Hemisphäre 3 h vor Dekapitation (Mittelwert ± SD; n = 5–7; * p $\leq$ 0,05; ** p $\leq$ 0,01; Multivarianzanalyse)

Der Blutfluß und damit die Zufuhr von Desoxyglucose und Glucose waren mit
40 % – 60 % des Normalwertes je nach Hirnregion allerdings niedrig (Tabelle 2).

Die Glucose-Utilisation war relativ niedriger als der Desoxyglucose-Uptake.
Vermutlich wird die Glucose-Phosphorylierung bei überwiegend anaerobem Abbau gehemmt. Als Folge der cellulären Hyperacidität könnte eine partielle Inhibition der Hexokinase-Aktivität für die Abnahme der Glucose-Utilisation verantwortlich sein. Die Vorbehandlung mit Rökan bewirkte eine signifikante Zunahme
des Desoxyglucose-Uptakes; sie erhöhte darüber hinaus die Glucose-Utilisation
(Abb. 4). Aus der partiellen Normalisierung der Glucose-Utilisation ergab sich bei
cerebraler Hypoxie ein cytoprotektiver Effekt.

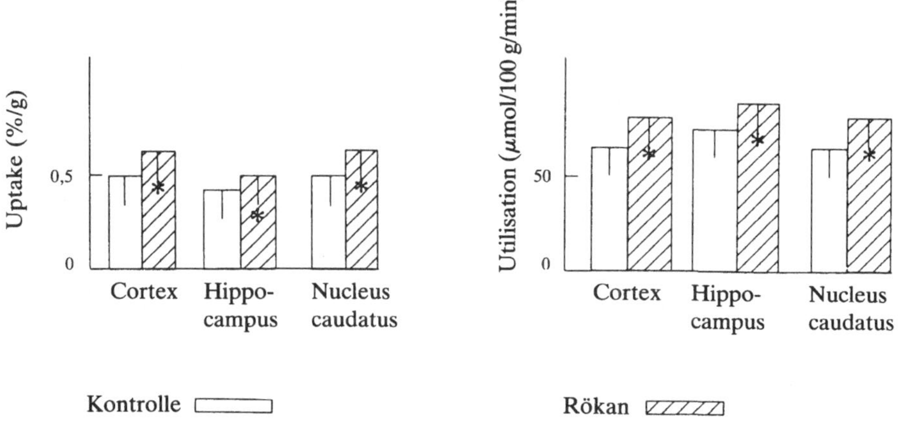

Abb. 4. Glucose-Uptake und -Utilisation im frontalen Cortex, Hippocampus und Nucleus caudatus nach beidseitiger Carotisligatur bei der Ratte nach fünftägiger Vorbehandlung mit Rökan, 100
mg/kg per os (* p ≤ 0,05)

Diskussion

Für die Untersuchung des cerebralen Glucose-Uptakes und der cerebralen Glucose-Utilisation wurden zwei cerebro-vasculäre Modelle vorgeschlagen. Die
schwache normobare Hypoxie bewirkte eine Abnahme beider Parameter, wie sie
auch beim cerebralen Alterungsprozeß unabhängig von ischämischen Ereignissen
beobachtet wird. Nach Vorbehandlung mit Ginkgo-biloba-Extrakt 761 wurden der
cerebrale Glucose-Uptake und -Verbrauch im Hypoxiemodell erhöht. Die beidsei-
tige Carotisligatur nach einem 72stündigen Intervall ist ein Kompensationsmodell
mit zusätzlichen ischämischen Phänomenen. Der Glucose-Uptake war aufgrund
des verminderten Blutflusses und des reduzierten Zellmetabolismus relativ niedrig. Rökan bewirkte eine partielle Normalisierung von Glucose-Uptake und -Utili-
sation und beeinflußte damit den Zellmetabolismus positiv.

Literatur

1. Larsen, R. G., Dupeyron, J. P., Boulu, R. G. (1978)
   Modèle d'ischémie cérébrale expérimentale par microsphères chez le rat. Etude de l'effet de deux extraits de Ginkgo biloba et du naftidrofuryl.
   Thérapie 83: 651–660
2. Le Poncin-Lafitte, M., Lespinasse, P. (1983)
   Mise en évidence d'une suppléance vertébro-basilaire lors d'accidents carotidiens.
   J. Pharmacol. (Paris) 14: 99–102
4. Sokoloff, L., Reivich, M., Kennedy, C., Des Rosiers, M. H., Patlak, C. S., Pettigrew, K. D., Sakurada, O., Shinoara, M. (1977)
   The 14C deoxyglycose method for measurement of local cerebral glucose utilization: theory, procedure and normal values in the conscious and anesthetized albino rat.
   J. Neurochem. 28: 897–916
5. Rapin, J. R., Duterte, D., Le Poncin-Lafitte, M. (1980)
   Modèles d'études des désordres cérébrovasculaires à l'aide de déoxyglucose 3H.
   Radioaktive Isotope in Klinik und Forschung 14: 269–276
6. Rapin, J. R., Le Poncin-Lafitte, M. (1979)
   Modèle expérimental d'ischémie cérébrale. Action préventive de l'extrait de Ginkgo biloba.
   Sem. Hôp. 55: 2047–2050
7. Rapoport, S. I., Ohata, M., London, E. D. (1981)
   Cerebral blood flow and glucose utilization following opening of the blood-brain barrier and during maturation of the rat brain.
   Fed. Proc. 40: 2322–2325
8. Roy, C. B., Sherrington, C. S. (1980)
   On the regulation of the blood supply of the brain.
   J. Physiol. (London) 11: 85–108
9. Sokoloff, L. (1981)
   Relationships among local functional activity, energy metabolism and blood flow in the central nervous system.
   Fed. Proc. 40: 2311–2316
10. Tea, S., Celsis, P., Clanet, M., MarcVergnes, J. P. (1979)
    Effets cliniques, hémodynamiques et métaboliques de l'extrait de Ginkgo biloba en pathologie vasculaire cérébrale.
    Gazette Méd. France 86: 4149–4152

VI. Neuronale Plastizität

Wirkung von Rökan auf die zentrale Kompensation beim unilateralen peripheren Vestibularisausfall

DENISE P., BUSTANY P.

Zusammenfassung

Ziel der vorliegenden tierexperimentellen Studie war die Beurteilung der Kurz-zeit- und Langzeitwirksamkeit von Ginkgo-biloba-Extrakt 761, Rökan, auf die Kompensationsprozesse des zentralen Nervensystems am Beispiel der peripheren Vestibularisläsion.

Bei Sprague-Dawley-Ratten wurde eine unilaterale Läsion des N. vestibularis gesetzt und der Verlauf des funktionellen Defizits unter 50 mg/kg/d Rökan im Ver-gleich zu Placebo untersucht. Die Intensität der Symptomatik wurde im Hellen und bei Dunkelheit quantifiziert. Meßparameter waren: Frequenz des Spontan-nystagmus, Elektromyographie der Nackenmuskulatur und Gleichgewichtsreak-tion. In der unbehandelten Kontrollgruppe bildete sich der Nystagmus innerhalb von 4 Tagen (Untersuchung im Hellen) bzw. 6 Tagen (Untersuchung bei Dunkel-heit) zurück. Die Asymmetrie im EMG verringerte sich in den ersten Stunden rasch und blieb dann während der zweimonatigen Studiendauer auf einem niedri-gen Niveau bestehen. Die Störungen der Gleichgewichtsreaktion persistierten bis zum Ende der zweiten Woche. Bei den behandelten Tieren bildete sich der Nystag-mus signifikant schneller zurück. Für die Messung im Hellen und Dunkeln ergab sich eine Verkürzung von 28 % bzw. 39 %. Nach Absetzen der Behandlung wurde keine Aggravation der Symptomatik beobachtet.

Schlüsselwörter: Unilateraler Vestibularisausfall, Elektromyogramm, Spontanny-stagmus, Gleichgewichtsreaktion, zentrale Kompensation, Rökan.

Das funktionelle Defizit nach einer unilateralen peripheren Läsion des N. vesti-bularis bildet sich spontan und progressiv zurück. Diesem Phänomen liegen Kom-pensationsmechanismen des zentralen Nervensystems zugrunde. Die Zeitspanne bis zur Normalisierung variiert je nach Species und Alter. Sie beträgt beim Men-schen Wochen bis Monate, während sie beim Hamster nach 48 h fast vollständig ab-geschlossen ist. An den zentralen Kompensationsvorgängen sind eine Vielzahl von Hirnstrukturen, u.a. Cortex, Medulla spinalis, Vestibularapparat der gesunden Seite, Cerebellum und Oliva, beteiligt. Bei einer Läsion dieser Strukturen persi-stiert die Symptomatik länger, bzw. sie tritt erneut auf.

Die zentralen Kompensationsprozesse können durch Pharmaka modifiziert werden. Barbiturate, Anxiolytika und sedierende Neuroleptika verlangsamen die Adaptation des ZNS. Nach Verabreichung von Äther und Pentobarbital kommt es zum Wiederauftreten der Ausfallssymptomatik [5]. Atropin, Scopolamin, Sotalol und Phentolamin beschleunigen die Kompensation, induzieren aber Phänomene der Überkompensation. Die 4-10-Fraktion von ACTH beschleunigt die Vorgänge; mit dem Absetzen der Substanz tritt jedoch sofort ein Wirkverlust ein [3]. Ein positiver Effekt konnte ebenfalls für Flunarizin [9] und Ginkgo-biloba-Extrakt 761, Rökan, nachgewiesen werden. Als zugrundeliegender Mechanismus wurde für Rökan ein metabolischer Effekt auf die Vestibulariskerne diskutiert, da in den Vestibulariskernen auf seiten der Läsion eine Beeinträchtigung des Glucosemetabolismus beobachtet wurde [6]. Vermutlich liegen der zentralen Kompensation beim einseitigen Vestibularisausfall sowohl kurzzeitige als auch langzeitige Prozesse zugrunde. Bei letzteren handelt es sich wahrscheinlich um eine strukturelle Modifikation des zentralen Nervensystems. Für diese Hypothese spricht, daß Gangliosid GM1, eine neurogene und neurotrophe Substanz, initial die Symptomatik beim Vestibularausfall wenig beeinflußte, dagegen war der Langzeiteffekt signifikant [7].

Material und Methoden

Behandlungskollektive

Die Studie wurde an 20 Sprague-Dawley-Ratten, 180–350 g, durchgeführt. Die Tiere wurden einem physiologischen Hell-Dunkel-Rhythmus ausgesetzt. Die Labyrinthläsion wurde durch Einbringen von NaCl-Kristallen auf das Runde Fenster gesetzt [3]. In die Halsextensoren wurden Elektroden für die Ableitung des EMG implantiert. Zwei Elektroden wurden in die Orbita eingebracht (EOG). Während des Eingriffs wurden die Tiere durch Inhalationsnarkose, $\frac{1}{3}$ NO, $\frac{2}{3}$ O$_2$ und 1–5 % Halothan, anästhesiert. Die Tiere wurden auf zwei Gruppen randomisiert. Die Verumgruppe (n = 10) erhielt nach dem Abklingen der Narkose während 73 Tagen 50 mg/kg/d Rökan p. o. Die Tiere der Kontrollgruppe (n = 10) erhielten keine medikamentöse Behandlung.

Meßparameter

Die folgenden Meßparameter wurden ab dem Erwachen aus der Narkose bis zum 75. Tag im Hellen und Dunkeln bestimmt. Die Frequenz des Spontannystagmus wurde mittels Elektrookulographie (EOG) gemessen. Die Asymmetrie der EMG-Aktivität wurde über den Index: 2 × (EMG re - EMG li/EMG re + EMG li) bestimmt. Vor Versuchsbeginn wurde das EMG so justiert, daß die Ruheamplitude links und rechts gleich groß war. Für die Gleichgewichtsreaktionen wurden beurteilt: Inklination des Kopfes, Muskeltonus der Extremitäten, Gang und Schwimmen. Der Initialbefund unmittelbar nach Setzen der Läsion diente als Referenzwert (100%).

Am 70. Tag wurde eine Dekompensation durch Verabreichug von Halothan induziert. Die Messungen, Spontannystagmus und EMG, wurden ausschließlich im Hellen durchgeführt. Die Behandlung mit Rökan wurde am 73. Tag beendet. Die Meßparameter wurden an diesem und den beiden folgenden Tagen bestimmt.

Ergebnisse

Nach Abklingen der Anästhesie waren die klassischen Symptome der unilateralen Labyrinthläsion zu beobachten: Nystagmus zur gesunden Seite, Deviation des ipsilateralen Auges nach unten, des kontralateralen nach oben, Inklination des Kopfes nach unten zur Läsion, Fallneigung zur Läsion, Flexion der ipsilateralen Extremitäten. Die Symptome waren während einiger Stunden intensiv und nahmen dann allmählich ab.

In der Kontrollgruppe bildete sich der Nystagmus innerhalb von 4 Tagen bei Messung im Hellen bzw. 6 Tagen bei Messung im Dunkeln zurück. Die Asymmetrie im EMG reduzierte sich in den ersten Stunden stark und persistierte dann auf einem niedrigen Niveau über die 2monatige Studiendauer. Bei diesem Parameter wurden keine signifikanten Hell-Dunkel-Unterschiede festgestellt. Die Gleichgewichtsreaktionen blieben bis zum vierten Tag gestört. Die Schwimmleistung war bis zum Ende der zweiten Woche reduziert.

Nach Verabreichung von Halothan trat der Spontannystagmus im Hellen wieder auf und die Asymmetrie im EMG verstärkte sich. Die Intensität des Nystagmus betrug 15% des Initialbefundes, die der EMG-Asymmetrie war mit 25% stärker ausgeprägt.

Die Varianzanalyse der Daten ergibt eine signifikante (p < 0,001) Verbesserung des Nystagmus sowie der Gleichgewichtsreaktionen in der Verumgruppe (Abb. 1,

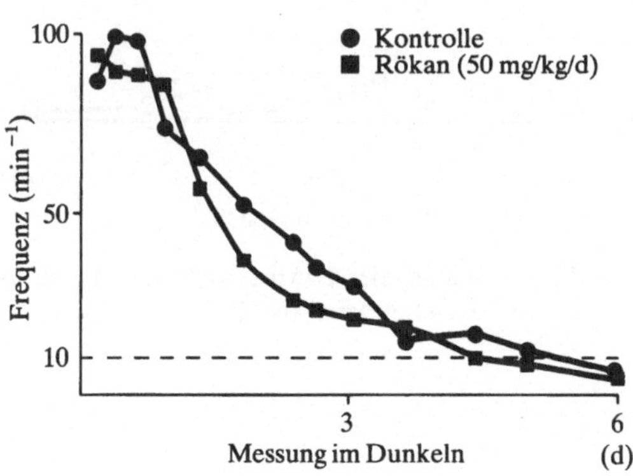

Abb. 1. Entwicklung des Spontannystagmus nach Setzen der Läsion; ab dem 10%-Niveau wird der Nystagmus als kompensiert betrachtet

2, 3 und 5) ab der 6. Stunde. Auf die Entwicklung der EMG-Befunde hatte die Behandlung mit Ginkgo biloba keinen Einfluß (Abb. 4). In der Verumgruppe wurde die Zeit bis zur vollständigen Normalisierung des Nystagmus bei Licht um 28 %, im Dunkeln um 39 % und der Gleichgewichtsreaktionen um 41 % verkürzt.

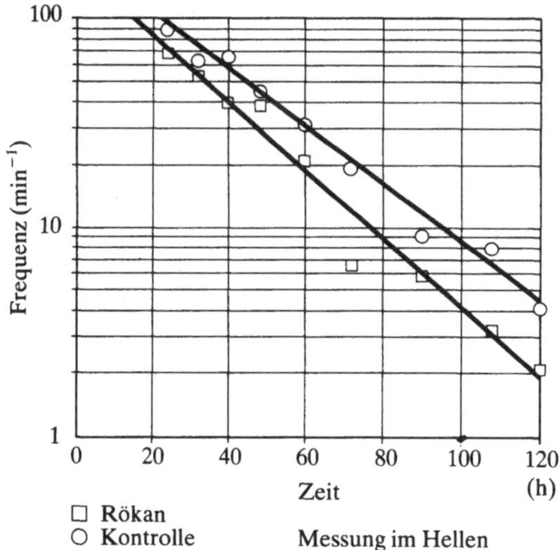

Abb. 2. Entwicklung des Spontannystagmus nach Setzen der Läsion, logarhythmische Darstellung; ab dem 10 %-Niveau wird der Nystagmus als kompensiert betrachtet

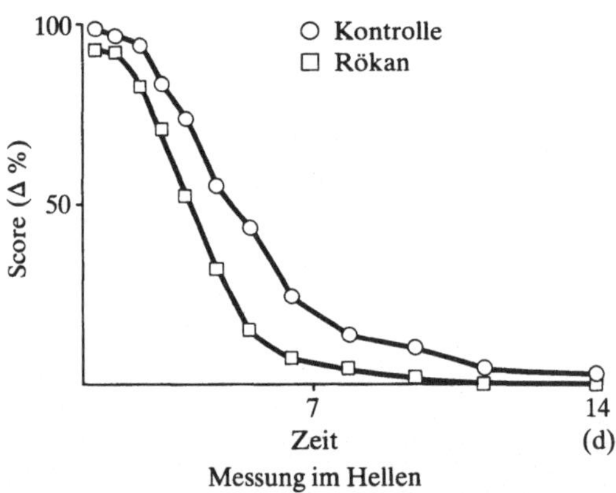

Abb. 3. Entwicklung der Gleichgewichtsreaktionen; der Scorewert unmittelbar nach Setzen der Läsion ist der Referenzwert (100 %)

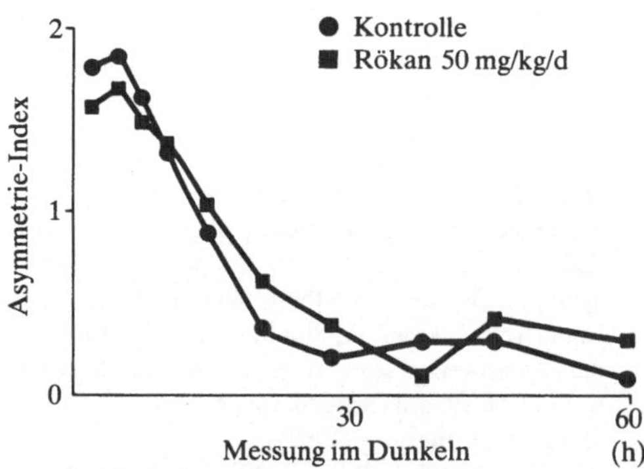

Abb. 4. Verlauf des EMG-Index nach Setzen der Läsion

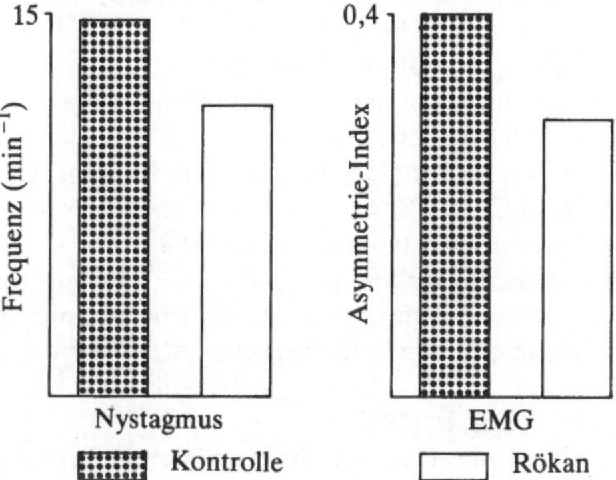

Abb. 5. Nystagmus und EMG-Index nach Verabreichung von Halothan am 73. Tag

Nach Inhalation von Halothan traten Nystagmus und EMG-Asymmetrie erneut auf, in der Verumgruppe jedoch weniger ausgeprägt (Abb. 5). Nach Absetzen der Behandlung wurde keine Verschlechterung der Symptomatik beobachtet.

Diskussion

Die Ergebnisse in der Kontrollgruppe stimmen mit den Befunden anderer Arbeitsgruppen weitgehend überein [5, 8]. Erwähnenswert ist, daß die Rückbildung der Symptomatik unmittelbar einsetzte. Dieses Phänomen könnte in der Methode, die Vestibularisläsion chemisch zu setzen, begründet sein, da sie gegenüber chirurgischen Methoden nicht sofort zu einem totalen, sondern zu einem progressiven Ausfall führt [2]. Rökan erwies sich als wirksam in bezug auf die definierten Zielkriterien, und zwar ab der 6. Stunde, sofern die Medikation unmittelbar nach Ausfall des Vestibularorgans gegeben wurde. Diese protektiven Effekte werden durch das metabolische Wirkprofil der Substanz erklärt.

Literatur

1. Bienhold, H., Abeln, W., Flohr, H. (1981)
   Drug effects on vestibular compensation.
   In: Lesion induced neuronal plasticity in sensorimotor systems. Flonrang, H., Precht, W.
   (Eds.)
   Springer, Berlin, Heidelberg, New York, pp. 265–273
2. Colletti, V., Sittoni, V., Shaddock, L. C. (1986)
   An experimental study of inner ear pathology due to NaCl on the round window.
   Acta Otolaryngol (Stockh.) 10: 53–58
3. Flohr, H., Lüneburg (1982)
   Effects of ACTH 4-10 on vestibular compensation.
   Brain Res. 248: 169–173
4. Klein, A. (1912)
   Zur Technik der Labyrinthexstirpation und Labyrinthausschaltung bei Katzen.
   Pflüg. Arch. 145: 549–556
5. Llinas, R., Walton, G. (1977)
   Significance of the olivo-cerebellar system in compensation of ocular position following unila-
   teral labyrinthectomy.
   In: Control of Gaze by Brainstem Neurons, Developments in Neuroscience, Vol. 1. Baker, R.,
   Berthoz, A. (Eds.).
   Elsevier, Amsterdam, pp. 399–408
6. Llinas, R., Walton, G. (1979)
   Vestibular compensation : a distributed property of the central nervous system.
   In: Integration in the nervous system, a symposium in honor of David P. C. Lloyd and Rafael
   Lorente de No. Assanuma, H., Wilson, V. J. (Eds.). Igaku- Shooin Ltd., Tokyo, pp. 145–166
7. Petrosini, L. (1987)
   Behavioural recovery from unilateral labyrinthectomy. Freund, H. J., Büttner, U., Cohen, B.,
   Noth, J. (Eds.).
   Prog. Brain Res., Vol. 64, 381–389
8. Sirkin, D. W., Precht, W., Courjon, J. H. (1984)
   Initial, rapid phase of recovery from unilateral vestibular lesion in rat not dependant on survi-
   val of central portion of vestibular nerve.
   Brain Res. 302: 245–256
9. Tolu, E., Mameli, O. (1984)
   Pharmacol. Res. Commun. 16: 1161–1173

Wirkung von Rökan auf die Restitution der neuronalen Funktion

Ez-Zaher L., Lacour M.

Zusammenfassung

Ziel dieser Studie war, die Wirkung von Rökan auf den Verlauf der funktionellen Restitution nach einer unilateralen Läsion des N. vestibularis zu untersuchen. Die Studie wurde an 14 erwachsenen Katzen durchgeführt. Den Tieren wurde antrainiert, sich auf einem Rollbalken zu bewegen. Anschließend wurden sie einer unilateralen postganglionären Neurektomie des linken N. vestibularis unterzogen. Die Tiere wurden in 2 Behandlungsgruppen und 2 Kontrollgruppen aufgeteilt. Die Tiere der beiden Behandlungskollektive erhielten während der ersten 30 Tage nach der Neurektomie 50 mg/kg/d Rökan i. p. Jeweils ein Behandlungs- und ein Kontrollkollektiv wurde zwischen dem 2. und 9. Tag postoperativ immobilisiert (sensomotorische Deprivation). Parameter der zentralen Kompensation waren Muskeltonus der Extremitäten und Kopfneigung, Drehgeschwindigkeit des Rollbalkens, Frequenz des Spontannystagmus. Die sensomotorische Deprivation (SMD) führt zu einer Verlangsamung der vestibulären Kompensation. Rökan hatte einen deutlich positiven Effekt auf den Verlauf der funktionellen Restitution beim unilateralen Vestibularisausfall der Katze. Diese Effekte wurden sowohl bei den Tieren mit als auch ohne sensomotorische Deprivation gefunden.

Schlüsselwörter: Unilateraler Vestibularisausfall, sensomotorische Deprivation, Spontannystagmus, Muskeltonus, Rökan, zentrale Kompensation.

Der Begriff „vestibuläre Kompensation" ist definiert als die vollständige Rückbildung des neurofunktionellen Defizits nach einer unilateralen Läsion des Labyrinthsystems (Hemilabyrinthektomie) oder einer unilateralen Durchtrennung des N. vestibularis. Zu dem Symptomenkomplex gehören im akuten Stadium u. a. Störungen des Gleichgewichts, der Motorik und der Okulomotorik. Flourens beschrieb erstmals das Phänomen der funktionellen Restitution [9]. Der aktuelle Wissensstand wurde kürzlich in Übersichtsartikeln zusammengefaßt [15, 37]. Die funktionelle Restitution beruht auf einer fundamentalen Eigenschaft des zentralen Nervensystems, nämlich auf der Fähigkeit, Ausfälle bestimmter spezialisierter Zellgruppen oder Informationskanäle über Lernprozesse zu kompensieren. Das Modell des unilateralen Vestibularisausfalls ist daher besonders geeignet, experimentell Erkenntnismaterial über das Phänomen der neuronalen Plastizität und die zugrunde liegenden biochemischen Prozesse zu gewinnen.

Eine Reihe von Substanzen wurde hinsichtlich ihrer Wirkung beim Vestibularisausfall untersucht [25]. Sedativa verlangsamen die Kompensation [10, 35, 37], während bei Pharmaka mit excitatorischem Wirkprofil eine Beschleunigung beobachtet wurde [14, 37]. Es ist allgemein anerkannt, daß diese Effekte unspezifisch und allein auf den Aktivitätszustand des ZNS zurückzuführen sind. Spezifischere Wirkungen wurden von Acetylcholinagonisten und Acetylcholinantagonisten, die zu Dekompensation bzw. Überkompensation führten, beschrieben [1, 8]. Weiterhin beeinflußten der Nervenwachstumsfaktor (NGF), Ganglioside sowie 4-10-ACTH und ähnlich strukturierte Peptide die neuronale Plastizität [1, 2, 11, 18, 36].

Ziel dieser Studie war, die Wirkung von Ginkgo-biloba-Extrakt 761, Rökan, auf den Verlauf der funktionellen Restitution nach einer unilateralen Neurektomie des N. vestibularis bei der Katze zu untersuchen. Für Rökan wurde eine Wirkung auf den Ionentransport, eine Verbesserung des Glucose-Uptake und eine Zunahme der ATP-Synthese im ZNS nachgewiesen [12, 29]. Diese Wirkkomponente ist insofern von besonderem Interesse, weil tierexperimentell in den Vestibulariskernen nach Unterbrechung der afferenten Bahnen Störungen des Energiemetabolismus beobachtet wurden [7, 20, 21]. Die metabolische Aktivität war kurz nach der Unterbrechung der Afferenz stark reduziert und im chronischen Stadium erhöht. Diese Modifikationen auf biochemischer Ebene korrelierten mit den Veränderungen der elektrophysiologischen Eigenschaften der Vestibulariskerne [24, 30, 38, 41]. Der Befund, daß eine gesteigerte Aktivität der Neuronen, wie sie bei Lernprozessen des sensomotorischen Systems auftritt, mit einem erhöhten Energiemetabolismus verbunden ist, wurde durch Untersuchungen am Menschen mit der Positronen-Emissions-Tomographie bestätigt [32, 33, 34]. Unter der Voraussetzung, daß die vestibuläre Kompensation ein geeignetes Modell für sensomotorische Lernprozesse darstellt [15], wurde die Wirkung von Rökan in Kombination mit physikalischem Training auf die Kompensationsfähigkeit des ZNS untersucht.

Material und Methoden

Die Studie wurde an 14 erwachsenen Katzen mit einem Körpergewicht von 3–4 kg durchgeführt. Den Tieren wurde vor dem Eingriff antrainiert, sich auf einem Rollbalken zu bewegen. Anschließend wurden die Tiere einer unilateralen postganglionären Neurektomie des linken N. vestibularis unterzogen [41]. Der Eingriff wurde unter aseptischen Bedingungen mit Hilfe eines Operationsmikroskops durchgeführt. Die Tiere wurden mit 40 mg/kg Pentobarbital anästhesiert. Der N. vestibularis wurde postganglionär nach Mastoidektomie, partieller Destruktion des knöchernen Labyrinths und Freilegung des Meatus acusticus internus durchtrennt.

Die Tiere wurden in 2 Behandlungsgruppen und 2 Kontrollgruppen aufgeteilt. Die Tiere der beiden Behandlungskollektive erhielten während der ersten 30 Tage nach der Neurektomie 50 mg/kg/d Rökan i.p. Ein Behandlungskollektiv, Gruppe 1 (n = 5), wurde zwischen dem 2. und 9. Tag postoperativ immobilisiert. Diese sensomotorische Deprivation (SMD) führt zu einer deutlichen Verlangsamung der vestibulären Kompensation [17, 41]. Die Tiere des anderen Behandlungskollektivs, Gruppe 2 (n = 3), konnten sich frei in den Käfigen bewegen. Entsprechend waren die beiden Kontrollgruppen, Gruppe 3 (n = 3) mit SMD und Gruppe 4 (n = 3) mit normaler Aktivität (A).

Die Testparameter wurden in den Gruppen 1 (Rökan/SMD) und 3 (Kontrolle/SMD) ab dem 9. und in den Gruppen 2 (Rökan/A) und 4 (Kontrolle/A) ab dem 2. Tag nach der Neurektomie bestimmt. Die Motorik und Gleichgewichtsreaktionen wurden mittels Rollbalken-Test quantifiziert. Der Rollbalken war 3 m lang und 12 cm breit und befand sich 1,2 m über dem Boden. Die Geschwindigkeit, mit der sich der Rollbalken um die eigene Achse drehte, konnte zwischen 0 und 35 m/min variiert werden. Als maximale Leistung wurde diejenige Geschwindigkeit definiert, bei der sich ein Tier in 4 aufeinanderfolgenden Versuchen noch auf dem Rollbalken halten konnte [41]. In der Regel erreichten die Tiere vor dem Eingriff in 8 bis 12 Trainingseinheiten von 1 h pro Tag die maximale Leistung. Die interindividuelle Varianz war gering (Mittelwert: 33 m/min; SD: 2,08 m/min; Extremwerte: 25 und 35 m/min). Zusätzlich wurden der Muskeltonus der Extremitäten und die Inklination des Kopfes über einen Score beurteilt. Stadium IV entsprach dem präoperativen Zustand und Stadium I dem vollständigen Defizit. Eine 30- bzw. 60 %ige Besserung wurde als Stadium II und III eingestuft. In den Gruppen 2 (Rökan/A) und 4 (Kontrolle/A) wurde darüber hinaus ein ENG abgeleitet. Die Ag-AgCl-Elektroden waren in die Orbita implantiert. Meßparameter war die Frequenz des Nystagmus.

Ergebnisse

Muskeltonus und Kopfneigung

Das vollständige Defizit, Stadium I, dauerte in der Gruppe 4 (Kontrolle/A) 3 bis 4 Tage. Die Stadien II und III wurden am Ende der ersten bzw. zweiten Woche erreicht. Bei den unbehandelten SMD-Tieren (Kontrolle/SMD) war das neurofunktionelle Defizit am 9. Tag nach Neurektomie, d. h. nach der Deprivationsphase, voll ausgeprägt. Die Restitution verlief langsamer und zeitverschoben im Vergleich zu der aktiven unbehandelten Gruppe 4. Diese Daten bestätigen vorangehende Berichte über die fundamentale Rolle der frühzeitigen sensomotorischen Aktivität für die zentralen Kompensationsvorgänge [15–17, 41]. In beiden Behandlungsgruppen wurde eine schnellere Rückbildung der Defizite beobachtet. Die vestibuläre Kompensation war im aktiven Verumkollektiv 6 Tage (Rökan/A versus Kontrolle/A) und im SMD-Verumkollektiv 11 Tage früher (Rökan/SMD versus Kontrolle/SMD) (Abb. 1 und 2) abgeschlossen als in der entsprechenden Kontrollgruppe.

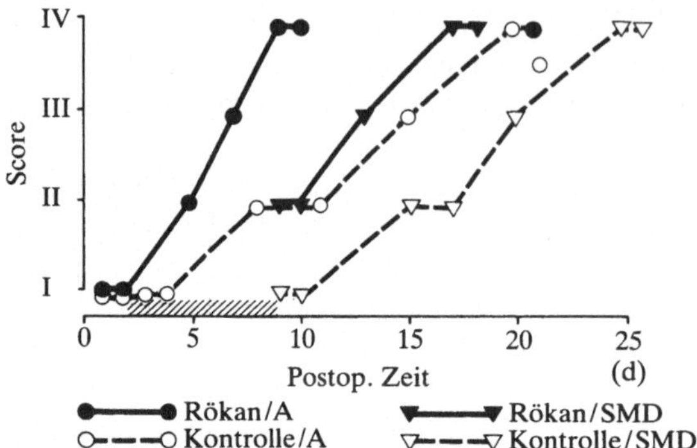

Abb. 1. Muskeltonus der Extremitäten und Kopfinklination nach linksseitiger unilateraler postganglionärer Neurektomie des N. vestibularis bei der Katze; Verlauf der Scorewerte in den Kontroll- und Verumgruppen

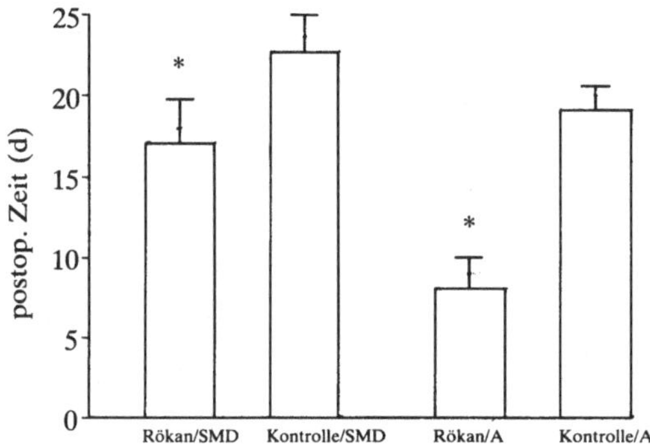

Abb. 2. Muskeltonus der Extremitäten und Kopfinklination nach linksseitiger unilateraler postganglionärer Neurektomie des N. vestibularis bei der Katze, Zeit bis zur vollständigen funktionellen Restitution (* p < 0,05; Student-t-Test)

Rollbalken-Test

Unmittelbar nach der Neurektomie waren die Tiere nicht in der Lage, sich auf dem Rollbalken fortzubewegen. Dies wurde erst möglich, nachdem sie das Stadium II erreicht hatten. In der aktiven Kontrollgruppe (Kontrolle/A) wurden innerhalb der ersten 20 Tage nur 25 % der ursprünglichen Drehgeschwindigkeit erreicht. Darauf folgte eine Phase rascherer Kompensation. Die maximale Leistung wurde am 36. Tag gemessen. Die Abbildungen 3 und 4 zeigen den Verlauf der maximalen Drehgeschwindigkeit in den einzelnen Beobachtungskollektiven.

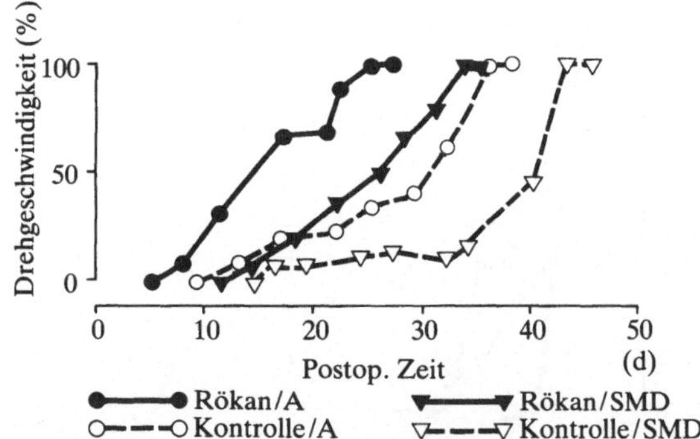

Abb. 3. Maximale Drehgeschwindigkeit des Rollbalkens, bei der die Versuchstiere sich noch auf dem Balken fortbewegen können, bezogen auf den Initialwert; Zustand nach linksseitiger unilateraler postganglionärer Neurektomie des N. vestibularis bei der Katze

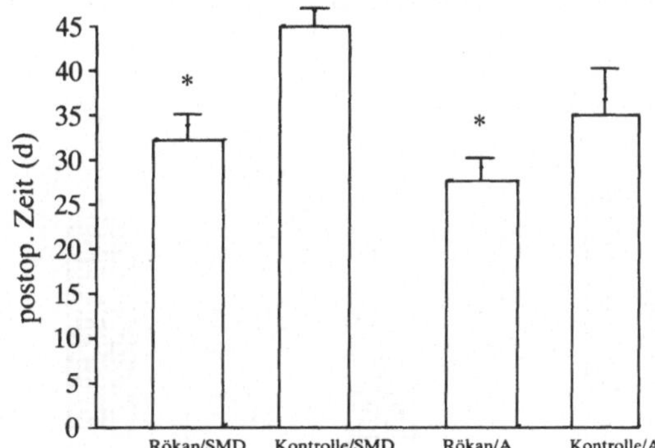

Abb. 4. Maximale Drehgeschwindigkeit des Rollbalkens bezogen auf den Initialwert, Zustand nach linksseitiger unilateraler postganglionärer Neurektomie des N. vestibularis bei der Katze; Zeit bis zur vollständigen funktionellen Restitution (* $p < 0,05$; Student-t-Test)

Nystagmus

In den Gruppen 2 (Rökan/A) und 4 (Kontrolle/A) wurde ein Nystagmogramm im Hellen und Dunkeln abgeleitet. Die Elektroden waren in die Orbita implantiert (Abb. 5 und 6).

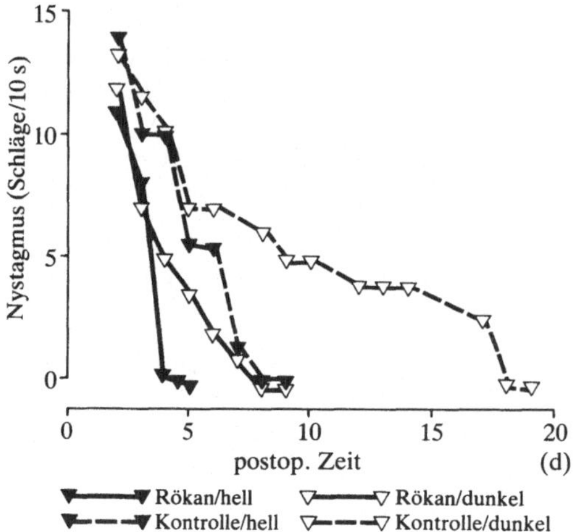

Abb. 5. Frequenz des Spontannystagmus in Abhängigkeit von der Zeit; Zustand nach linksseitiger unilateraler postganglionärer Neurektomie des N. vestibularis bei der Katze

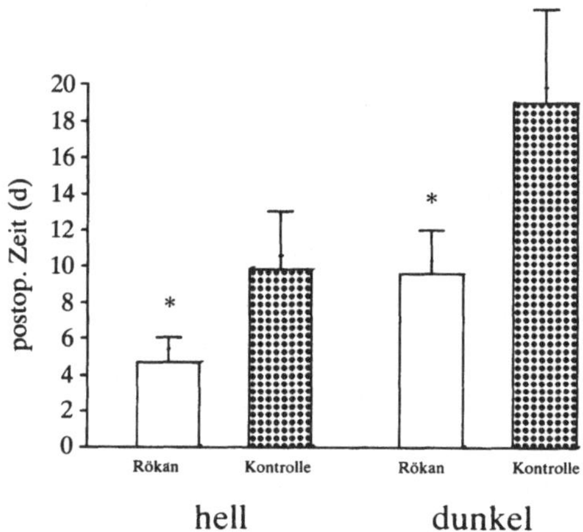

Abb. 6. Frequenz des Spontannystagmus bezogen auf den Initialwert, Zustand nach linksseitiger unilateraler postganglionärer Neurektomie des N. vestibularis bei der Katze; Zeit bis zur vollständigen funktionellen Restitution ($* p < 0{,}05$; Student-t-Test)

Diskussion

Die Daten zeigen einen positiven Effekt von Rökan auf die zentrale Kompensation beim unilateralen Vestibularisausfall bei der Katze. Diese Effekte wurden sowohl bei den Tieren mit als auch ohne sensomotorische Deprivation gefunden. Bei den unterschiedlichen Inhaltsstoffen [5, 22] und dem breiten pharmakodynamischen Wirkspektrum der Prüfsubstanz [12, 13, 19] stellt sich die Frage, ob es sich hierbei um eine spezifische oder vielmehr um eine allgemeine Wirkung handelt und welches die zugrundeliegenden Mechanismen sind. Für eine spezifische Wirkung spricht die Tatsache, daß nach Gabe von Rökan keine Veränderungen des Ruhe-EKGs auftraten [3], während sedierend oder excitatorisch wirkende Pharmaka die Grundaktivität des Gehirns veränderten. Weiterhin von Bedeutung ist, daß eine sensomotorische Deprivation die zentralen Kompensationsprozesse verzögert, die afferenten Informationen also nur über ein physikalisches Training reorganisiert werden können.

Literatur

1. Bienhold, H., Flohr, H. (1980)
   Role of cholinergic synapses in vestibular compensation.
   Brain Res. 195: 476–478
2. Bienhold, H., Abeln, W., Flohr, H. (1981)
   Drug effects on vestibular compensation.
   In: Lesion-induced neuronal plasticity in sensorimotor systems. Flohr, H., Precht, W. (Eds.).
   Springer, Berlin, Heidelberg, New York, pp. 265–273
3. Borzeix, M. G., Labos, M., Hartl, C. (1979)
   Comparative spectral EEG analysis during cerebral injuries of traumatic ischemic or toxic origine in the unanesthetized rabbit.
   In: Cereb. Blood Flow Metab. Gotoh, F. (Eds.).
   Acta Neurologica Scandinavia, Supp. 72, p. 60
4. Chatterjee, S. S., Trunzler, G. (1981)
   Neue Ergebnisse aus der Ginkgo-Forschung.
   Ärztez. Naturheilverf. 22: 593–604
5. Flohr, H., Bienhold, H., Abeln, W., Macskovics, I. (1981)
   Concepts of vestibular compensation.
   In: Lesion-induced neuronal plasticity in sensorimotor systems. Flohr, H., Precht, W. (Eds.).
   Springer, Berlin, Heidelberg, New York, pp. 153–172
6. Flohr, H., Abeln, W., Lenubrug, U. (1985)
   Neurotransmitter and neuromodulator systems involved in vestibular compensation.
   In: Reviews of Oculomotor Research: Adaptive mechanisms in visual vestibular interaction. Berthoz, A., Melvill Jones, G. (Eds.).
   Elsevier, New York
7. Flourens, P. (1842)
   Recherches expérimentales sur les propriétés et fonctions du système nerveux dans les animaux vertébrés.
   Paris, Ballière
8. Harris, T., Eviator, A., Goodhill, V. (1969)
   Froperidol and Fentanyl citrate compound as a vestibular depressant.
   Arch. Otolaryngol. 89: 482–487
9. Igarashi, M. (1984)
   Vestibular compensation: An overview.
   Acta Otolaryngol. (suppl.), 406: 78–82
10. Karcher, L., Zagerman, P., Krieglstein, J. (1984)
    Effect of an extract of Ginkgo biloba on rat brain energy metabolism in hypoxia.
    Naunyn-Schmiedebergs Arch. Pharmacol. 327: 31–35
11. Karcher, L., Chatterjee, S. S., Gabard, B., Krieglstein, J. (1985)
    Extract of Ginkgo biloba and triethyltin toxicity: Biochemical studies in brain.

Iupar 9th International Congress of Pharmacology
12. Kirsten, E. B., Schoener, E. P., Wang, S. C. (1974)
    Effects of D-amphetamine on single vestibular neurons.
    J. Pharmacol. Exp. Ther. 194: 377–383
13. Lacour, M. (1981)
    Contribution à l'étude de la restauration des fonctions posturo-cinétiques après labyrinthecto-
    mie chez le singe et le rat.
    Thèse doctorat ès sciences, Marseille, 152
14. Lacour, M. (1984)
    Restauration fonctionnelle et réapprentissage: Exemple de la compensation vestibulaire.
    In: XVIII. Symp. ENG. Toupet, M. (Eds.).
    IPSEN Publish., 93–106
15. Lacour, M., Roll, J. P., Appaix, M. (1976)
    Modifications and development of spinal reflexes in the alert baboon (Papio papio) following
    an unilateral vestibular neurotomy.
    Brain Res. 113: 255–269
16. Ledeen, R. W. (1984)
    Biology of gangliosides: Neuritogenic and neuronotrophic properties.
    J. Neurosc. Res. 12: 147–159
17. Le Poncin-Lafitte, M. C., Rapin, J., Rapin, J. R. (1980)
    Effects of Ginkgo biloba on changes induced by quantitative cerebral microembolization in
    rats.
    Arch. Int. Pharmacodyn. Ther. 243: 236–244
18. Llinas, R., Walton, K. (1979)
    Vestibular compensation: A distributed property of the central nervous system.
    In: Integration in the nervous system. Asanuma, H., Wilson, V. J. (Eds.).
    Igashu-Shoin, Tokyo, pp. 145–166
19. Maeda, M. (1988)
    Mechanisms of vestibular compensation in the unilateral hemilabyrinthectomized cat.
    In: Vestibulospinal control of posture and movement. Pompeiano, O., Allum, J. H. J. (Eds.).
    Progress in Brain Res. 76: 385–394
20. Major, R. T. (1967)
    The Ginkgo biloba, the most ancient living tree.
    Science 157: 1270–1273
21. McCabe, B. F., Ryu, J. H. (1969)
    Experiments on vestibular compensation.
    The Laryngoscope 79: 1728–1736
22. Peppard, S. B. (1986)
    Effect of drug therapy on compensation from vestibular injury.
    Laryngoscope 96: 876–898
23. Rapin, J. R., Le Poncin-Lafitte, M. (1979)
    Modèle expérimental d'ischémie cérébrale. Action préventive de l'extrait de Ginkgo.
    Sem. Hôp. Paris 55: 2047–2050
24. Ried, S., Maioli, C., Precht, W. (1984)
    Vestibular nuclear neuron activity in chronically hemilabyrinthectomized cats.
    Acta Otolaryngol. 98: 1–13
25. Roland, P. E., Larsen, B. (1976)
    Focal increase of cerebral flow during stereognostic testing in man.
    Arch. Neurol. 33: 551–558
26. Roland, P. E., Skinhoj, E. (1981)
    Extrastriate cortical areas activated during visual discrimination in man.
    Brain Res. 222: 166–171
27. Roland, P. E., Friberg, L. (1985)
    Localization of cortical areas activated by thinking.
    J. Neurophysiol. 43: 118–136

28. Ryu, J. H., McCabe, B. F. (1974)
Effects of diazepam and dimenhydrinate on the resting activity of the vestibular neuron.
Aerospace Med. 45: 1177–1179
29. Sabel, B. A., Slavin, M. D., Stein, D. G. (1984)
GM1 ganglioside treatment facilitates behavioral recovery from bilateral brain damage.
Science 225: 340–342
30. Schaefer, K. P., Meyer, D. L. (1974)
Compensation of vestibular lesions.
In: Handbook of sensory physiology, Vol. VI/2, Kornhuber, H. H. (Eds.).
Springer, Berlin, Heidelberg, New York, pp. 463–490
31. Shimazu, H., Precht, W. (1966)
Inhibition of central vestibular neurons from the contralateral labyrinth and its mediating pathway.
J. Neurophysiol. 29: 467–492
32. Xerri, C., Lacour, M., Manzoni, D., Pompeiano, O. (1983)
Behavioral aspects and central neuronal events in vestibular compensation.
In: Multimodal convergences in sensory systems. Horn, H. (Eds.).
Fischer Verlag, Stuttgart, pp. 291–301

Sachverzeichnis